学会一招解决身体小毛病

XUE HUI YI ZHAO JIEJUE SHENTI XIAOMAOBING

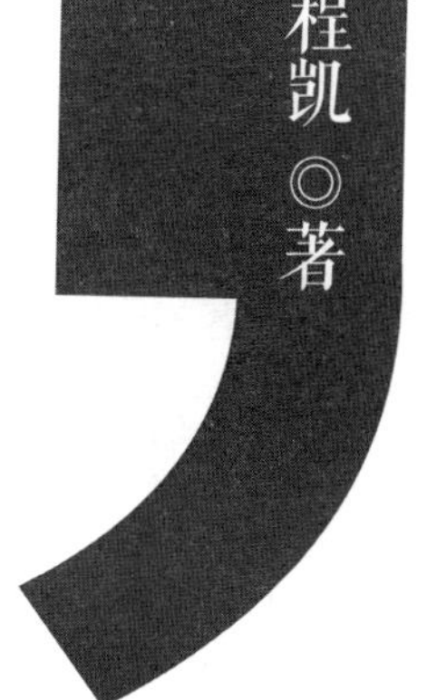

程凯◎著

吉林科学技术出版社

图书在版编目（C I P）数据

学会一招，解决身体小毛病 / 程凯著. -- 长春 : 吉林科学技术出版社，2015.10
ISBN 978-7-5384-9865-3

Ⅰ. ①学… Ⅱ. ①程… Ⅲ. ①经络－穴位按压疗法 Ⅳ. ①R224.1

中国版本图书馆CIP数据核字(2015)第233434号

学会一招，解决身体小毛病

XUEHUIYIZHAO, JIEJUE SHENTI XIAOMAOBING

著　程　凯
出版人　李　梁
策划责任编辑　孟　波　孙　默
执行责任编辑　姜脉松
装帧设计　长春市墨工文化传媒有限公司
开　本　720mm×990mm　1/16
字　数　240千字
印　张　15.5
版　次　2016年1月第1版
印　次　2016年1月第1次印刷

出　版　吉林科学技术出版社
发　行　吉林科学技术出版社
地　址　长春市人民大街4646号
邮　编　130021
发行部电话 / 传真　0431-85677817　85635177　85651759
85651628　85600611　85670016
储运部电话　0431-86059116
编辑部电话　0431-85659498
网　址　www.jlstp.net
印　刷　长春第二新华印刷有限责任公司

书　号　ISBN 978-7-5384-9865-3
定　价　35.00元

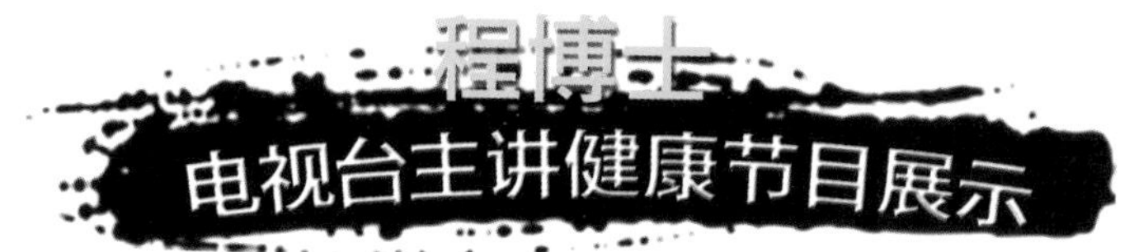

程博士电视台主讲健康节目展示

程凯博士在北京电视台《养生堂》主讲过“百年程氏养生经”、“程氏针灸”、“穴药同源”和“灵丹妙药身上找”等4个系列共30余集养生节目；在中央电视台《健康之路》主讲过“穴到病除”系列（7集）、在江苏电视台《万家灯火》主讲过《百年中医世家养生秘学》和《小穴位、大帮忙》系列（数十集）养生节目。

在这些节目中，程凯博士以绿色自然的经络穴位知识为重点，详细介绍了常见疾病症状的自我诊疗保健方法，简便有效，易学易用，深受欢迎。

北京电视台《养生堂》主讲节目展示

系列一：“百年程氏养生经”主讲内容选摘

程氏针灸有一百多年的历史，在发展的过程当中积累了很多的经验。

2009年，北京电视台的《养生堂》节目邀请了程氏针灸第四代传承人，北京中医药大学程凯博士做客《养生堂》，为大家介绍百年程氏针灸中的经络养生智慧和特点。

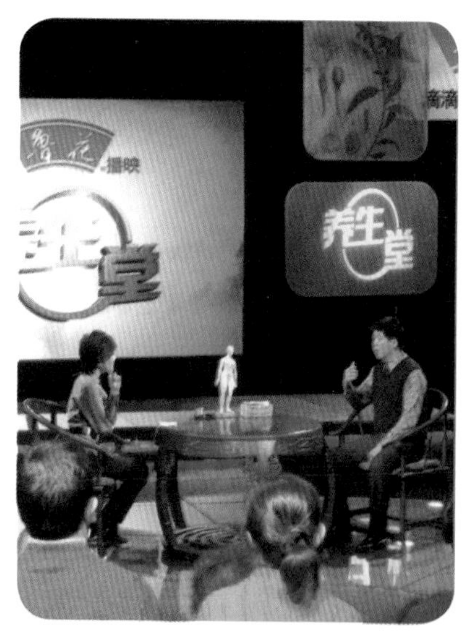

《百年程氏养生经》共讲了20集

1. 拿五经健康梳头法、梅花针叩刺百会治近视、弱视。

2. 印堂安神治失眠（锨针、耳穴压豆）。

3. 迎香穴治流鼻血、鼻塞、便秘。

4. 膻中穴治感冒、慢性咽炎、咳喘、心脏病……

5. 艾灸关元穴强丹田元气。

6. 艾灸按摩中脘穴调养脾胃。

7. 艾灸按摩神阙穴调脾肾、阳虚，促消化、治五更泄。

8. 大椎穴温热驱寒治感冒，疗风湿、腰腿寒、颈椎病。

9. 大椎穴刺血退高热，梅花针叩刺大椎解颈椎病。

10. 防风邪按揉翳风、风池，防感冒、治高血压……

11. 揉搓涌泉穴（主骨耳水气精）养身养心泡脚法。

12. 按揉捏搓拿肩井、大包穴健脾法。

13. 肾俞。

14. 合谷穴主下牙痛（兼上牙痛和其它痛，如术后伤口痛或痛经）、调气和血。

15. 对按内外关元止嗝逆，对按刺阴陵泉、阳陵泉治腿寒不利……

16. 健脾减肥，治疗妇科病。

17. 自上而下点按足三里至下巨虚的胃经线，排毒养颜治便秘。

18. 按揉风池、人迎降血压。

19. 华佗夹脊穴调整脏腑功能。

20. 十二井穴刺血缓解各种上火症状。

© 2009 年主讲“百年程氏养生经”系列（20 集）

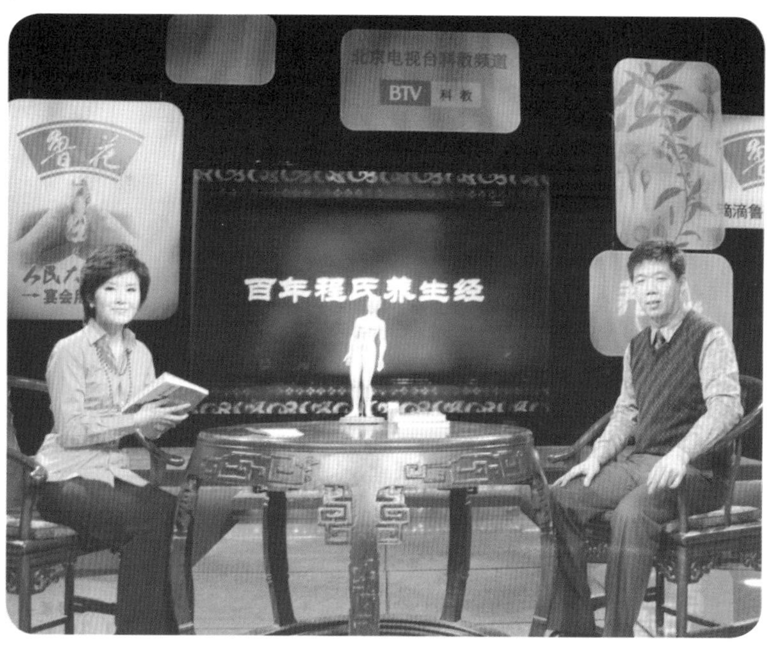

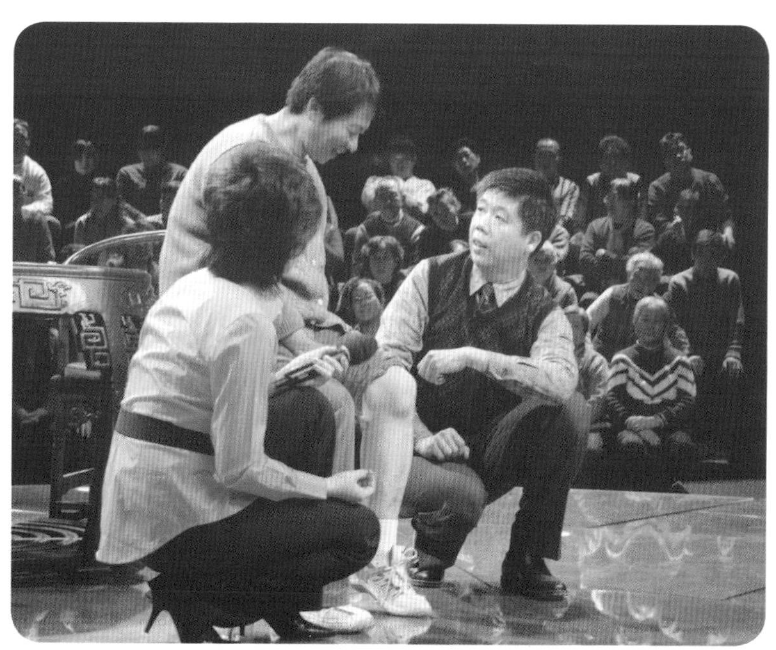

系列二：程氏针灸

2010年11月16日，中医针灸被联合国教科文组织批准列入世界非物质文化遗产代表作名录。2011年初，《养生堂》节目请到了国医大师程莘农的4位传承人：程红锋、程凯、王宏才和杨金生，并现场为大家演示针灸治疗糖尿病和颈肩痛立竿见影的神奇效果。4位传承人还分别展示了针灸、耳穴、刮痧等各自擅长的治疗手法，更有程莘农亲传的洋弟子、来自挪威的针灸医师彼杨先生现场给观众治疗眩晕症。

◎ 2011 年主讲“程氏针灸”系列（9 集）

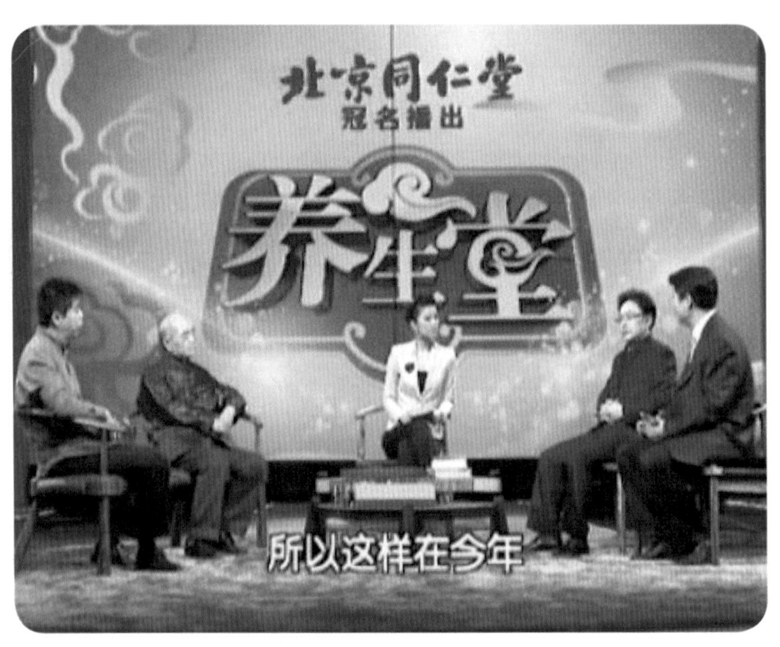

系列三：穴药同源

2011年6月，程氏针灸第四代传承人、北京中医药大学教授程凯博士再次作客《养生堂》，揭开穴药同源的奥秘！

你知道身上自备的牛黄解毒片、牛黄上清丸、牛黄清心丸在哪里吗？你知道身上的穴位还能有六味地黄丸、知柏地黄丸、杞菊地黄丸的功效吗？你知道哪些穴位治疗感冒的功效如我们常用的银翘解毒片、板蓝根冲剂、藿香正气水吗？

◎ 2011 年 6 月主讲“穴药同源”系列（5 集）

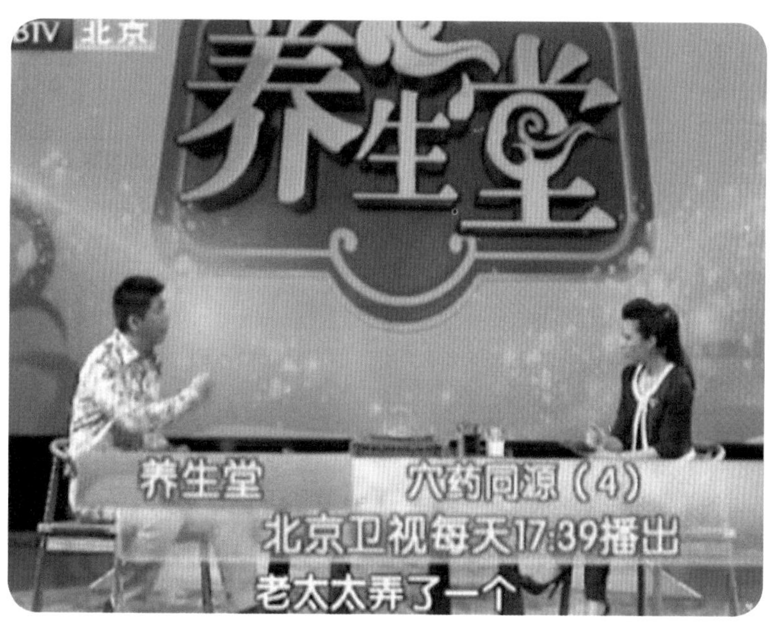

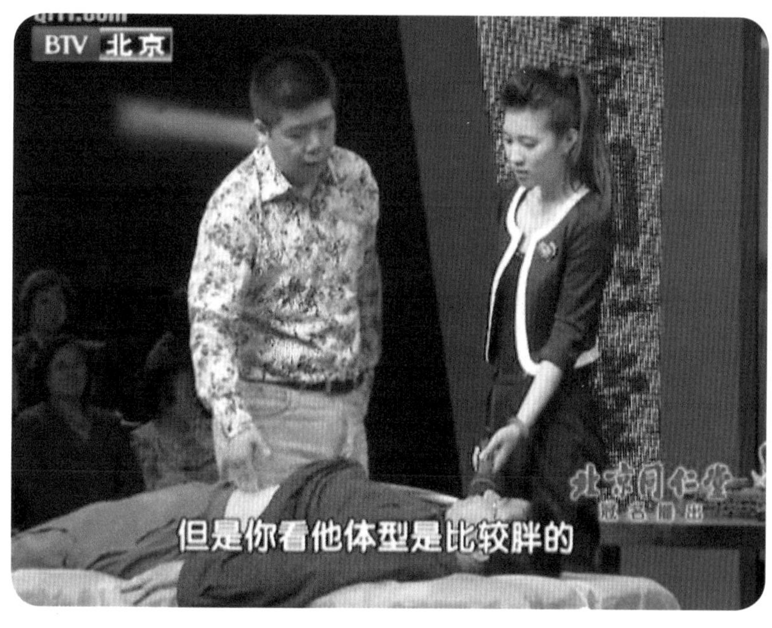

系列四：灵丹妙药身上找

2013年6月，程凯博士再次受邀作客《养生堂》，继续讲述药穴同源的故事。

◎ 2013 年 6 月 20 ～ 22 日主讲“灵丹妙药身上找”系列（3 集）

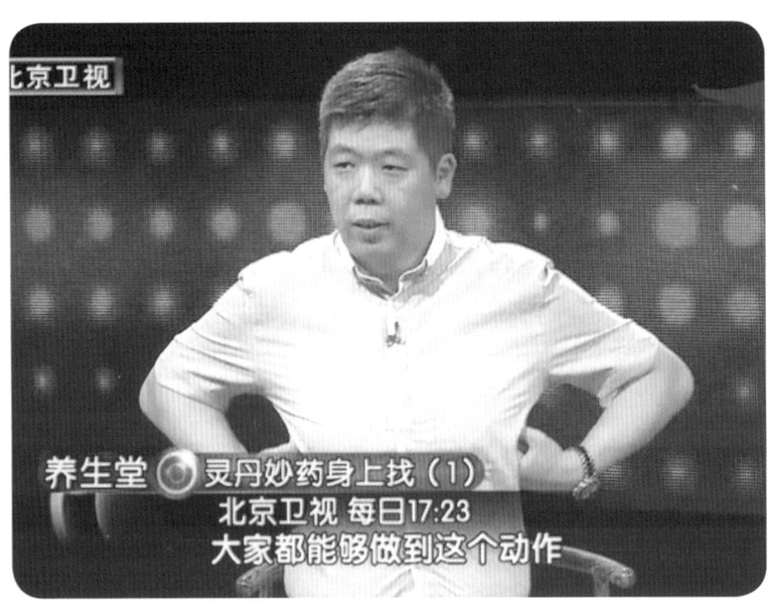

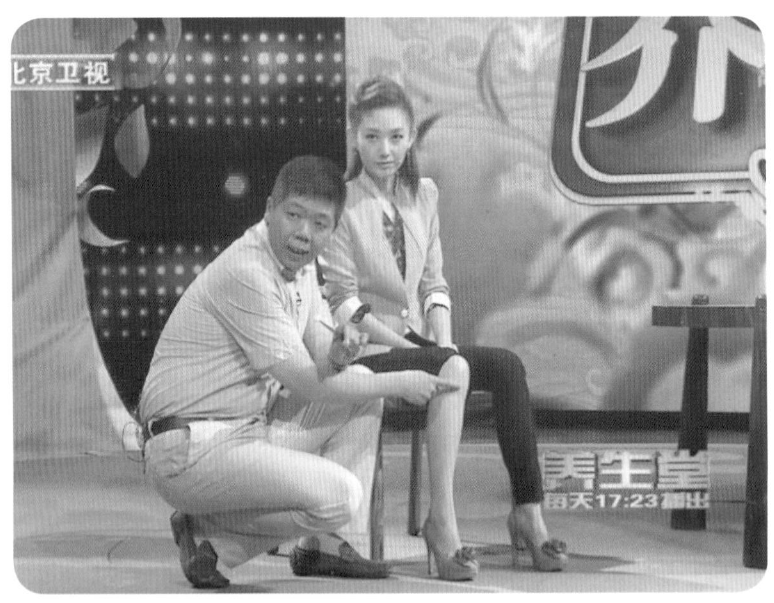

中央电视台《健康之路》主讲节目展示

2013年7月，程凯博士受中央电视台著名健康节目《健康之路》之邀，主讲了“穴到病除”系列节目，讲解了失眠、肾病、便秘、皮肤干燥、咳嗽等7个病症的日常保健的用穴方法。

◎ 2013 年 7 月 10 日主讲“穴到病除”系列（7 集）

专家观点
瘢痕灸特别适合足三里穴
对穴位起到一个持久的刺激

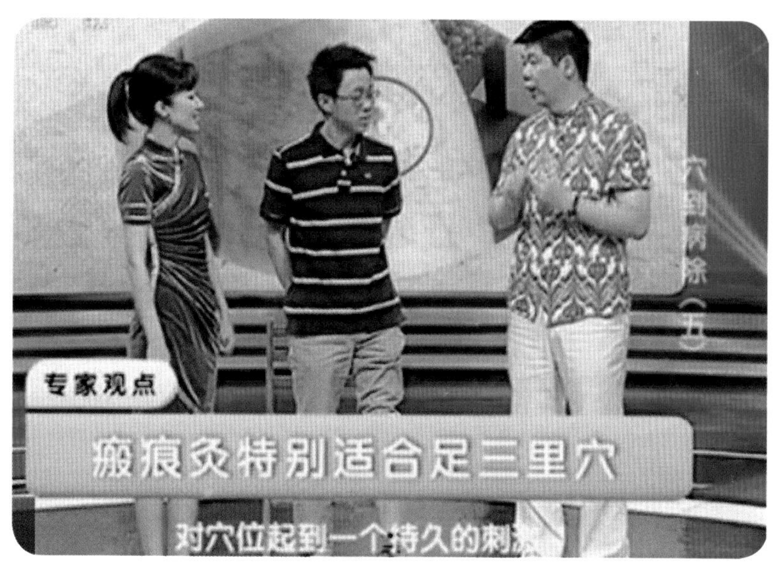

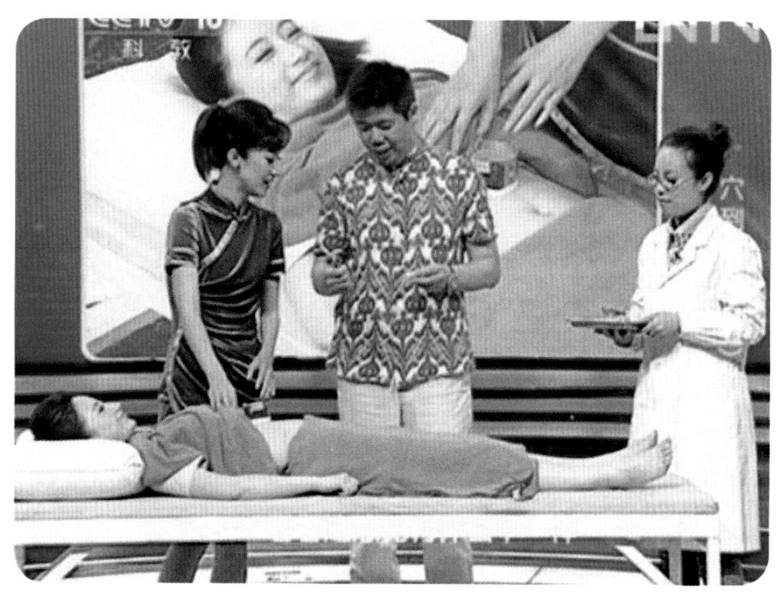

江苏卫视《万家灯火》主讲节目展示

“百年中医世家养生秘学”系列20集

“百年程氏经络养生操”系列10集

“保鲜美人”系列6集

“小穴位，大帮忙”系列70集

◎ 2010 年“百年中医世家养生秘学”系列（20 集）

江苏城市
太溪和照海两个穴位都是肾经的穴位

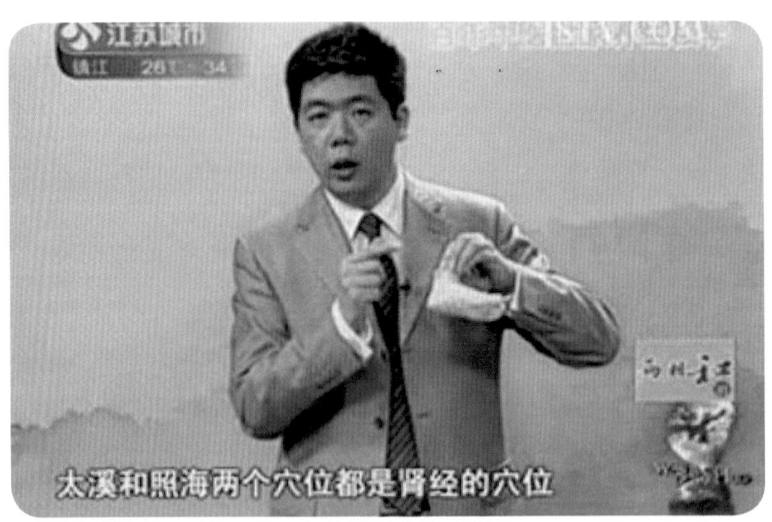

◎ 2011 年“小穴位，大帮忙”系列（70 集）

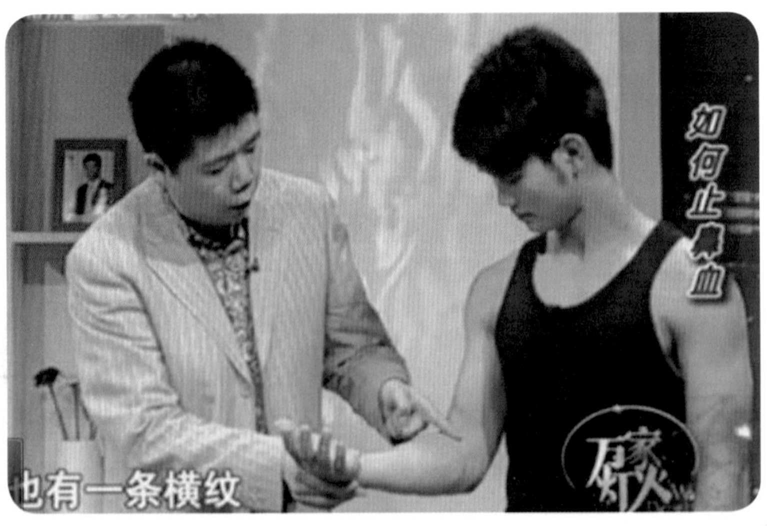

自 序

@程氏针灸_程凯 #征集#生活中我们总会遇到身体这里不舒服、那里疼一下的时候，却不知这些可能是身体健康的预警信号。如果有丰富的经络穴位知识，就可以通过一些小方法来防治疾病，但可惜很多人不了解经络。所以，请把你发现的身体小变化发给我，我帮你分析，推荐方法，如果你用了有效记得反馈我！

这是2011年3月，我在我的新浪微博里发的一条信息。两年多的时间里，我共收到并回复了约10万个提问，帮助大家分析健康状况，指导正确刺激经络和穴位的方法，自我缓解症状，祛除病痛。

相对于药物来说，穴位疗法绿色、安全、无不良反应，并且携带方便、经济，可以反复使用，甚至没有任何成本。掌握经络穴位知识，根据不同体质、不同疾病、不同症状，在适合的经络穴位上施以正确的刺激，或点或按，或刮或灸，或刺血或拔罐，不仅可以缓解症状、防治疾病，与其他治疗相配合，还可以减少常规治疗中药物的不良反应，减少药物用量，提高药效，甚至一定程度上代替药物的作用。

@从从张211： 请问程老师：您能把您的微博集中起来出一本书吗？简单易学，便于我们学习。谢谢！

这是今年1月份一个博友的留言，这是个不错的想法，把一些共性问题统一作答，加上中医理论知识的解读，既掌握了方法又学习了理论。再配上穴位图示，方便检索，增加实用性，更增加了经典案例和博友使用体会……希望您一学就会、一用就灵。

在使用本书的过程中，如果您有什么疑问，或者有什么在书中找不到的健康问题想要向我咨询，请您关注我的新浪健康微博 **@程氏针灸_程凯** 给我留言或者发送私信，我将尽我所能为您答疑解惑。

在本书的内容中，引用了@程氏针灸_陶冶、@程氏针灸_傅哲、@程氏针灸_谷雪、@程氏针灸_赵焕荣、@程氏针灸_田素领等程氏针灸传承弟子微博的部分内容；在本书的整理过程中，我的研究生@程氏针灸_徐玲、@程氏针灸_李由、@程氏针灸_秦卓参与了部分工作，网友@马书桓、@旋葫记、@豆泥儿等亦帮助整理了部分文字，这里一并表示感谢。

程　凯

2013年10月10日

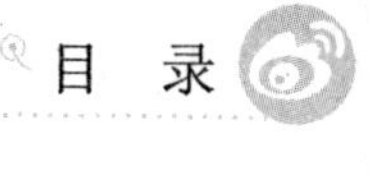

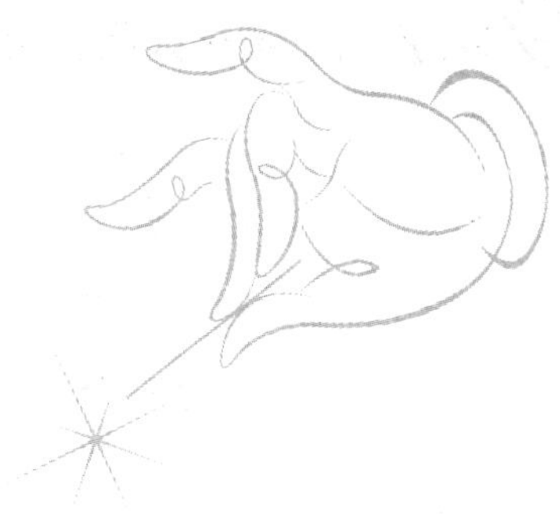

引 言

大医传承，医道菩提

从小看爷爷、爸爸用经络穴位治病救人，觉得是件很平常的事情。长大了，我也成为一名针灸医生后，才明白这有多难。没有给予身体任何外源性的物质，只是在体表一些特定的部位上进行刺激，或针或灸，或点或按，居然就可以治好很多疾病。

二十年来，我一直在临床中摸索和实践针灸治病的规律，间或在大学讲授有关经络穴位的课程。当然，还针对一些问题做关于经络穴位的科学研究。

从学习到使用，从家族的耳濡目染，到医、教、研工作中的慢慢感悟，我终于明白了针灸之所以如此神奇是因为经络。

经络是在漫长的人类进化过程中逐渐形成的人体自我诊疗的医学模型，它在长期大量的医学实践基础上，建立起体表与内脏、体表与体表之间的某种固定或规律性联系，也就是我们在经络课上给学生描述的“经络是沟通内外的桥梁，其功能是网络周身气血”。

当身体某个部位出现不适症状时，如果你了解经络，就可以不需药物，而是在身体另外一个部位上找到相应穴位，给予正确刺激，就能缓解症状，恢复健康，寿享天年。

但想要弄清楚某种疾病用哪个穴位疗效最好，给这个穴位什么样的刺激才是最正确的，而且又是效果最快的，可能需要花费十几年、几十年，甚至上百年的时间。

程氏针灸——北京市非物质文化遗产项目——已有140年的历史。其代表性传承人——我的祖父“国医大师”程莘农院士已近90高龄，行医已满70年。我的父亲程红锋也行医40余年了。

百年的历史积淀和百年的临床实践，总结出实用、简便、有效的程氏穴位养生经验，汇编成此书，融入了程氏三代人对中医针灸事业的一腔热爱，对渴望健康的朋友们的一片诚心。

穴位就是你的随身药囊

经络穴位是什么？“经”的本意是“织物的纵线”，“络”的原意是“网络”，但中医里的“经络”，一百个人可能有一百种说法。有人说它是神经，有人认为它是体液，有人说它是能量，还有人说它是自身调节……千年前的《黄帝内经》这样告诉我们，“经脉者，人之所以生，病之所以成，人之所以治，病之所以起”，它们“伏行分肉之间，深而不见”，它们“内属于腑脏，外络于肢节”，是人体气血的通道，决定着人的生存和健康，也是疾病形成和痊愈的重要因素。

经络是经脉和络脉的总称，有上下循行的十二正经和奇经八脉（带脉除外），也有横行无数的十五络脉和孙络、浮络，再加上十二经别，经筋和皮部，它们纵横交错，共同组成了庞大的经络系统，运行着人体的气血。

经络如同生命的江河湖泊，经脉似长江、黄河，络脉和浮络、孙络好像支流和小溪，将气血输送到全身各处，贯穿上下，沟通内外。这些河流看似纷繁复杂，但其中河水的流动却是井然有序的。特别是十二正经，里面的气血从手太阴肺经开始，按照一定的次序，如环无端，周而复始地流注着。

经络有“营阴阳、行气血、决死生、处百病”的作用，具体而言是：联系脏腑，沟通内外；运行气血，协调机体；抗御病邪，反映病候；传导信息，调整功能。这些就是经络存在的价值。

联系脏腑，沟通内外：经脉按照上述流注次序把五脏六腑联系起来；络脉联系表里两经，沟通互为表里的脏腑；经筋、皮部联系筋骨和肌肉、皮肤。如果还有联系不到的地方，那就是浮络和孙络的责任了，它们负责串联细微的部分。瞧，人由内而外、从上到下是不是就被连成一个整体了？

运行气血，协调机体：既然经络是气血的通道，那里面流动的当然是气血了。气血是我们生命活动所需的最基本物质，各个器官都需要气血的濡养才能正常发挥功能。随着经络的循行，走到哪儿就把气血输送到哪。走到五官，眼睛就能看清东西、鼻子就能呼气、嘴就会说话；行到四肢，我们就能举手抬肩、弯腰伸腿。所以《黄帝内经·灵枢·本藏》说："经脉者，所以行血气而营阴阳，濡筋骨，利关节者也。"

抗御病邪，反映病候：人体的屏障是卫气，经络带着卫气遍及周身。在体表，卫气充实于络脉，络脉散布于全身，密布于皮部。当外邪侵犯机体时，卫气首先发挥其抗御外邪、保卫机体的屏障作用。同样，如果屏障失守，这些经络中的气血就会发生变化，在体表出现结节、疼痛等症状，提醒我们身体生病了。

传导信息，调整功能：因为经络具有沟通人体脏腑、肢体、官窍的作用，人体的各个组织器官，通过经络所运行的气血、传导的信息而进行沟通联络，对各脏腑和形体官窍的功能活动进行调节，协调人体复杂的生理功能，维持阴阳平衡的状态。所以《黄帝内经·灵枢·经脉》说："经脉者，所以决死生，处百病，调虚实。"也就是说，经脉，一方面可以反映疾病，对疾病进行诊断；另一方面，还可以调整身体的功能状态，对身体的疾病进行急性治疗。所以说，经脉传导信息，调整功能的作用，是中医针灸治疗理论的立足点。

经络是人体的生命之河，其中流淌着的河水向身体各个器官提供给养。即使今天我们依然不知道这些河道的具体构造，但这并不妨碍我们用它们来防病、治病。

当今社会飞速发展，人们的生活日新月异，疾病的种类也在"与时俱进"。过去何曾听说过"鼠标手""电脑眼"？谁知道什么是白领病、文明病？谁又懂得疲劳综合征、亚健康是怎么回事？面对这些疾病，现代医学家利用手中精密的诊断仪器，把人体从皮肤到内脏，从器官到细胞，甚至连组成细胞的分子都看了个遍，结果却发现：各项指标一切正常。现代医学家们困惑了，老百姓们疑惑了，明明身体已经很不舒服了，为什么还显示“正常”呢？用药吧，没人知道当各项指标正常时该吃什么药。

中医文化流传千余年，人们只知道碰到疑难杂症找中医，却不知“治未病”才是中医学的最高境界。中医的精髓——经络和穴位，是我们人体随身携带的“智能医院”，不仅可以诊断疾病，还能治疗疾病。“医院”里的“药”都分布在身体表面，不用花钱去买，也不分“医保”和“非医保”，使用方便，疗效显著。更重要的是，您不必担心会有不良反应。之所以称之为“智能医院”，是因为它们有双向调节机体的作用：实证能泻，虚者可补；高血压可降，低血压能升。

近年来，经络养生随着中医的复兴重新绽放光彩，它以中医经络理论为基础，通过各种方法刺激穴位，达到疏通经络、调和气血的目的，是公认的简便易行、快速见效、绿色自然而又没有痛苦的养生方法。在目睹滥用抗生素、激素的危害后，在癌症病人觉得放疗、化疗比疾病本身更加痛苦后，人们幡然醒悟，治病不如防病，养生的意义远大于治疗。经络通则气血和，五脏安，我们不奢望能“寿比彭祖八百春”，但至少要有强健的体魄，全身心地投入到工作和生活中去！

在本书中，我们给大家介绍了二十余种疾病的穴位自我按摩保健的方法，都是无须借助旁人、旁物就可以简单操作且效果显著的穴位按摩方法。特别收录了博友们的使用体验哟！

教你3秒钟一招取穴

取穴对于中医外治法十分重要，取穴是否准确，直接影响到效果。穴位应用，强调的是准确取穴，是否有简单直接的取穴方法，让没有中医学基础的人也能快速地找准穴位呢？要做到这点，首先要学习和掌握的就是常用的取穴、定穴方法。

体表标志取穴法

根据人体表面的一些自然标志来取穴。固定的标志有五官、眉毛、发际、乳头、肚脐、指（趾）甲及骨性标志等，比较明显的标志，如鼻尖取素髎，鼻旁0.5寸取迎香。两眉头连线中点取印堂，两乳头连线中点取膻中，脐旁2寸取天枢。两骨分歧处，如锁骨肩峰端与肩胛冈之间凹陷处取巨骨，胸剑结合部处取中庭。

需要采取某种动作姿势才会出现的活动标志有皮肤的皱褶、肌肉的隆起或凹陷、肌腱的显露，以及某些关节凹陷等。如耳门、听宫、听会穴等应张口取；下关应闭口取。又如：屈肘关节，肘横纹头取曲池穴；上臂平举抬肩，肩峰前下凹陷中取肩髃穴；取养老穴时，应正坐屈肘，掌心向胸，当尺骨小头桡侧骨缝中取之。咬牙时，下颌角咬肌隆起处取颊车穴；握拳，第5指掌关节后方纹头取后溪穴；弯曲膝关节取足三里、阳陵泉穴等。但不是所有的穴位都在明显的体表标志附近，怎么办呢？

骨度分寸取穴法

古人在体表标志取穴法的基础上，创造性地将两两体表标志之间按尺寸比例进行折算比量，称为骨度分寸取穴法。这里的“寸”，实际上是“份儿”的概念，即指两两体表标志之间可以等分为多少份儿，然后再描述某某穴在几分之几的位置。例如，前臂部腕横纹到肘横纹之间可以等分为12寸，肺经的孔最穴在腕横纹上的太渊穴与肘横纹上的尺泽穴之间的十二分之七的位置上。

下面，我们需要了解并记住常用的骨度分寸方法：

表　　常用骨度分寸

部位	起止点	折量分寸	度量法	说明
头部	前发际至后发际	12 寸	直寸	如前后发际不明，眉心至前发际加 3 寸；大椎至后发际加 3 寸；眉心至大椎为 18 寸
	前额两发角之间	9 寸	横寸	
	两耳后高骨（乳突）之间	9 寸		
胸腹部	心口窝（胸剑联合）至脐中	8 寸	直寸	前正中线旁开的胸胁部取穴骨度，一般根据肋骨计算
	脐中至耻骨联合上缘	5 寸	直寸	
	两乳头连线之间	8 寸	横寸	女性用锁骨中线取代
背腰部	第 7 颈椎（大椎）以下至尾骶骨	21 寸	直寸	第 3 胸椎下与肩胛冈脊柱缘平齐；第 7 胸椎下与肩胛下角平齐；第 2 腰椎下与肋弓下缘或肚脐平齐；第 4 腰椎下与髂嵴平齐
	肩胛骨内侧缘至后正中线	3 寸	横寸	

续表

部位	起止点	折量分寸	度量法	说明
上肢部	腕前纹头至肘横纹	9寸	直寸	
	肘横纹至腕掌背侧横纹	12寸		
下肢部	股骨大转子至膝中	19寸	直寸	膝中的水平线，前平膝盖下缘；后平膝弯横纹；屈膝时平膝眼穴
	臀横纹至膝中	14寸	直寸	
	膝中至外踝尖	16寸		
	耻骨联合上缘至膝关节内上方高骨上凹陷	18寸		
	膝关节内下方高骨下至内踝高点	13寸		

（参照8页、9页的图1和图2）

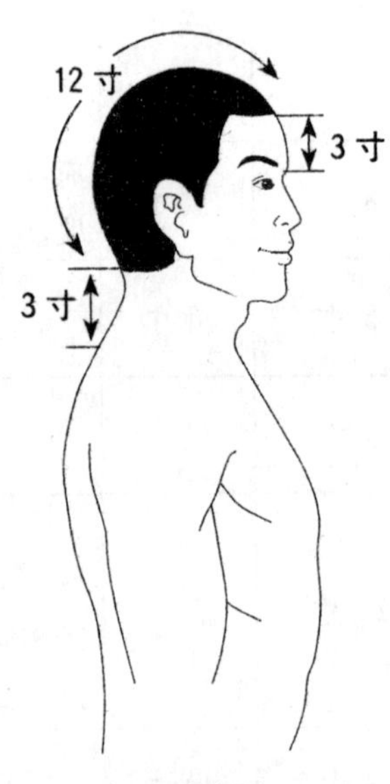

（1）侧面

图1　全身骨度分寸

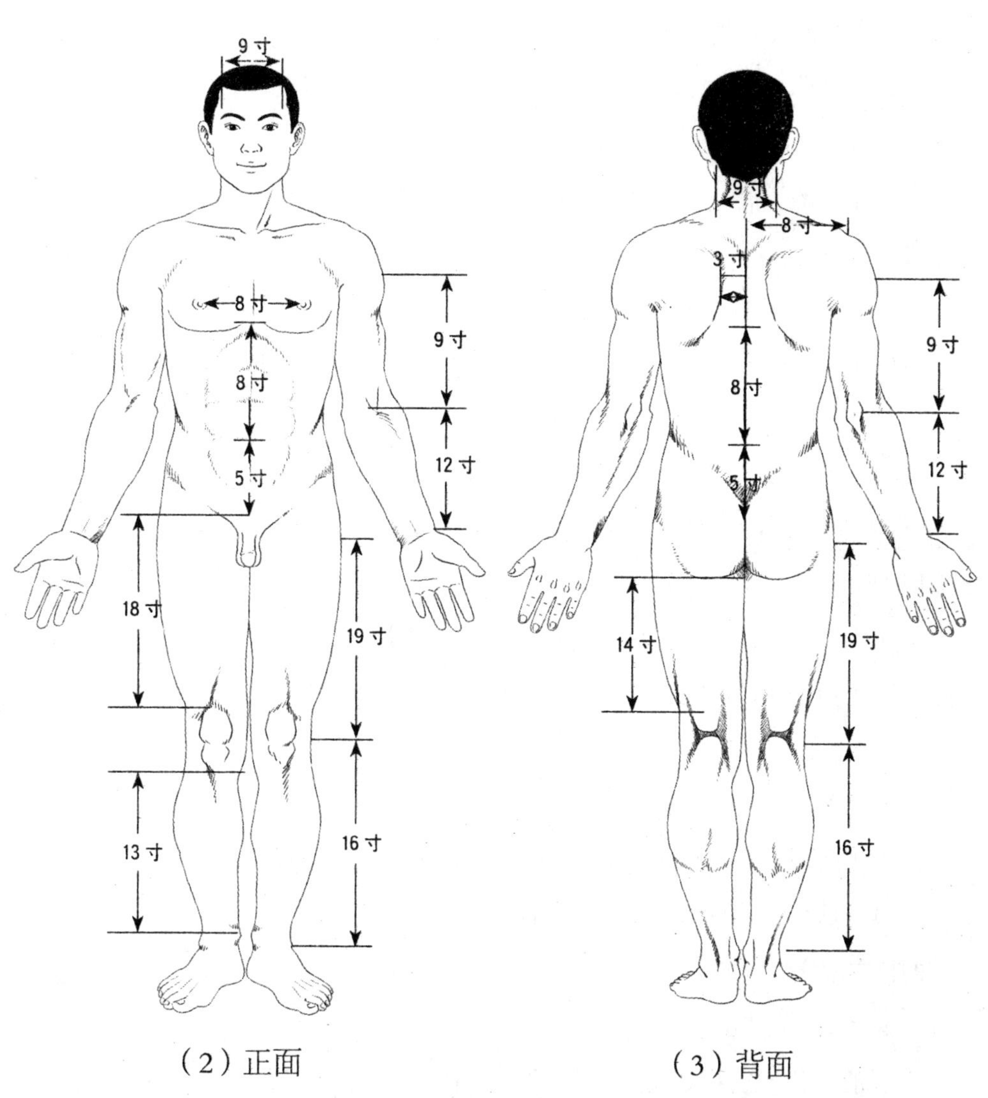

（2）正面　　（3）背面

图2　全身骨度分寸

手指同身寸定位法

骨度分寸法可以精确定位穴位了，但却失于繁琐，有没有省事一定的方法呢？有，古人又发明了手法同身寸定位法。

以故又称为指寸法之后再加一句：这个方法省事是省事了，但却有失精确，所以临床中当几种方法相互参考综合使用。

以手指的长短、宽窄为依据定穴，因为此法只限于自身使用，故又称“指寸法”。

★ 1 寸长度的定位法（又称拇指同身寸法或中指同身寸法）

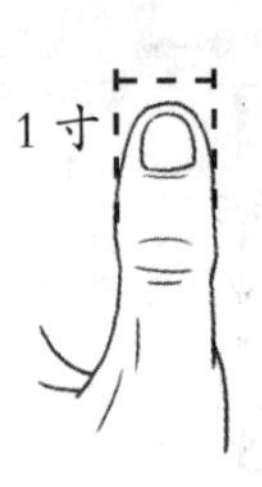

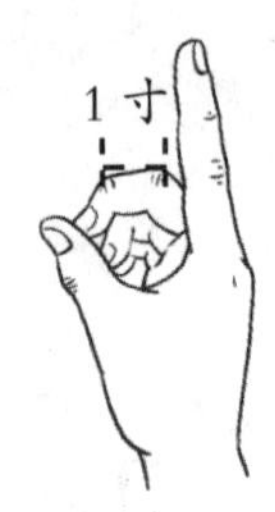

图 3

拇指同身寸是指寸法取穴方法之一，以拇指屈侧指节横纹两端间距离为 1 寸量取穴位。《千金要方》：“取手大拇指第 1 节横度为 1 寸。”适用于四肢部的取穴方法。

中指同身寸也是指寸法取穴方法之一，以本人中指第 1、2 指节横纹桡侧端间距离为 1 寸量取穴位。《太平圣惠方》：“今取男左女右手中指第 2 节内度两横纹，相去为 1 寸。”适用于四肢直寸与背部横寸取穴。

具体取穴时，可将拇指与中指屈曲对接，形成环状，伸直其余手指，使中指桡侧面得到充分显露，取其中节上下两横纹之间的距离作为 1 寸。适用于四肢部腧穴的纵向比量和背、腰、骶部腧穴的横向取穴。

★ 1.5 寸的定位方法

一般我们把食指、中指并拢后，以中指第 2 指节横纹为标准，两指的宽度定为 1.5 寸。

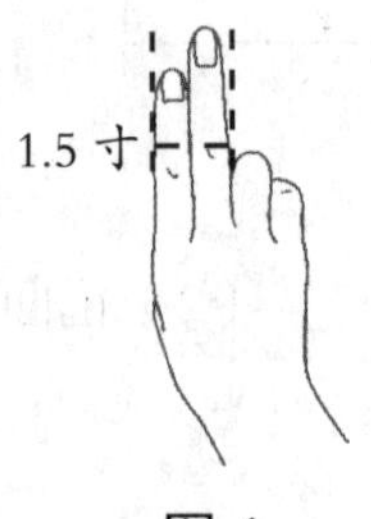

图 4

★ 2 寸的定位方法

中医针灸学课本上规定三横指为 2 寸，也有把食指指端到第 2 指节横纹的长度定为 2 寸，还可以把拇指指端到第 1、2 掌骨指蹼连接处定为 2 寸。

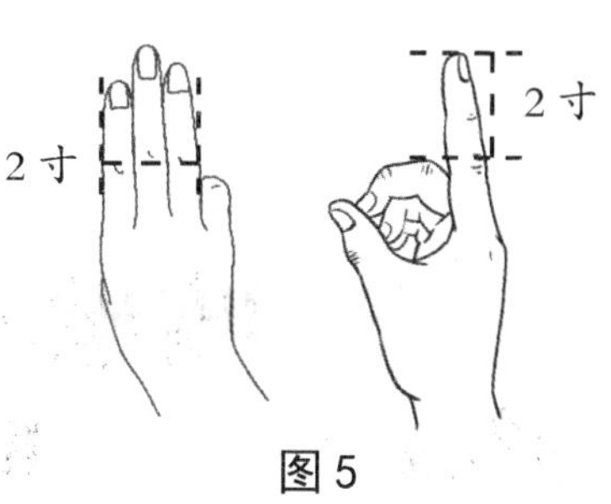

图 5

★ 3 寸的定位方法（又称横指同身寸取穴法）

横指同身寸定位法（又叫一夫法）：是指将第 2、3、4、5 指并拢，以中指的第 2 指间关节横纹为基准做一条横线，两端的距离为 3 寸，适用于上下肢、下腹部的直寸和背部的横寸定穴的方法。

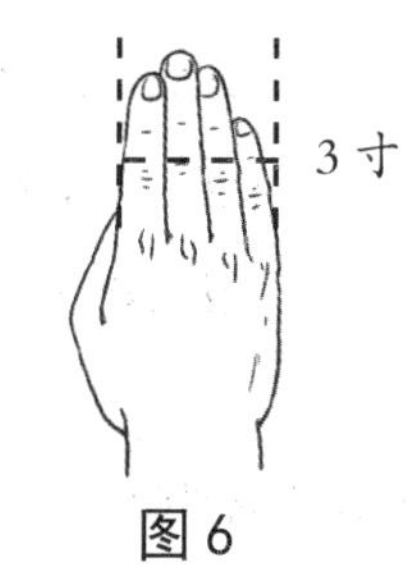

图 6

现在，通过拇指同身寸、中指同身寸、横指同身寸，确定了定位的标准尺寸，这样 1 寸、1.5 寸、2 寸、3 寸就都有了。如果穴位是 2.5 寸，就 1.5 寸再加 1 寸；如果是 4 寸，就可以用“一夫法”加 1 寸；如果是 5 寸，就把“一夫法”再加 2 寸；要是 6 寸用 2 个“一夫法”就可以了。

常用简便取穴法

利用简便易行的方法取穴。如两耳尖直上与头顶正中线交点取百会穴；拇指向食指并拢，虎口处肌肉隆起最高点取合谷穴；两虎口自然平直交叉，食指尖所抵达处取列缺穴；屈膝，掌心盖住膝关节髌骨，手指垂直向下（食指紧靠在小腿胫骨前嵴外缘），中指尖所达之处取足三里穴。

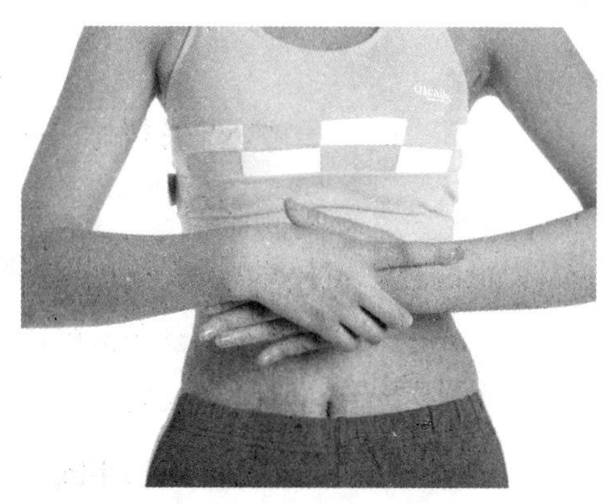

图 7　列缺穴简便取穴

Part 1 咳嗽不是病，咳起来真要命

咳嗽，怎么就是没完没了，感觉肺都快咳出来了，各种药吃了一堆，也不好使啊。

找穴药——列缺、合谷、外关……

有声无痰为咳，有痰无声为嗽，一般多痰声并见，故称咳嗽。咳嗽是肺系疾患的主要症状，可以见于许多疾病。

咳嗽的发病原因有外感和内伤之别。外邪侵袭，肺气不得宣畅，因而发生咳嗽，称为外感咳嗽。由于四时气候的变化，人体所感受的外邪亦有区别，外感咳嗽又可分为风寒咳嗽和风热咳嗽。由于肺脏的病变，或其他脏腑病变，影响肺脏所致的咳嗽，称为内伤咳嗽，临床上常见的内伤咳嗽有痰浊阻肺型和肺燥阴虚型。

本病多见于西医学的感冒、急慢性支气管炎、肺炎、支气管扩张、肺结核等疾病。

穴药来帮忙——穴位速记口诀

外感咳嗽，**列缺**止咳，疏风解表，**合谷外关**；

风热咳嗽，痰色多黄，肺热咽痛，刺血**少商**；

风寒咳嗽，痰多色白，艾灸**肺俞**，**大椎**助阳；

内伤咳嗽，祛痰**丰隆**，养阴润肺，**列缺照海**；

久咳必干，郄穴**孔最**，止咳效穴，**天突膻中**。

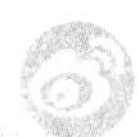

+关注
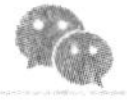

@程氏针灸_程凯 感冒引起的咳嗽，点揉列缺、合谷、外关；咳嗽时痰多而黄加少商刺血，痰多而白加灸肺俞、足三里；内伤咳嗽时痰多点揉丰隆；久治不愈的干咳及咳中带血丝，点揉孔最、照海；而天突、膻中适用于止各类咳嗽。

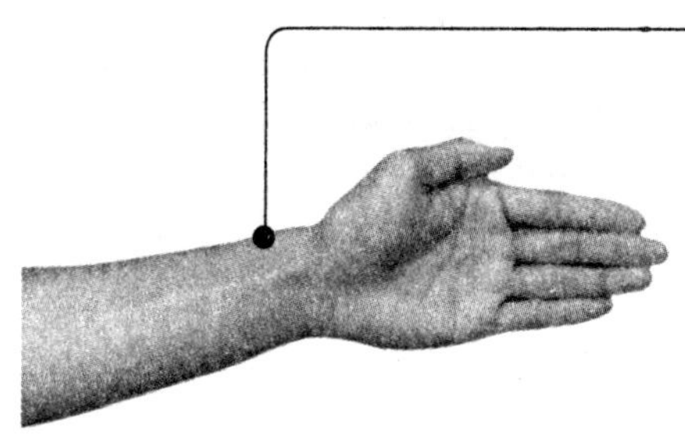

列缺

快速取穴：左右两手虎口交叉，一手食指压在另一手的桡骨茎突上，该食指尖所达即是列缺。

主治：外感头痛、咳嗽、气喘、咽喉痛、口眼歪斜、牙痛、高血压、遗精、手腕无力。

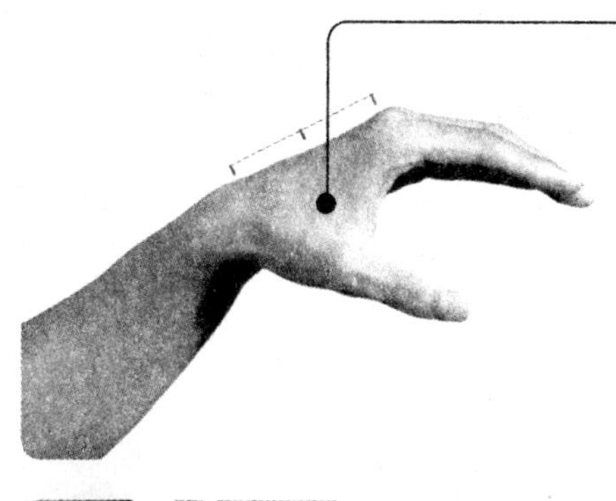

合谷

快速取穴：以一手的拇指指间关节横纹放置在另一手拇指、食指之间的指蹼缘上，拇指屈曲按下，拇指尖所指处即是合谷。

主治：外感头痛、头晕、目赤肿痛、鼻渊、鼻衄、牙痛、牙关紧闭、耳聋、面瘫、咽肿、恶寒、发热、多汗、痛经、经闭、胃痛、腹痛。

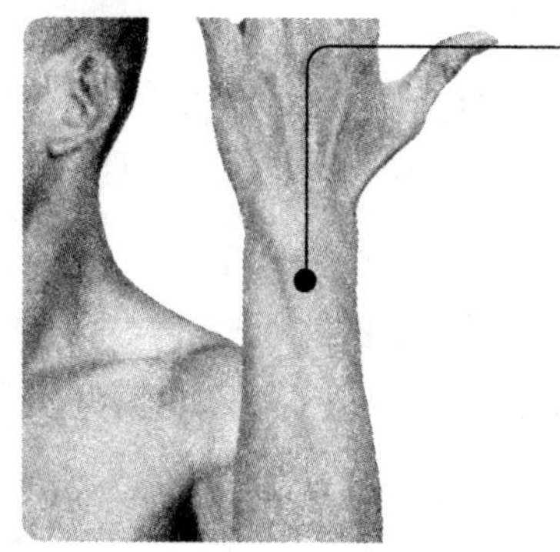

外关

快速取穴：抬臂，从腕背横纹中点直上量约2横指处，在前臂尺骨与桡骨间隙中点，与内关相对，用力按压有酸胀感。

主治：感冒、头痛、目赤肿痛、耳鸣、耳聋、胁肋痛、上肢痹痛、急性腰扭伤、落枕、脑血管疾病后遗症、高血压。

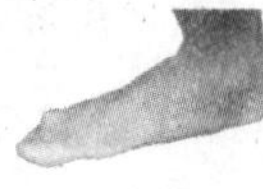

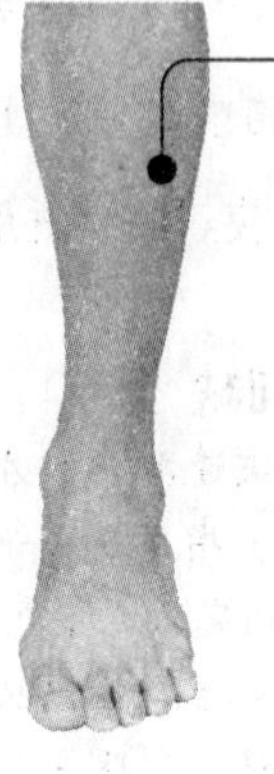

丰隆

快速取穴：坐位屈膝，取犊鼻，丰隆位于犊鼻穴与外踝前缘平外踝尖连线的中点，胫骨前嵴处2横指处，按压有沉重感。

主治：咳嗽、痰多、哮喘、头晕、癫狂、癫痫、下肢不遂、腹胀、便秘。

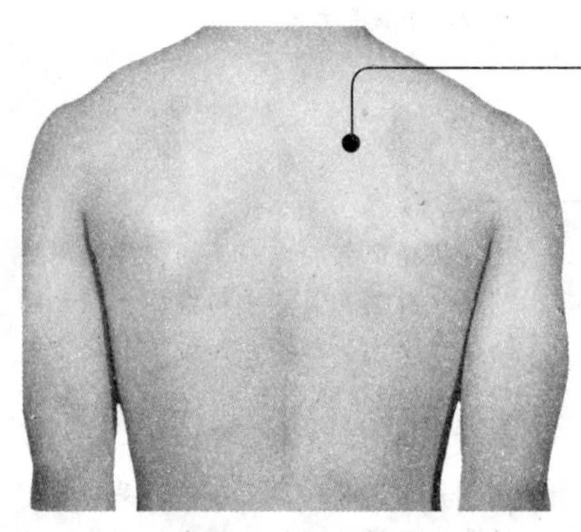

肺俞

快速取穴：取坐位，由颈背交界处椎骨的最高点（第7颈椎）向下数3个椎骨（第3胸椎），由第3胸椎棘突下向左旁开2横指处即是本穴，按压有酸胀感。

主治：发热、咳嗽、气喘、慢性支气管炎、咯血、胸满、骨蒸潮热、盗汗、落枕、鼻塞、肩背痛。

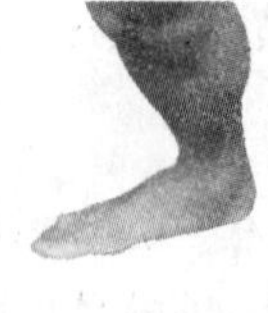
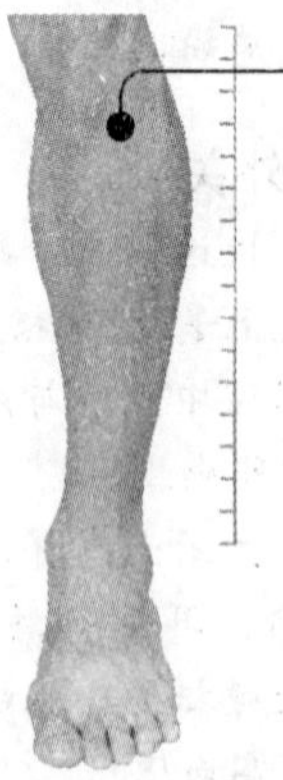

足三里

快速取穴：坐位屈膝，取犊鼻，自犊鼻向下量4横指处（即3寸）即是本穴，按压有酸胀感。

主治：胃痛、呕吐、消化不良、腹胀、胀鸣、泄泻、痢疾、便秘、乳痈、虚劳羸瘦、咳嗽气喘、心悸气短、乏力、头晕失眠、癫狂、膝关节疼痛、脑卒中偏瘫。

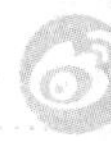

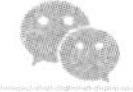

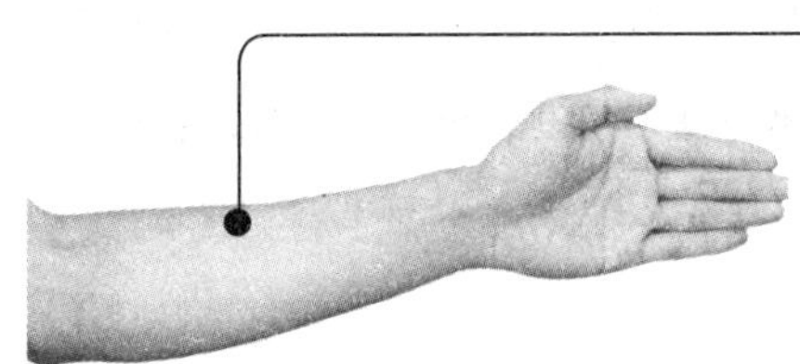

孔最

快速取穴：伸臂侧掌，在尺泽与太渊连线的中点上1横指处取穴。

主治：咯血、咳嗽、咽喉肿痛、热病汗不出、痔疮出血、肘臂疼痛。

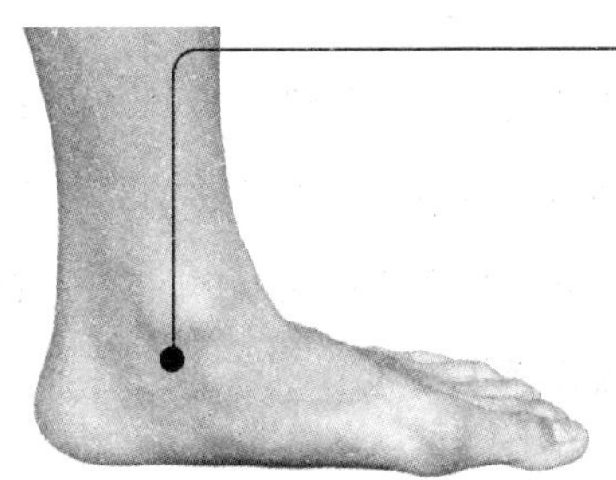

照海

快速取穴：坐位或仰卧位，在足内侧由内踝尖垂直向下推，至其下缘凹陷处即是本穴，按压有酸胀感。

主治：咽喉干痛、便秘、癃闭、痛经、月经不调、带下、阴挺、阴痒、癫痫、失眠、神经衰弱、急性扁桃体炎。

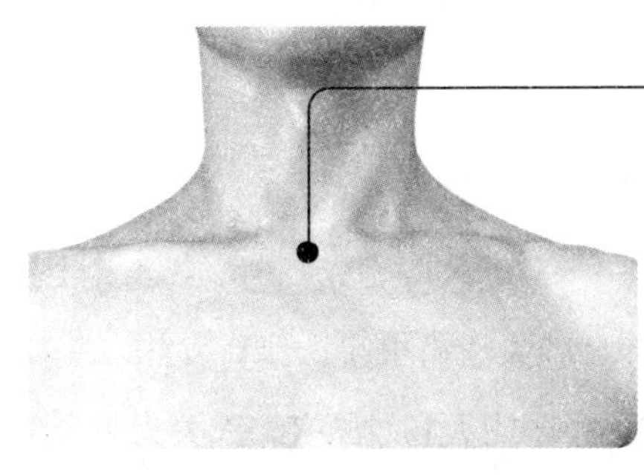

天突

快速取穴：仰卧位，在前正中线上，两锁骨中间，胸骨上窝中央。

主治：咳嗽、哮喘、胸中气逆、咯唾脓血、咽喉肿痛、舌下急、暴喑、瘿气、噎嗝。

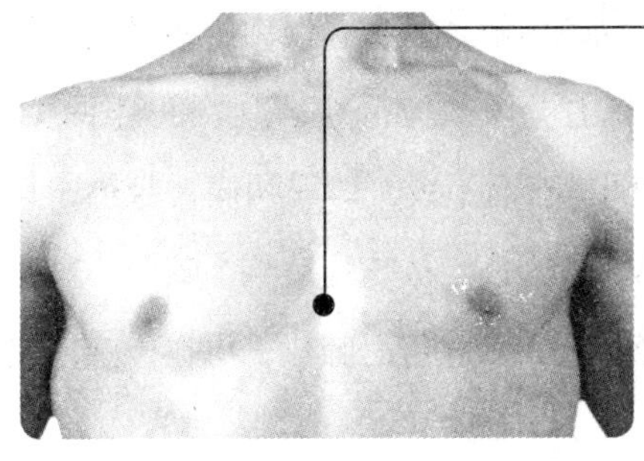

膻中

快速取穴：正坐或仰卧位，在人体正中线上，两乳头之间连线的中点，平第4肋间隙，按压有酸胀感。

主治：咳嗽、气喘、咯唾脓血、支气管炎、心悸、心绞痛、产妇少乳、噎嗝。

+关注

@程氏针灸_程凯 急性咳嗽怎么办？少商是手太阴肺经井穴，脉气始发之处，经脉之根，能快速清泻肺热、通利肺气；刺血则亦为清泻之法。少商在拇指桡侧指甲根角旁。按揉拇指使拇指局部充血，用酒精棉球消毒后，在穴位处用刺血针点刺放血，一般放3～4滴血，一天放3次血，症状就会得到缓解。

+关注

@程氏针灸_程凯 久咳不愈怎么办？孔最是手太阴肺经上的郄穴，是肺经气血深聚的地方，所以擅治久治不愈的咳喘，它在前臂掌面桡侧，当尺泽与太渊连线上，腕横纹上7寸。操作方法是用拇指甲掐按孔最穴，以有酸胀感为度。如果想加强效果，可以用点穴器点或弹拨。

程博士——分症解读

外感咳嗽

外感咳嗽病位在肺，主要由外邪犯肺、肺失清肃引起，伴有发热、头痛等感冒症状。列缺为手太阴肺经络穴，合谷为手阳明大肠经原穴，外关为手少阳三焦经络穴，三穴相配组成外感止咳处方，以疏风解表止咳。但由于四时气候的变化，人体所感受的外邪亦有区别，因此临床上可分为风热咳嗽和风寒咳嗽两类。

（1）风热咳嗽的典型表现为咳痰黄稠，咳而不爽，口渴咽痛，身热，其证要点为“痰色黄”，黄为肺热之象，热熬津液为痰，故咳痰黄稠，咳而不爽；肺热伤津，故口渴咽痛。少商为手太阴肺经井穴，刺血可泻肺热，可在外感止咳处方基础上配之。

（2）风寒咳嗽的典型表现为咳嗽喉痒，痰液稀薄色白，无汗鼻塞，其证要

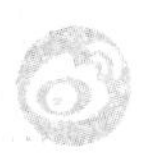

点为“痰色白或清稀”，白或清为风寒或寒湿表现，艾灸肺俞、足三里以温肺散寒、除湿止咳，辅助外感止咳处方而获效。

内伤咳嗽

内伤咳嗽，多由脏腑功能失调所致，病位在肺脾或肺肾。

（1）肺脾同病多见咳嗽多痰，痰白而黏，胸脘痞闷，胃纳减少。其证要点为“多痰”，因“脾为生痰之源，肺为贮痰之器”，脾失健运，水湿不化，聚湿为痰，痰浊上渍于肺，阻碍肺气，失于肃降，故咳嗽多痰，且咳痰白黏。丰隆为足阳明胃经络穴，长于祛痰，可化有形之痰和无形之痰，健脾化痰而止咳。

（2）肺肾同病多见干咳无痰或痰少，不易咯出，鼻燥咽干或咽疼，或痰中有血丝甚至咯血，潮热颧红。其证要点为“干咳”，咳嗽日久，肺阴亏耗，多出现干咳，“肺主气司呼吸，肾主纳气”，两脏均与呼吸功能相关。肺阴不足多累及肾阴，而加重口干、干咳症状；肾阴不足，阴虚火旺又易灼伤肺络而导致痰中夹带血丝。照海为足少阴肾经穴，通于奇经八脉之阴跷，长于滋阴，与手太阴肺经通于任脉的列缺相配为八脉交会穴配伍法，功以肺肾同补，滋阴润肺而止咳。孔最为手太阴肺经郄穴，“郄有孔隙义，气血深藏聚”，阴经郄穴擅治血证，故孔最长于治久咳、止咯血，与照海配，可治久咳、干咳之痰中带血。

对症选穴

天突位于胸骨上窝正中，穴下为肺系所在（肺系即指气管支气管处），近治咽喉疾患。膻中穴居两肺之间，为八会穴之气会，长于宽胸理气。

两穴为对症选穴，适用于各种类型的咳嗽。

粉丝体验

@梅冰_： #体验#昨晚老爸突然咳嗽得厉害，那声音让我心颤啊……我问他是受凉了还是感觉有火，他似乎说不太清楚。不管了，少商穴刺血，顺带了关冲穴。O(∩_∩)O哈哈，不咳了！真是灵验啊！夸自己一下！

@程氏针灸_程凯 我也夸你一下，如果经常咳嗽的话要找医生看一下的哟！因为咳嗽是很多肺系疾病的主要症状。

@悦儿lsh： #体验#干咳点孔最穴可以缓解，我试过，挺好用的。有时正在开会或者公共场合，突然干咳了，用这个方法缓解可以避免很多尴尬。

@程氏针灸_程凯 我也是这样用的。一次在江苏卫视《万家灯火》节目录像现场，一位40岁女性连续干咳，影响录制，点其孔最1分钟，咳止，半天未再复咳。

@白胖胖的银瓜： #体验#秋天到了，冷空气刺激就爱咳嗽，再加上同事爱吸烟，肺都快咳出来了。突然想到微博上看的孔最穴止咳，按揉刺激，果然马上就不咳了，虽然效果不算持久，不过连续按了几天，今天开始不怎么咳嗽了。

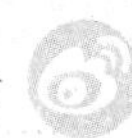

@程氏针灸_程凯 孔最为手太阴肺经郄穴，治久咳干咳作用不错。如果经常咳嗽，或受寒冷烟尘刺激即咳，多在此穴处出现敏感点或结节、条索。

@幸福小资女人阿mei： 儿子咳嗽，是咳嗽声巨大，有痰咳不出的那种！尤其是晚上，经常咳醒。我翻了老师的微博，几乎每种方法都试过，效果不是很明显！昨晚，又开始主攻肺经，发现儿子的肺经的尺泽和孔最中间有痛点，遂点揉。昨晚只咳两次，请老师点评一下！

@程氏针灸_程凯 久咳多在孔最处有反应点，但具体位置会变化，因人而异，因病情轻重而异，要仔细查找。

@自在一念@程氏针灸_程凯： 近期嗓子有痰咳不出，声音沙哑，白天咳嗽，夜里嗓子痒，咳得睡不着，用何穴位刺血呢？还是应该艾灸？

@程氏针灸_程凯 #咽痒 咳嗽#咽痒而咳，当有肺热之象，此时不建议用灸，当用少商刺血。音哑有痰，恐肺热已伤阴，当增加点揉列缺和照海，加上天突更好，以滋阴润肺止咳。

@碧海蓝轩： 咳嗽，吃了很多止咳药，请问有什么办法可以止咳啊？

@程氏针灸_程凯 轻点天突，重点孔最、列缺，可止咳，但还是要明确咳嗽的虚实、表里、寒热，对症治疗！感谢@李Sir若水 的评论，点到问题根本：五脏六腑皆令人咳，而患者又胡乱给药止咳，只能掩盖病情啊！

@KISS_kangstar_至央： 刚才儿子咳嗽，着急，什么都忘了，后突然想起列缺、孔最，列缺位置不是很好确定就用了孔最，效果真是非常好，感谢老师。儿子又睡了，我却清醒了，真的很想学中医，让家人看到学了是可以自救的，中医真不是盖的。

@程氏针灸_程凯 治久咳，肺经郄穴，亦治咯血、止鼻出血。学以致用，鼓励一下！

@程氏针灸_傅哲： **【**熬夜“熬出”的咳嗽**】**小张是体育迷，前一段时间看奥运没少熬夜，近些天突然咳嗽起来，吃了不少止咳药无效。经过检查和诊断，是由于阴亏血燥“上火”引起的，看来熬夜是很“伤阴”液的，经过滋阴降火、润肺止咳的治疗方案调理，加上睡眠恢复规律，这两天咳嗽已经好多了，对于阴亏体质的人还是少熬夜。

@程氏针灸_程凯 #列缺照海膈喉咙#列缺可滋肺阴，照海可滋肾阴，两穴常揉滋阴清热，经常熬夜而咳嗽的朋友可以一试。

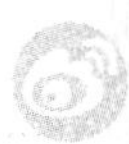

@crazywaterlilyer： #体验#经常咽喉突然非常痒激烈咳嗽，尤其半夜正在睡觉，用程老师方法按住天突立刻止痒止咳，只需几秒钟，还能接着睡觉，实在是好方法。

@程氏针灸_程凯 天突治咽痒咳嗽，点揉时最好用食指，第1指节立起，在胸骨上端凹陷处向内抠按，坚持10秒。

医道菩提

2011年，我应邀到江苏卫视的《万家灯火》录制电视健康科普节目，应该是《保鲜女人》系列，主要是讲一些妇科疾病的穴位保健方法。节目中邀请了3位不同年龄层的嘉宾，分别作为20岁、30岁、40岁左右女性的代表。

刚刚开始录制，那位40多岁的女嘉宾就"咳咳咳"地咳嗽起来，录制被多次打断。眼看上午原定的任务完不成了，怎么办？于是，我上去以指代针，用力点按她的孔最穴，久咳找郄穴孔最啊，点了也就一两分钟，咳嗽逐渐停了下来，她说嗓子不痒了，可以开录啦！结果一直到上午全部节目录完，她都没有再咳。

还有一次，我去北京人民广播电台交通台做直播节目，是@王一 的《有我陪着你》晚间档，谁知下午讲课后嗓子就一直不舒服，开车到广播电台门口时，咽喉越来越疼了，一说话就有种要呛的感觉，怎么办呢？我也没带针具。想了想，就地取材，自己的手就是最好的工具，于是我用指甲用力掐少商穴，不过3分钟，咽喉就一片清爽，让我坚持做了整整1个小时的直播节目，少商穴真给面子啊！

Part 2 感冒发烧不是小事，不可小视

感冒来袭，一家人接二连三被传染，老公发热、孩子流鼻涕，我这也浑身难受着呢，有啥好办法啊？

找穴药——大椎、肺俞、风门……

感冒是以头痛、鼻塞、恶寒、发热为主症的一种外感疾病。多因腠理不固，也就是肌表的防卫能力弱，外邪侵袭人体而发病，四时均可发生。由于四季气候的变化和病邪的不同，或由于体质的差异，可分为风寒、风热和暑湿三大类。

本病包括由病毒或细菌感染引起的上呼吸道炎症、流行性感冒等。

穴药来帮忙——穴位速记口诀

风寒感冒，擦热**大椎**，振奋阳气，散寒暖身。

+关注 

@程氏针灸_程凯 #药穴同源#葱豉汤：适用于风寒感冒及各类感冒的初起阶段，怕冷为主，伴头痛咽痒、周身酸痛、白痰鼻塞或流清涕、无汗，初起一两天后头疼，连脖子发僵，应发汗解表，葱白加须60克，淡豆豉60克，香菜30克，共煮饮汤为葱豉汤，而大椎为阳经之会，擦热大椎可振奋阳气，祛寒解表，发现感冒症状应马上喝自备的葱豉汤。

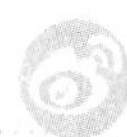

+关注

@程氏针灸_程凯 #程凯讲经络穴位#早上起来，发现没暖气了，有点冷，怕感冒啊，分享一个搓大椎防感冒法吧：先将双手掌心搓热约一分钟，然后迅速按到大椎上，此时你会感觉到颈后温烫，非常舒服，接着沿着背部正中线以大椎为中心上下搓动，使热力向下渗透，使大椎局部发热发烫，并向四周放散。

+关注

@程氏针灸_程凯 #穴位每日谈#低头的时候我们用手顺着脖子向下摸，在脖子和背部交接的地方，有一个非常明显的骨性突起，那就是第7颈椎的棘突，在它的下面凹陷内就是大椎穴。可以激发人体阳气，进而达到温煦全身的作用。对于预防感冒、手脚冰凉等都有效。

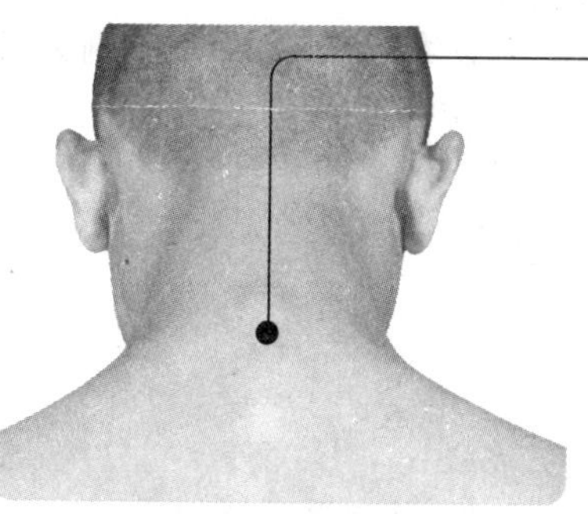

大椎

快速取穴：坐位，在颈背交界处椎骨的最高点即为第7颈椎，它的下缘凹陷处即为本穴，按压有酸胀感。

主治：脊痛、颈项强痛、落枕、癫狂、小儿惊风、小儿舞蹈症、小儿麻痹后遗症、癔症、热病、中暑、疟疾、咳嗽、气喘、风疹、痤疮、自汗、盗汗。

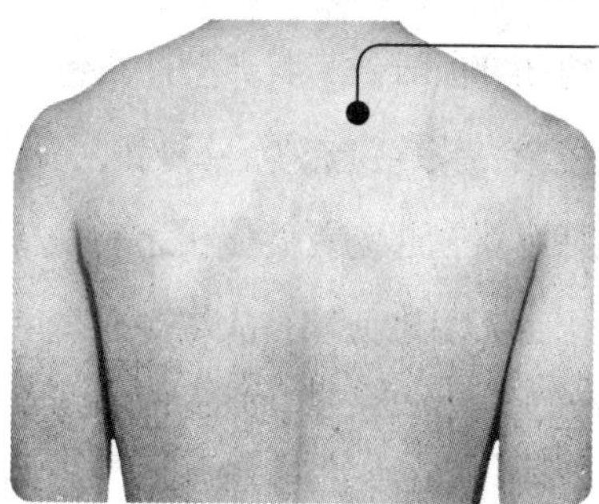

风门

快速取穴：第2胸椎棘突下凹陷至肩胛骨内侧缘之间的中点穴，即是本穴，按压有酸胀感。

主治：伤风、咳嗽、发热、头痛、项强、肩背痛、胸中热、荨麻疹、遗尿。

+关注

@Elainery： #提问#程老师，我妈妈稍微一吹风，一着凉就不停地流清鼻涕，这种情况持续一年多了。该怎么办？

@程氏针灸_程凯 可以温灸肺俞和风门，预防感冒。

+关注

@智情书屋： @程氏针灸_程凯 程老师，求救啊！这大冬天的，上午开始流鼻涕了，还没有其他的症状，这是不是感冒前期啊？怎样才能把它扼杀在萌芽里？

@程氏针灸_程凯 #风寒感冒#感冒的初期往往仅仅出现一些鼻塞、头项痛、流清涕的轻微症状，如果能及时治疗，就可以将之扼杀在萌芽里。具体方法是用掌心擦热大椎或热毛巾焐大椎、大鱼际轻擦迎香，多喝热水，如果能喝用葱白加葱须煮的热汤效果就更明显了。可以参考我以前发的“药穴同源”视频。

程博士——分症解读

风寒感冒是由于寒邪束表，肺气不宣，毛窍闭塞所导致，其典型症状包括鼻塞、流清鼻涕、怕冷、轻微发烧、无汗、颈项发紧、头疼身痛等。鼻为肺之窍，受凉流清涕是卫气不足的表现，同时也多为风寒感冒初起的首要症状之一。其证要点为“寒”。寒为阴邪，易伤阳气，肌表失于卫阳温煦而寒，故怕冷恶寒重；寒性收引凝滞，故人体腠理闭塞而无汗、颈项发紧、周身疼痛、气血运行不畅，当温阳散寒。

大椎为督脉之穴，督脉具有统率和督促全身阳经的作用，故有“总督诸阳”

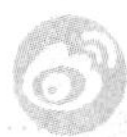

和“阳脉之海”的说法，而手足三阳经，都汇聚到督脉的大椎上，故大椎被称为“阳中之阳”，只要给大椎适当的刺激，就可以振奋阳气，祛邪防病，使人精神抖擞！

除搓热大椎外，还可以用艾灸大椎的方法，用艾条悬灸或隔姜灸都可以，不方便或不会用灸的朋友还可以用毛巾热敷大椎，或者洗澡时调高水温，用热水对着大椎连续冲五六分钟，效果一样不错。用热水对大椎进行温热刺激，既代替了热灸的作用，又温补了大椎之阳，也就温补了一身之阳，阳气充足，则可驱寒外出，症状自然缓解。

除大椎外，还可以擦热或温灸风门、肺俞两穴。

风门，位于人体背部，第2胸椎棘突下旁开1.5寸（见41页）。肺俞，位于人体背部，第3胸椎棘突下旁开1.5寸（见32页）。两穴内应于肺，主治外感疾病。

粉丝体验

@popotatatoto： #体验#今天和老公去爬山，老公爬得出汗，又贪凉就在山的风口吹了很久，到家后告诉我头有点疼，估摸着要感冒了。我猜那该是寒引起的，帮他在大椎、风门、肺俞做了隔姜灸。做完问他感觉如何，他说头不疼了，挺舒服的还很催眠，现在睡得可香呢！

@程氏针灸_程凯 生姜有解表散寒的作用，风寒感冒用灸时，可隔姜片施灸，以增强穴位疗效，可达到事半功倍的效果，但要注意的是敏感皮肤和皮肤有破溃时忌用，风热或暑湿感冒时忌用。

@得宝日记： 昨天晚上就我自己一个人在家，先是热得不行，后来开空调睡的，结果半夜就不舒服了，感觉中暑兼着凉。关了空调，爬起来，两只手交替着搓大椎，自己还掐了半天合谷穴，然后觉得好了很多，早起醒来发现基本上好了。

@程氏针灸_程凯 先热后凉是感病的关键，热使毛孔得开，凉使寒邪得入，所以冷热交替之季也多是感冒盛行之时。好在风寒初起即搓热大椎，合谷理气行气辅之，迅速得解。

@ziyou123： #体验#十一期间某日睡起，莫名其妙地感冒，打喷嚏流清鼻涕。反省了一番没找到原因，决定在大椎和肺俞灸一下——缘于对程博士讲的大椎印象深刻，哈。如此一番再加上灌了不少温开水，第二天就完全正常了。

@程氏针灸_程凯 感冒也要多喝温开水哟！

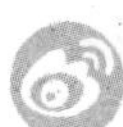

穴药来帮忙——穴位速记口诀

风热感冒，**大椎肺俞**，刺血拔罐，高热**耳尖**。

+关注 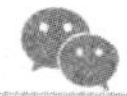

@程氏针灸_程凯 #药穴同源#板蓝根冲剂，银翘解毒片：现代人多内有痰热，风寒感冒后两三天就入里化热，出现咽喉疼痛、高热、流黄鼻涕等，属风热感冒，应清热解毒，但药多寒凉伤胃，易导致食欲缺乏。此时可用大椎、肺俞刺血拔罐或刮痧，风热感冒是因阳热之邪瘀滞、肺热所导致，大椎、肺俞刺血可以泻热，谓身上自备之板蓝根！

+关注

@程氏针灸_程凯 冬季来临，感冒是这个季节的高发病，如果出现高烧，甚至都说胡话了，但是家里没有备退烧药，怎么办？可耳尖刺血退烧，如图，操作前，先将耳尖搓揉一下，使其充血，消毒后用一次性采血针迅速点刺，一般出血2～3滴即可，用干棉球压住10秒钟止血即可。

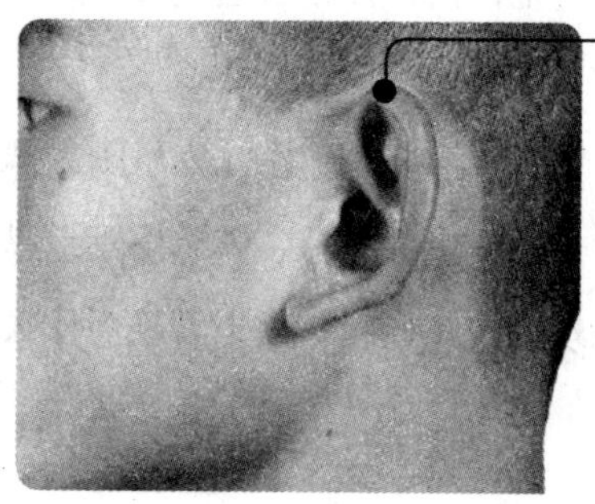

耳尖

快速取穴：正坐位，耳轮上部，折耳向前时，耳郭上方的尖端处，掐之有痛感。

主治：咽喉肿痛、睑腺炎、目赤肿痛、目翳。

程博士——分症解读

风热感冒是由于感受风热邪气，邪热上蒸，肺失清肃，皮毛疏泄失常所致，典型症状包括发高烧、流黄鼻涕、怕热、咽喉肿痛等。其证要点为“热”。邪热伤人，多见高热；肺失清肃，其窍鼻见黄涕，其经脉循行所过之肺系（咽喉）见肿痛。当解表清热。

大椎，为阳脉汇聚之所，当外感风热邪气时，亦为阳邪聚集之处，此处刺血拔罐，相对于擦热和温灸这些缓和、温补的刺激方式而言，属强刺激，为清泻之法，可泻阳邪。

肺俞，为肺之背俞穴，刺血拔罐，亦收解表清热之功。

耳尖，经外奇穴，功擅清在上之热，其退热作用快速而明显，体温超过39℃时可刺血辅之。

不得不提到的是，风寒日久，表邪可入里化热，转为风热症状，只要症状特点符合风热，即可按本节方法治疗，要知道，疾病总是在不断地发展变化的，治疗要根据当时情况及时调整治疗方案，这就是为什么中医学特别强调辨证论治的原因。

此外，由于患者体质上的差异，内外因的相互影响，因而受邪后的症状也有所不同，如：素体阳虚者，多见风寒；阴虚者，多见风热。而体内素有积滞，或有内热，即使感受的是风寒邪气，初起为风寒之证，但往往也会迅速表现为风热证的热性症状。

这就不难理解为什么小儿外感后多高热、惊厥了。要知道小儿为稚阳之体，生长发育旺盛，饮食不节时易生积滞，虽然时令节气多为寒凉，外感感受了风寒之邪，但与体质相结合，迅速入里化热，而表现为风热症状。这也就是为什么小儿常用感冒中成药中，多是针对风热症状的了。

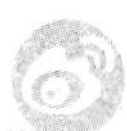

粉丝体验

@日行一善001： #体验#感冒初起的家庭治疗。小儿11岁，两周前一晚，出现轻微咳嗽、嗓子疼的症状，依以往经验，第二天定是感冒发烧、嗓子发炎。当晚对小儿进行少商刺血+大椎、肺俞拔罐，第二天症状全无，躲过了一次感冒。大家有感冒初起的症状，不妨一试。

@程氏针灸_程凯 小儿稚阳之体，感受风寒后往往风寒症状很短，就入里化热，表现出风热感冒的症状，所以虽是感冒初起，但只要出现咽痛、发热等热性症状就可按风热感冒治疗。如果3岁以下小儿，不便刺血时，可以小儿推拿方法为主。

@墨绿檀： 昨天我家先生拉肚子（稀的），还有点发烧，37.8℃，我觉得应该是感冒，按照程博讲的我给他在耳尖放了血（只挤出一点点），又吃了些西瓜。过会儿量了一下，37.6℃。晚饭后又在少商刺了血（也只挤出一点点），然后又吃了点维生素C，晚上睡觉就出了些汗，今天好啦！程博好神！

@程氏针灸_程凯 现在很多成人，体内本有郁热，外感后也会很快入里化热而发烧，所以同时也要看有无热性的症状，如发烧可以耳尖、少商刺血，少商为手太阴肺经井穴，有泻肺热的作用，对于咽痛咽痒及外感发热都有作用。

穴药来帮忙——穴位速记口诀

暑湿感冒，**内关外关**，如遇热重，再配**大椎**。

+关注 

@程氏针灸_程凯 #药穴同源#藿香正气：夏天出了一身汗后大吹空调，使打开的毛孔闭塞，出现头疼昏重、恶心呕吐，甚至还有高热、腹泻等，这是暑湿感冒，应解暑祛湿，和胃降逆。可掐大椎以泻热醒神，同时点内关、外关，内关属手厥阴心包经，通于胃、心、胸，外关属手少阳三焦经，行气利水，两穴同点，内外交通，开郁行气，加上大椎，可谓自备藿香正气。

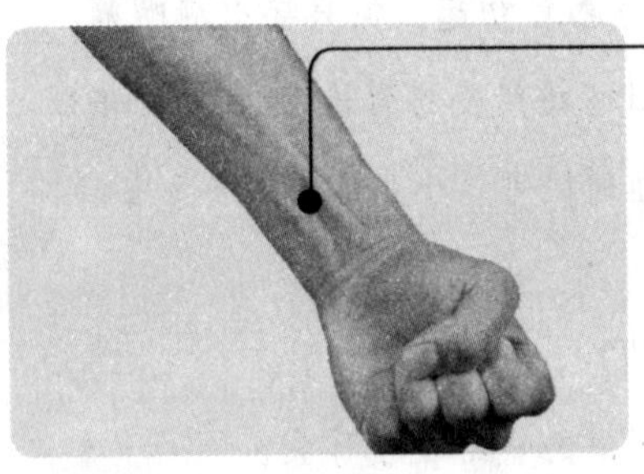

内关

快速取穴：伸肘仰掌，微屈腕，从腕横纹上量约2横指处，在掌长肌腱与桡侧腕屈肌腱之间的凹陷中，按压有酸胀感。

主治：胃脘痛、呕吐、呃逆、胸闷、失眠、郁症、偏头痛、眩晕。

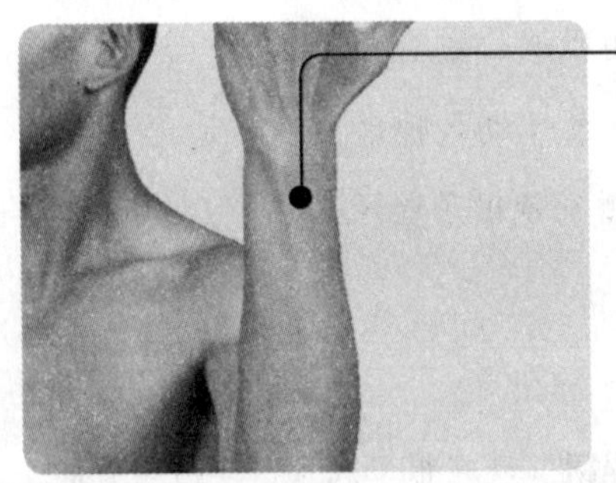

外关

快速取穴：抬臂，从腕背横纹中点直上量约2横指处，在前臂尺骨与桡骨正中间，与内关相对，用力按压有酸胀感。

主治：感冒、头痛、目赤肿痛、耳鸣、耳聋、胁肋痛、上肢痹痛、急性腰扭伤、落枕、脑血管疾病后遗症、高血压。

 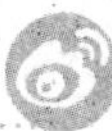

程博士——分症解读

暑湿感冒又称为夏季感冒。夏季闷热，湿度比较大，在这个时候大家都比较贪凉，比如吹空调等，感受了风寒之邪，使体内的暑湿为风寒所遏，疏泄受阻，瘀滞肌表，因而发病。此病的病位在于肌表与中焦脾胃，症状表现内外皆有。外则发热不扬，头身困重；内则胸脘痞闷，脾胃不和，消化系统功能障碍，脉数，口虽干而饮不多或口中黏腻，舌苔虽腻而少黄，大便或溏。

其证要点是“内外结合”。暑为阳邪，其性炎热，侵袭人体后，多表现为明显的阳热症状，如高热、烦渴等，但暑中夹湿后，热透不爽，故表现为发热不扬，且湿性重浊，故头身困重，其感觉如同在发热的身体上蒙上一层沉重又不透气的湿布一样，因外感之邪多侵袭人体阳位，头为上，上为阳，故常常形容为头重如裹。同时，湿为阴邪，易阻遏气机，损伤阳气，出现胸闷脘痞的症状，脘指胃脘，痞指因气滞而形成的时而聚、时而散的气块，胃居中焦，气机不畅，中上焦不通，则胸闷不舒。因脾喜燥而恶湿，故湿邪尤其易损伤脾阳，脾阳受困，运化不健，水湿不布，则见脾胃不和、食欲缺乏、大便稀溏等消化功能问题。

既然症状内外皆有，治疗就应当表里结合。外关为手少阳三焦经穴，可行气利水，解暑祛湿，以治外；内关为手厥阴心包经穴，可和胃降逆，宽胸理气，以治内。两穴同为络穴，位置又内外相应，同点可交通内外，表里同治。如果热重，则可配大椎，刺激的方法参考风热感冒。

粉丝体验

@草原牧歌c： 认真按摩，但不知怎的，皮破了，程老师，是手法有问题吗?

@程氏针灸_程凯 经络穴位的刺激方式有很多，大家比较熟悉的有刮痧、拔罐、艾灸、穴位贴敷、穴位刺血等，多依赖一定工具，有些情况下为了达到治疗目的，必须要采用这些特殊的刺激方式。而多数情况下，掌握用手指或手掌部的点、揉、擦、拍等基本按摩手法，也可以起到不错的效果。但要注意的是，这些手法不是越用力越好，记住八个字的原则：准确、柔和、持久、渗透，即：穴位取准；力度由小到大、由浅至深，切忌粗暴用力；操作要坚持一定时间，穴位再有效，也不会马上就见效；也只有做到点，才会使适宜的刺激逐渐渗透到穴位深部，毕竟体表取穴位置只是穴位在体表的投影点，穴位有一定的深度，是个立体的结构哟！

医道菩提

我有一个朋友，是一个特别注意保养的人，虽然年过五十，但看起来十分年轻，加上穿着打扮十分讲究，看起来就像四十岁的人一样，以至于他去弟弟的单位时，别人一直以为他才是弟弟。

深秋的一天，天气突然变冷了，还有点小风，我们约在一个咖啡厅见面，只见平素着装入时的他显眼地围了一条大围脖儿。于是我就问他了："你怎么裹得这么严实啊，是感冒了吗？""哪里，今天不是变天了吗，天冷了，还有点小风，咱这把年纪可不如你啊，得小心不能让风吹着了。"他感叹着自己的年龄。

我说："你这下可做对啦，中医里有句话叫'风为百病之长'，你护住的部位——大椎、风门、肺俞、翳风、风池、风府等穴，正是风邪容易侵袭的地方啊！"

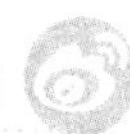

Part 3 每个人都会上火，时间长了身体会出毛病的

烦死了，看什么都烦，跟谁都想发火，一天烦心事一堆，晚上烦躁不安睡不着，白天总有吵架的冲动，火气压都压不住。

找穴药——大敦、行间、劳宫、中冲……

有一个词，经常被中国人挂在嘴边，而且让外国人很难明白是什么意思，那就是“上火”，这个词还曾是南方某家饮料厂商的广告词：怕上火，喝×××。火，是中国人对于身体没有其他外因，突然出现的疼痛、溃疡、干涩等症状的一个取类比象的称呼。因为中国人很早就从生活中发现，如果不小心被火烫伤了，烧伤了，就会出现疼痛、溃疡、干涩的症状，于是乎，就将这一类的病症称为上火。后来又有一些人对此进行了细分，将身体不同部位出现的上火的症状，根据经络理论进行划分，而有了肝火、心火、胃火、肺火等的区别。既然上火是可以分成不同类型的火，在治疗上，也就要根据不同类型的火，采用不同的灭火的手段。

+关注

@程氏针灸_程凯 #灭火总动员#肝火，掐行间、刺血大敦；心火，点劳宫、刺血中冲；肺火，刺血少商、尺泽；胆火，刺血胆囊；胃火，掐内庭、刺血厉兑；大肠火，刺血商阳；小肠火，刺血少泽；三焦火，刺血关冲、耳尖；肾水不足阴虚火旺，点然谷、照海；脾湿热，血海刺络拔罐；膀胱湿热，委中刺络拔罐。你还有火不?

穴药来帮忙——穴位速记口诀

肝火旺盛，**大敦行间**，**大敦**刺血，**行间**掐按。

+关注 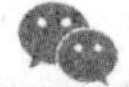

@程氏针灸_程凯 一女患盆腔积液，左下腹疼痛，经期加重。按湿阻下焦治疗两周，诸症全解。今复诊脸色苍白，神情郁闷，左下腹复痛甚，原昨日做输卵管造影，诉痛苦难忍，发誓决不再做。看舌肿上泛红点，湿热之象，对应腹内因检测而造成局部炎性反应，联想肝经环阴器抵小腹，井穴大敦治少腹痛、阴中痛，遂大敦刺血而痛解。

@大诚中医官方微博 #趣谈穴位#大敦：位于足拇趾末节外侧，趾甲根角旁约0.1寸处。本穴位置在足大趾背肌丰厚，汗毛聚集之处，形状犹如土堆，所以称大敦。主治疝气、遗尿、闭经、崩漏、月经不调等病症。By@程氏针灸_傅哲

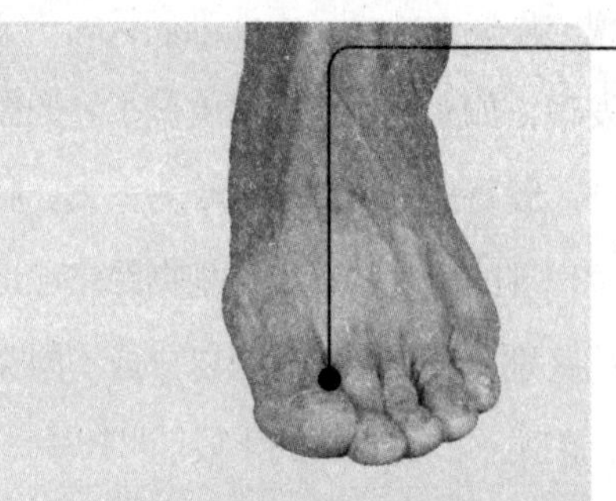

大敦

快速取穴：侧坐伸足或仰卧位，从足大趾甲外侧缘与基底部各作一垂线，两线的交点处，按压有痛感。

主治：昏迷、脑血管疾病后遗症、疝气、癃闭、遗尿、经闭、崩漏、月经不调、功能性子宫出血、阴挺、癫痫。

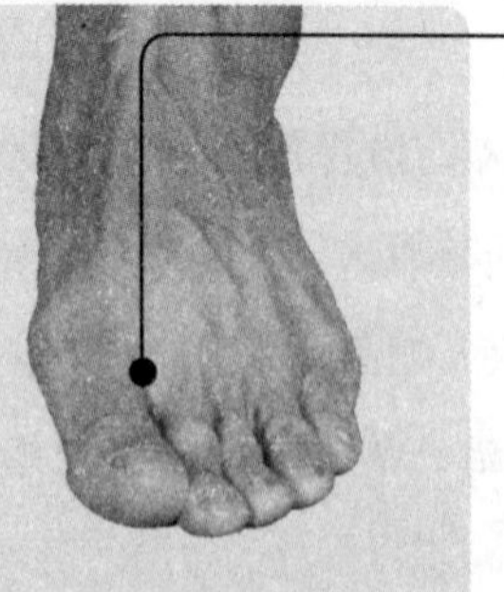

行间

快速取穴：侧坐伸足或仰卧位，在足背，第1、2趾之间连接的缝纹头，按压有凹陷处，即为本穴。

主治：癫痫、目赤肿痛、青盲、失眠、痛经、崩漏、月经不调、带下、小便不利、尿痛、疝气、便秘。

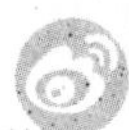

+关注

@程氏针灸_谷雪： 春属木，以肝相应，易使得肝火旺盛，今天就遇到几位肝火旺盛的患者。说难以控制自己急躁的小脾气，肝俞穴刺血留罐瘀血甚黑。嘱咐她们回去点按行间泻肝火，梳理期门理气机，也分享给肝火易旺的朋友们吧！

程博士——分症解读

肝火是由于肝失疏泄，郁而化火或热邪内犯所导致的一类证候，多与情志不遂密切相关。主要临床表现可见巅顶头痛、面红目赤、急躁易怒、胁肋胀痛、口苦、脉弦数等。肝火夹杂湿邪还可表现为肝经湿热的症状，男性可出现睾丸肿胀热痛，阴囊湿疹，女性则表现为白带色黄，有臭味，阴部瘙痒，舌苔黄腻。值得注意的是，肝火太旺还将影响其他脏器的功能，若肝火移于胆，胆热循经入耳，则耳鸣耳聋；若肝郁乘脾，则便溏不爽，或大便时干时稀，或腹痛欲泻，泻后痛减；若肝火犯肺，则咳嗽，痰黏量少色黄。

大敦穴是足厥阴肝经的井穴，井穴能够泻热，治疗各种急性病症。通过在大敦穴刺血，可以有效地清泻肝火。

行间穴为足厥阴肝经之荥穴，位于足第1、2脚趾的趾缝间，趾蹼缘之后方。犹如经气流过之间隙，故名行间。作为五输穴的荥穴，善于治疗各种火热病症，通过掐按行间的方法，同样可以达到清肝火的目的。

刺血操作的时候，一定要严格消毒局部，并且使用一次性的灭菌采血针，不可使用一般的缝衣针等，以免造成感染。

点按行间时，应该注意力度，以被点按的部位出现酸胀痛感为度，并且要维持这个力度1分钟左右，松开10秒钟，然后再点按1分钟。

穴药来帮忙——穴位速记口诀

心火旺盛，**劳宫中冲，中冲**刺血，重点**劳宫。**

+关注

@程氏针灸_程凯 #穴位每日谈#失眠多梦点劳宫。劳宫属于手厥阴心包经。握掌时中指自然弯曲，中指指尖点在掌心上的位置就是劳宫穴，正处在第2、3掌骨之间，偏于第3掌骨的桡侧边缘。操作的方法是用力点按，直至有酸痛的感觉，维持约2分钟，每天可以不拘次数地点按，可以降心火，安神。操心上火睡不着觉、闭眼就做梦者可试试。

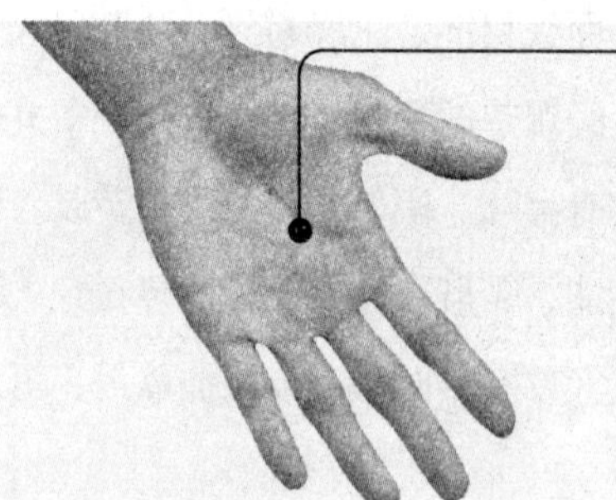

劳宫

快速取穴：任意体位，屈指握拳，在第2、3掌骨之间偏于第3掌骨，以中指、无名指之间切于掌心横纹，中指尖处。

主治：口疮、口臭、脑卒中昏迷、鹅掌风、心痛、呕吐、高血压、脑血管疾病后遗症、黄疸、食欲缺乏、手指麻木。

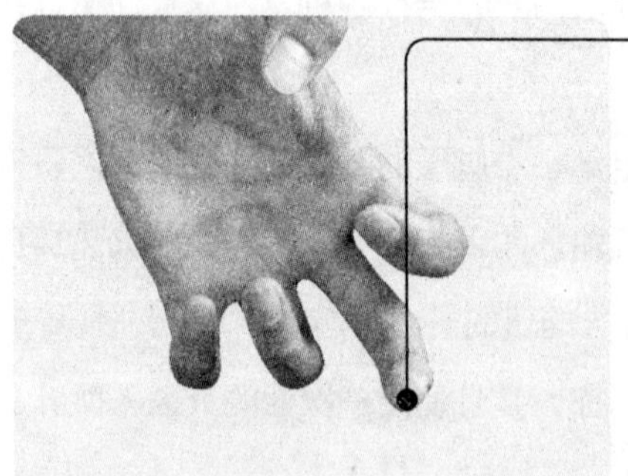

中冲

快速取穴：仰掌，微屈指，在中指末端尖端中央，距离指甲游离缘0.1寸处即为本穴。

主治：昏迷、中暑昏厥、小儿惊风、心痛、心烦、舌强肿痛、小儿消化不良、高血压、心肌炎、脑出血。

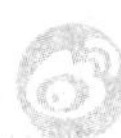

+关注

@程氏针灸_程凯 #上火#关冲刺血，牛黄上清，再刺耳尖，效果加倍。

@程氏针灸_程凯 #药穴同源#牛黄上清丸在牛黄解毒片的药味上加了很多能向上走散的药，像菊花、荆芥穗、薄荷、连翘、白芷、川芎，既能直接清降上焦和头面的火热，又能引着其他清热药上行治疗头痛、耳鸣、眼红肿、口疮等，效果比较明显，但毕竟还是苦寒。我们还可以以穴代药，在手少阳三焦经井穴关冲刺血，关冲位于无名指近小指侧的指甲根角旁0.1寸。

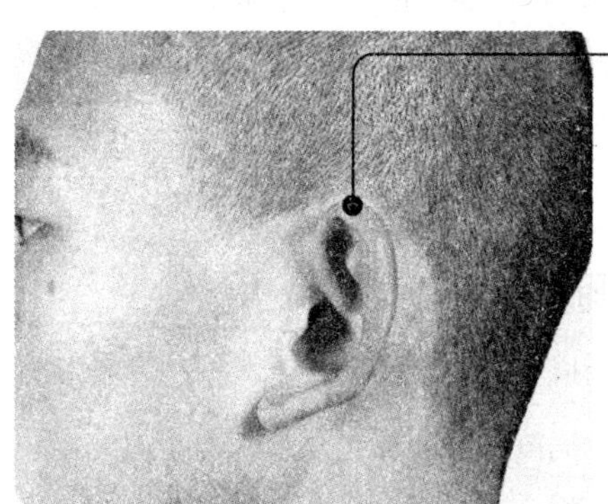

耳尖

快速取穴：正坐位，耳轮上部，折耳向前时，耳郭上方的尖端处，掐之有痛感。

主治：咽喉肿痛、睑腺炎、目赤肿痛、目翳。

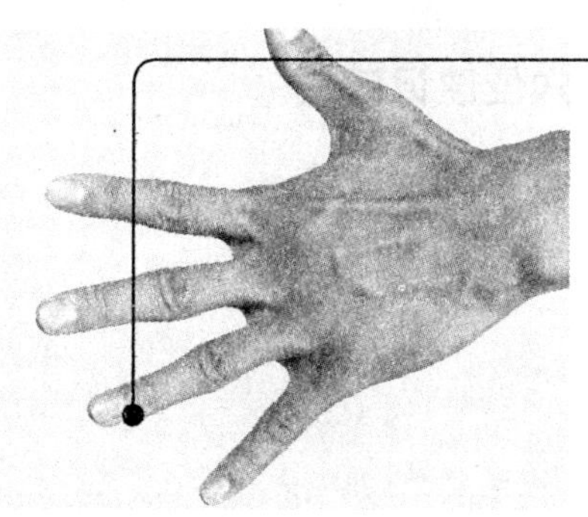

关冲

快速取穴：俯掌，在手指，沿无名指尺侧缘和基底部各作一水平线，两线交点处，按压有痛感。

主治：热病、昏厥、中暑、咽喉肿痛、头痛、目赤、耳聋、脑血管疾病后遗症、小儿消化不良。

程博士——分症解读

心火亢盛多见于工作压力较大，每天烦心事很多，什么事情都放不开，老是着急的人。中医认为情绪不舒畅，情绪郁而化火，或感受火热邪气，或过量，长期吃辛辣、温热、滋腻的食物，久而久之，体内积蕴而化火。心有火的主要表现是烦躁不安，夜间辗转反侧，浑身燥热而失眠，舌尖生疮，小便黄，小便时有炽热的感觉，可能伴有便秘、面红目赤、发热等症状。

心有火的时候，可以在中冲刺血，点按劳宫穴。

中冲穴在中指的指尖处，是手厥阴心包经的井穴。心包是围绕在心脏周围的一层包膜，有代心受邪、替心行令的作用，中医把心脏比喻成国家的君主，是发号施令的皇帝，而心包就好像心脏的传令官一样，把心脏的命令传达给其他脏腑，而外界的邪气如果侵袭到心脏了，也是由心包来保护心脏，替皇上受伤，所以很多和心脏有关的疾病，我们首选的不是心经的穴位，而是心包经的穴位。通过在中冲穴刺血，就可以有效地清泻心火。

如果想要加强治疗效果的话，可以同时点按劳宫穴。

劳宫穴是握工具劳动时着力的地方，所以称之为“劳宫”。是手少阴心包经的荥穴，位于握虚掌时中指指尖点到的位置，掐按此穴同样可以起到泻心火的作用。

穴药来帮忙——穴位速记口诀

肺火旺盛，**少商**刺血，配合**尺泽**，刺血拔罐。

+关注 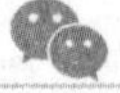

@开心_快乐_健康： #体验#这几天天气闷热，脖子和脸又起湿疹，红红的，又疼又痒。前天晚上在大椎、委中、尺泽刺血拔罐，同时又在关冲刺了血。没痒，睡了一晚舒服觉，昨天没太痒，症状减轻。现状是手臂内则和回弯处有疙瘩，主要是脖子、脸厉害，后背发沉。请问老师我现在该怎样做，谢谢您。

@程氏针灸_程凯 尺泽、少商继续刺血。

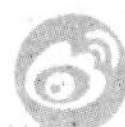

+关注 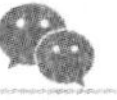

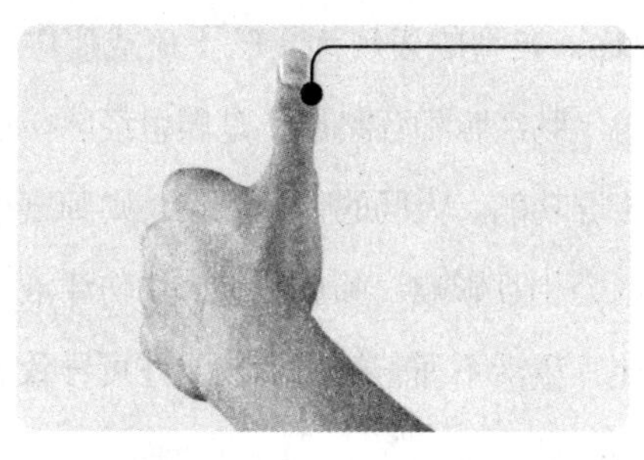

少商

快速取穴：伏掌，手拇指末节桡侧沿指甲桡侧面画一直线与指甲基底缘水平线交点处，按后有痛感。

主治：咽喉肿痛、咳嗽、鼻衄、高热、昏迷、癫狂、指端麻木。

尺泽

快速取穴：仰掌，微屈肘，在肘横纹上，肱二头肌腱桡侧缘凹陷中。

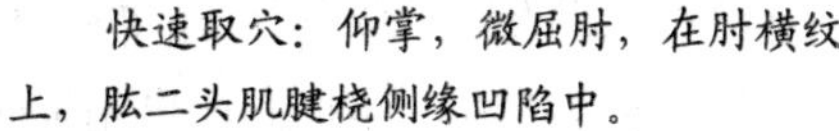

主治：咽喉肿痛、咳嗽、气喘、咯血、潮热、胸中胀满、小儿惊风、吐泻、肘臂挛痛。

+关注

@快乐初夏： #提问#刺血少商穴和刺血商阳穴针对的症状有何不同？嗓子疼痛怎么有人刺少商、有人刺商阳，迷惑中。求解惑这两个穴位分别针对的具体症状。

@程氏针灸_程凯 肺经少商针对外感咳喘的咽痛、咽干、咽痒、音哑症状，大肠经商阳针对胃肠有热上火引起的咽喉肿痛、齿痛、鼻干，但因肺与大肠互表里，所以两穴也可以同用。

程博士——分症解读

肺火多由于邪热内盛、肺热郁闭所导致，典型的表现为干咳无痰或痰中带血、咽喉肿疼、音哑、口鼻干燥等。肺经与大肠经脉相互络属，是表里经脉。正常情况下，肺气的肃降功能有助于大肠的传导功能。大肠的传导通畅，则肺气得以清肃下降。但当其脏腑功能不正常时，则会相互影响。肺热壅盛，灼伤津液，可使大肠失润而腑气不通；反之，大肠实热，壅滞不通，气机不畅，亦可导致肺失肃降。

少商穴是手太阴肺经的井穴，尺泽是手太阴肺经的合穴，此二穴刺血具有降肺气、泻肺火的作用。少商刺血可用采血针刺破皮肤，挤出2~3滴即可，尺泽则需要刺破皮肤后加拔罐，5~10分钟起罐即可。

穴药来帮忙——穴位速记口诀

胃肠火盛，重掐**内庭**，**厉兑商阳**，刺血泻热。

+关注 

@程氏针灸_程凯 过节吃得有点上火，今天下午右下齿隐隐作痛，赶快刺血大肠经井穴商阳，轻点血即出，量多色深红，胃肠热也。针后5分钟疼痛减，胃火牙痛可用。大家参考。

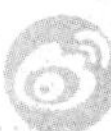

+关注

@程氏针灸_程凯 #药穴同源#牛黄解毒片由牛黄、生石膏、黄芩、大黄、雄黄、冰片、甘草七种中药组成，整个方子苦寒辛凉，功效是清热解毒，主要用于风火牙痛、大便秘结、牙龈肿痛、口舌生疮、目赤肿痛等“上火”的症状，但注意泻的实火且多为胃肠之火，寒凉之药久服伤胃肠，不如以穴代药，在大肠经井穴商阳刺血，泻火解毒。

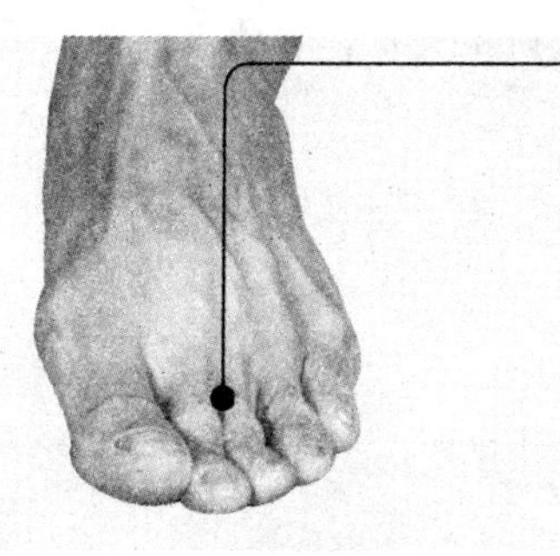

内庭

快速取穴：正坐，在足背，第2、3趾间，趾蹼缘后方赤白肉际处，按压有酸胀感。

主治：牙痛、牙龈炎、咽喉肿痛、三叉神经痛、口歪、鼻衄、腹胀、便秘、胃痛、足背或跖趾关节肿痛、热病。

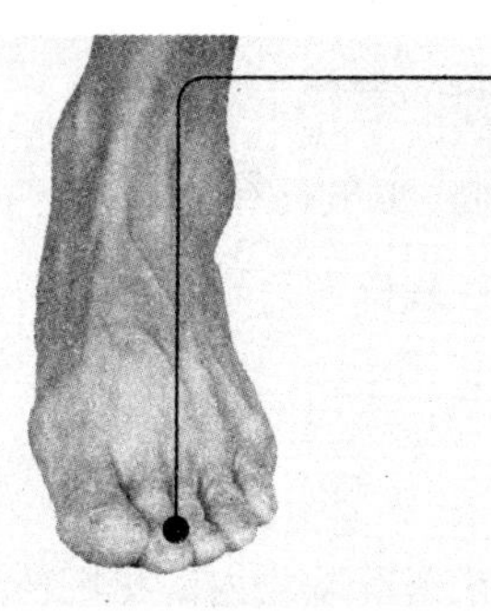

厉兑

快速取穴：正坐，在足第2趾外侧趾甲根角旁约0.1寸，按压有痛感。

主治：面肿、牙痛、鼻衄、咽喉肿痛、扁桃体炎、多梦、癫狂、癔症、热病、休克、下肢麻痹、足背肿痛。

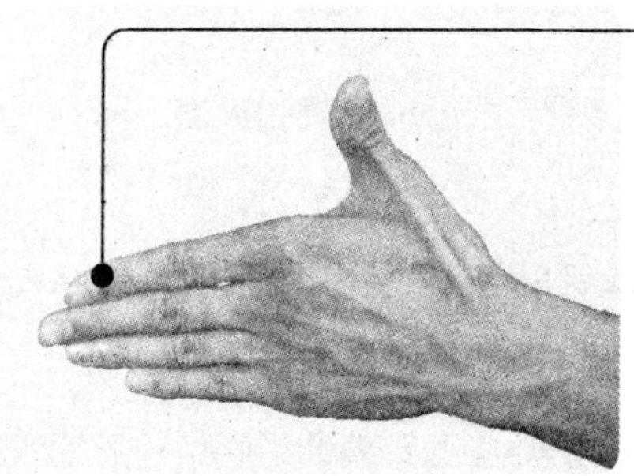

商阳

快速取穴：坐位，伸指伏掌，沿食指指甲底部与桡侧缘两引线的交点处，距指甲角0.1寸，按压有痛感。

主治：咽喉肿痛、齿痛、牙痛、腮腺炎、高血压、热病、晕迷、食指端麻木、耳聋。

+关注

@牛股的小窝： 最近老上火，有口臭，还有鼻疮，不知该怎么处理？希望老师在百忙之中给个回复，谢谢。

@程氏针灸_程凯 商阳刺血。

@牛股的小窝： 谢谢程博士百忙中给予回复，最近老上火，昨晚刺了商阳感觉好多了，我想连续刺一星期，直到恢复为止。

@程氏针灸_程凯 商阳可泻胃火，隔日一次商阳刺血，饮食清淡，一般三天左右会好啦。

程博士——分症解读

胃肠火盛多因过食辛辣，嗜酒，爱吃油炸油腻食品，从而导致热邪在胃中积聚，积而成火所致，所以容易出现胃中有烧灼一样的疼痛的感觉。

胃的消化功能在胃火的炙烤下变得亢盛，就会变得吃得多，容易饿。胃中有火，就会出现口气，臭秽难闻。

胃经经络入于牙齿之中，胃火沿着经络向上走窜，就会出现牙龈肿痛，甚至会化脓，溃烂；胃火灼伤牙龈的血脉，就会出现牙龈出血。热则伤津，就会出现口渴，而且喝了冷水会舒服一些。

胃火盛还可能会向下传导，导致肠燥津亏，从而出现胃肠火盛，而有便秘、小便黄而少的症状。

厉兑穴，在第2脚趾外侧（小指侧）指甲角根旁约0.1寸，是胃经的井穴，而井穴可以泻热，所以在厉兑穴点刺放血可以起到清泻胃火的效果。

内庭穴为胃经的荥穴，内庭在第2脚趾和第3脚趾趾缝的上端处；五输穴的荥穴为泻热的要穴，掐按此穴同样可以泻除胃中之火。

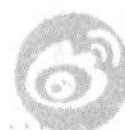

商阳穴是大肠经的井穴，在食指桡侧指甲根角旁0.1寸，此穴点刺放血，可以起到清利大肠的作用。大肠火清，则大便自通。

穴药来帮忙——穴位速记口诀

小肠火盛，**少泽**刺血，目赤肿痛，**耳尖**辅助。

+关注

@贾以天： #提问#眼睛上火有红血丝睁不开，请问指尖刺血是否能缓解？选哪几个穴位？

@程氏针灸_程凯 眼内红丝，如外感风热之实火，可耳尖、少泽刺血，耳尖清上焦风热，少泽为手太阳小肠经井穴，小肠经循行至内外眼角。如伴目干烦躁，多心肝火旺，刺血中冲、关冲，点太冲、光明。

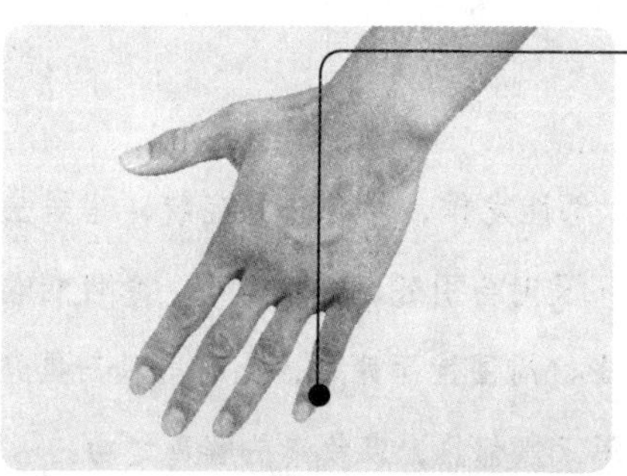

少泽

快速取穴：伏掌，伸直小指，于小指甲尺侧缘与基底部各作一线，两线交点处即为本穴，按之有酸胀感。

主治：热病、脑卒中、昏迷、乳汁少、乳痛、咽喉肿痛、目翳、头痛、脑血管疾病后遗症、耳鸣、耳聋、疟疾。

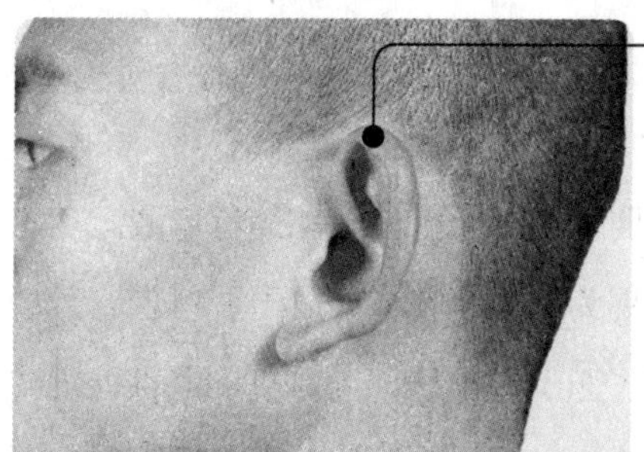

耳尖

快速取穴：正坐位，耳轮上部，折耳向前时，耳郭上方的尖端处，掐之有痛感。

主治：咽喉肿痛、睑腺炎、目赤肿痛、目翳。

程博士——分症解读

心与小肠相表里，小肠之火一般由心火下移所致。心火多为虚火，需要肾水来相济才能平衡，当肾阴不足时，则心肾不交、水火不济，水不能够渗于膀胱，因此还可能伴有心火和肾虚的症状。一般表现为尿频、尿急、尿痛、有尿不尽感，或尿赤、失眠、口干、烦躁等。西医称之为泌尿系感染。

少泽穴是小肠经的井穴，位于小指尺侧指甲角根旁0.1寸，点刺出血即可清泻小肠之火。由于小肠经脉上行至内外眼角，故少泽刺血还治上焦风热引起的目赤肿痛，配合耳尖可以清泻上焦风热。

穴药来帮忙——穴位速记口诀

三焦火盛，**关冲耳尖**，耳痛外感，清热解毒。

+关注 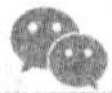

@程氏针灸_程凯 耳内疼痛连及咽喉，急性发作，伴有外感症状，当辨三焦有热，西医学多属病毒性感冒，治疗不及时会引起急性中耳炎、急性咽喉炎，甚至损伤听神经、面神经，引起耳聋、周围性面瘫等，此时当以三焦经井穴关冲和经外奇穴耳尖为主刺血，清泻三焦郁热，以收清热解毒之功。

三焦是上焦、中焦、下焦的合称，主要功能是通行诸气和运行水液。三焦之火常表现为实火：上焦（心、肺）有火表现为头痛、目赤、口干、口苦、舌烂、溃疡、耳鸣、咳嗽等；中焦（脾、胃、肝、胆）有火表现为口臭，消谷善饥或不思饮食、呃气上逆、脘腹胀满等；下焦（肾、膀胱、大小肠）有火则表现为大便秘结、小便短赤等。

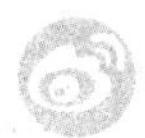

关冲穴是三焦经的井穴，耳尖穴是经外奇穴，具有泻热的特殊作用，两穴同用，点刺出血，具有泻三焦之火的作用，特别用于病毒性感冒引起的面瘫、耳聋耳鸣的急性期，以取清热解毒之效。

穴药来帮忙——穴位速记口诀

阴虚火旺，**然谷照海**，虚火上攻，滋阴清热。

+关注 

@刘胜龙先生 对@程氏针灸_程凯说： 您好，我是天津的，我29岁了，今年失眠、盗汗严重，还有慢性扁桃体肿大、慢性咽炎、嗓子红肿，吃了很多药都不管用，您说我该怎么办呀，愁死我了。在这里我先感谢您，您帮帮我吧。

+关注

@程氏针灸_程凯 #阴虚火旺#盗汗，即晚上睡中出汗，这是典型的阴虚症状，扁桃体肿大、慢性咽炎、失眠，这些都是热性症状，两组症状结合判断，当为阴虚有热，虚火上攻，可用肾经穴滋阴清热，如涌泉、太溪、照海等，再用心经、肺经井穴刺血以清上焦之火，如少商、中冲、少冲刺血，最后用神门、印堂安神，又收心肾相交之功。

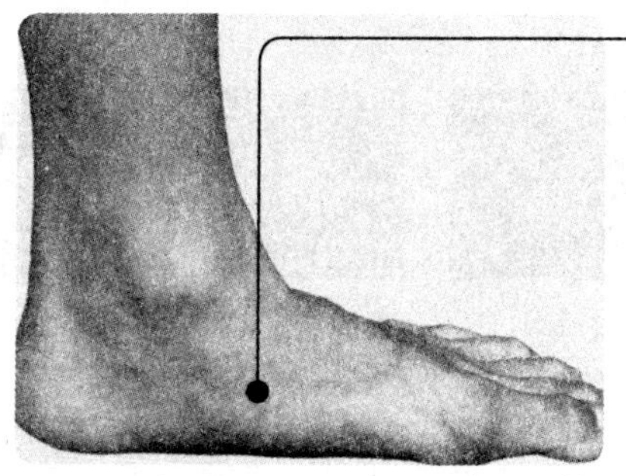

然谷

快速取穴：坐位或仰卧位，先找到内踝前下方较明显的骨性标志（舟骨），在舟骨粗隆前下方触及一凹陷处即是本穴，按压有酸胀感。

主治：阴挺、阴痒、月经不调、带下、膀胱炎、尿道炎、小儿脐风、口噤、遗精、阳痿、消渴、足背肿痛。

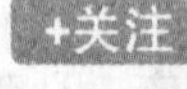

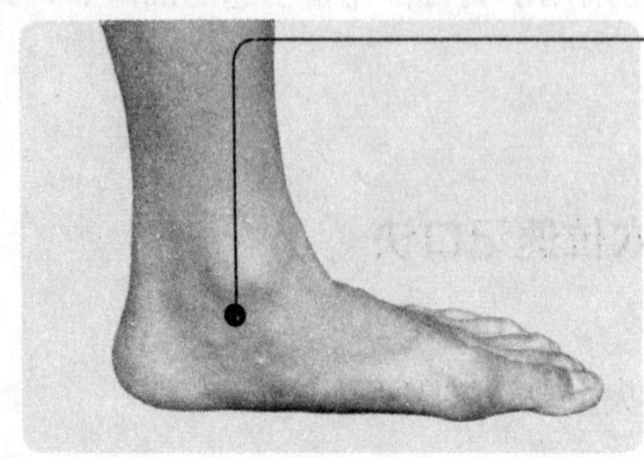

照海

快速取穴：坐位或仰卧位，在足内侧由内踝尖垂直向下推，至其下缘凹陷处即是本穴，按压有酸胀感。

主治：咽喉干痛、便秘、癃闭、痛经、月经不调、带下、阴挺、阴痒、癫痫、失眠、神经衰弱、急性扁桃体炎。

肾分阴阳，若先天不足，或久病伤肾，或热病伤阴，或房事过度，都会导致肾阴亏虚，阴虚常可生内热。而肾主骨生髓，开窍于耳，所以肾阴不足，虚火上炎，就会出现耳鸣如蝉鸣，腰膝酸软无力，而且易骨折，牙齿松动，头发枯槁、脱落。肾阴虚火旺，还会出现男性阳痿或者阳强不泄、遗精；女性则月经失调，月经量多，伴有五心烦热、潮热颧红、舌红少苔、脉细数等虚热的症状。

然谷穴是足少阴肾经的荥穴，位于足内侧缘，足舟骨粗隆下方，赤白肉际处。同上所述，荥穴可清热利湿。

照海穴也是足少阴肾经上的穴位。照，照射的意思；海，大水的意思。该穴名的意思是肾经经水在此大量蒸发。因此这个穴位既可以屯集外来的经水，又可以将经水气化上行于天部。该穴位于足内侧，内踝尖下方凹陷处。经常点揉这两个穴位，可以滋肾阴，清虚火。

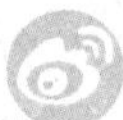

穴药来帮忙——穴位速记口诀

脾经湿热，**血海**刺络，下注膀胱，再加**委中**。

+关注

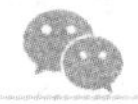

@程氏针灸_程凯 #湿热实用帖#脾为生痰之源，脾虚生湿，聚湿生痰，痰瘀化火，乃湿热之来源。可阴陵泉、大敦、委中、血海刺血。先找到穴位用拇指指尖在穴位处画一个十字定穴；用酒精棉球在穴处消毒；然后用一次性采血针迅速刺破皮肤挤出3～5滴血，也可在委中、血海拔罐，3～5分钟后起罐；最后用消毒干棉球擦拭血渍。

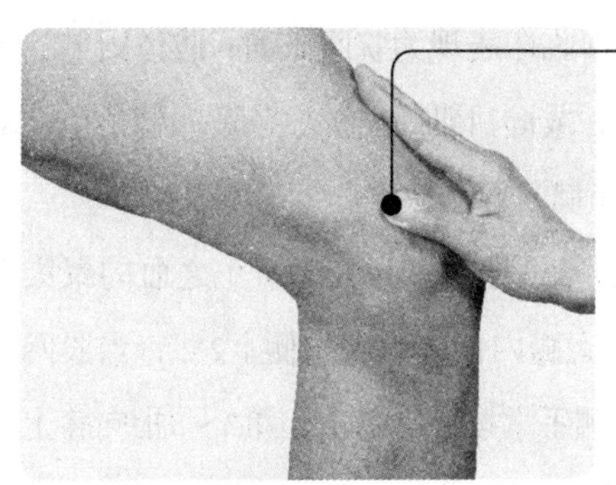

血海

快速取穴：侧坐屈膝90°，用左手掌心对准右髌骨中央，手掌伏于膝盖上，拇指与其他4指约成45°，拇指尖所指处。

主治：月经不调、痛经、经闭、湿疹、荨麻疹、隐疹、丹毒、神经性皮炎、膝关节炎、下肢溃疡。

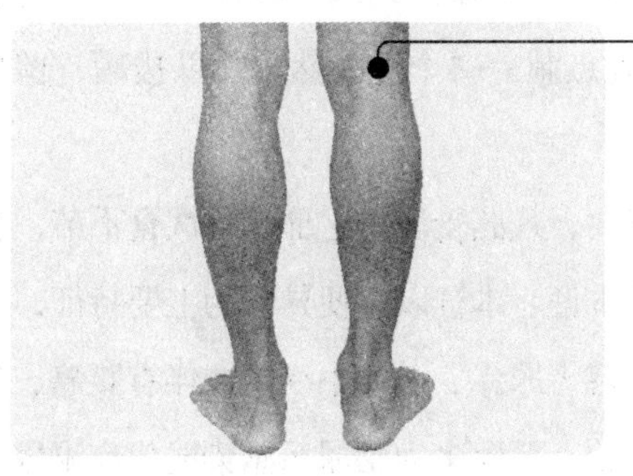

委中

快速取穴：俯卧位，稍屈膝，在大腿后面，即可显露明显的股二头肌肌腱和半腱肌肌腱，在其中间，按压有动脉搏动处。

主治：腰背痛、半身不遂、下肢痿痹、坐骨神经痛、腹痛吐泻、丹毒、皮疹、疔疮、遗尿、小便不利、中暑、疟疾。

+关注

@程氏针灸_田素领 下焦湿热的情况也可以在委中刺血，比如小便黄、大便黏臭、带下多色黄等。如果找不到明显的小静脉，可以就在委中的位置用采血针多扎几下，再拔个罐子，留罐5分钟就可以了。//@大诚中医官方微博#单穴有奇效#腰扭伤委中刺血。委中穴位于腘窝横纹中央，于股二头肌腱与半腱肌腱的中间。将一次性采血针从下稍向上方刺入委中穴中怒张的静脉血管内，并立即退针，可有紫红色血液流出，一般5～10分钟血即自行凝止，如不止，可用棉球压迫，每次放血约10毫升，双侧可同时进行。

脾与胃相表里，因此湿热困脾常伴有胃热，多由于感受湿热之邪，或过食辛热肥甘之品，或嗜酒无度，内蕴脾胃所致。临床表现为脘腹胀满、肢体困倦、大便溏泄、小便色黄、食少纳呆、恶心呕吐，或面目肌肤发黄、色黄如橘子色，皮肤发痒，或身热起伏、汗出不解、舌红苔黄腻、脉濡数等。

血海穴是足太阴脾经的穴位，穴名的意思是此穴为脾经所生之血的聚集之处，气血物质充斥的范围巨大如海。位于大腿内侧，髌底内侧上2寸，当股四头肌肌内侧头的隆起处。简单取穴时可将对侧手掌按在膝盖上，第2～5指向膝上伸直，拇指向膝内侧约呈45° 放置，拇指指端尽处即为此穴。脾经有湿热，可以在此穴点刺出血，即以采血针在血海穴处点刺3～5个孔，然后加以拔罐，留罐5～10分钟起罐即可。

膀胱湿热则多为湿热之邪蕴结膀胱所致，凡感受湿热之邪，或饮食不节，损伤脾胃，湿热内生，下注膀胱，均可发为本证。本证以小便异常为主要特征，属实热证，主要表现为尿频、尿急、尿痛，甚者尿赤、淋漓不尽，或伴有腰痛、发热、血尿、尿中有砂石、或尿浊如膏等症状。西医多为泌尿系感染或伴有泌尿系结石。

委中穴是足太阳膀胱经的合穴。委，堆积的意思；中，指穴内气血所在为

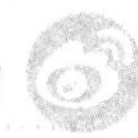

天人地三部的中部的意思。穴名的意思是指膀胱经的湿热水气在此汇聚。膀胱有热，在此穴刺血拔罐，可疏通太阳经经气，泻血分之热邪，清利湿热。

粉丝体验

@谢小辛： #体验#在商阳刺血得到效果后，这次是少泽，因为我眼睛易上火发炎，所以有时候会痒，昨晚少泽刺血几滴，血色鲜红，今天起来一点没痒。要知道，昨天吃了一天辣的，哈哈。看来这次试验又成功了！

@程氏针灸_程凯 少泽刺血治目赤肿痛。

@北岸1123： 程博士，昨儿我也当了一次医生，老公眼睛上火睑腺炎，耳尖、少泽、关冲刺血，哈，今早晨还有点微红，去年冬天您教俺的，学以致用，谢谢！

@程氏针灸_程凯 睑腺炎，患侧耳尖、少泽刺血解之。

@北岸1123： #口周上火#刺血商阳。不会刺的改掐也可以。这个简单的方法后勤部门的人特别要掌握一下，嘿嘿，你懂的！

@医者张露芬 上午出诊，后勤部门的同事来找我说最近肉吃多了，现在嘴唇内侧和外侧严重上火，喝了多少水都没有用，让我给治治。嘴唇周围上火是阳明经有热的表现，所以用采血针在她双手食指上的商阳穴消毒后刺血，各挤出3滴血来泻火，然后给她消毒棉球止血。因阳明经有热而上火的朋友也可以在商阳穴上刺血。

医道菩提

一天很晚了，我回完邮件，再刷刷微博，一条私信求助映入眼帘：提问者是一个在韩国学习的中国留学生，一个年轻的女孩子，她说自己原不吃辣，到了韩国后什么都是辣的，又少蔬菜水果（去过韩国的朋友知道那边物价不便宜啊！），现在受便秘和痘痘的困扰，十分头疼！

于是，我教了她穴位刺血的方法，因食辣后长痘，便秘便干，此为胃肠有火，当在手阳明大肠经井穴商阳（食指末端，见59页）刺血，可以隔日1次。

几天后，她发来感谢留言，说痘痘下去啦，便秘也明显缓解。

个把月后，她再次发来感谢，说把这个方法通过网络介绍给许多在韩国学习、遇到同样困扰的学生们，大家已经养成了定期刺血的习惯。

穴位刺血，实在是一个简便易行又不伤身的祛火方法，记得我几年前曾在《养生堂》节目中专门讲过一期穴位刺血的节目，后来我到上海大诚中医门诊出诊时，居然发现很多前来就诊的患者已经成为家人或朋友的义务刺血员，有相应症状时，就会在商阳穴刺血，这一方面说明现在“火”大的人多，另一方面也说明中医针灸这种绿色自然的调节身体的方法真的“火”啦！

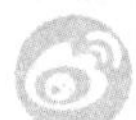

Part 4 溃疡易反复，不能简单应付

我儿口腔疼痛，照着程博的方法试一下，我儿大哭一场，鼻涕眼泪中进半碗白饭。灵！明天见！微博好使，不是闲聊天用的，好！

找穴药——唇周关冲、舌下委中、舌上中冲……

口腔溃疡中医称“口疮”或“口糜”，是一种以周期性反复发作为特点的口腔黏膜局限性溃疡损伤，以舌或唇、颊、软腭、齿龈等处的黏膜多见，数目单个或多个，大小不等，多为圆形或椭圆形，表面覆盖假膜，中央凹陷，边缘清楚，周围黏膜红肿，疼痛明显。其病因现代医学尚不能完全明确阐述，普遍认为是多因素综合作用的结果，与消化系统疾病及功能紊乱，内分泌紊乱，精神因素，遗传因素等有关。中医认为，本病是由脏腑积热上攻，或气虚、阴虚，虚火上犯，或脾胃虚弱，湿滞中焦，郁而化热上蒸所致。可根据溃疡的位置辨别病变所属的脏腑，以此为依据进行治疗。

穴药来帮忙——穴位速记口诀

唇周溃疡属大肠，胃火炽盛刺**商阳**；唇内溃疡责之肝，压力情绪**关冲**忙；
舌下溃疡有湿热，**血海委中**刺血可；舌上溃疡多焦虑，**中冲少冲**清心火；
舌面溃疡不简单，舌尖应心侧应肝，中应脾胃根应肾，对应五脏配穴神；
如有口干与裂纹，**照海列缺**并滋阴，须知内火分虚实，滋阴泻火适时选。

+关注 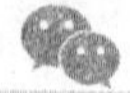

@程氏针灸_程凯 出差了几天，手机上网不方便，就没发什么新的保健方法，今天补一个吧，关于口腔溃疡的。唇周溃疡多与消化功能紊乱有关，吃得不合适，胃火炽盛，可商阳刺血；口唇之内溃疡，多与情绪不舒、睡眠过晚有关，肝火旺盛，可关冲刺血；舌头溃疡多与思虑过度有关，多梦焦虑，心火过旺，可少冲、中冲刺血。

+关注

@程氏针灸_程凯 #口腔溃疡收藏帖#唇周溃疡属大肠，胃火炽盛刺商阳；唇内溃疡责之肝，压力情绪关冲忙；舌下溃疡有湿热，血海委中刺血可；舌上溃疡多焦虑，中冲少冲清心火。舌面溃疡不简单，舌尖应心侧应肝，中应脾胃根应肾，对应五脏配穴神。如有口干与裂纹，照海列缺并滋阴，须知内火分虚实，滋阴泻火适时选！

程博士——分症解读

按部位辨治口腔溃疡：

溃疡在唇周，病位在脾胃、大肠，多与消化功能紊乱有关，胃火炽盛。因唇周属脾，且足阳明胃经与手阳明大肠经皆环绕口唇。可商阳刺血。商阳为手阳明大肠经的井穴，位于食指桡侧指甲根角旁0.1寸（见59页），有醒神开窍、泻热消肿之功效，可泻胃与大肠之火以达治疗之功。

溃疡在唇内，病位在肝，多与情志不畅有关，肝郁化火。因足厥阴肝经的支脉环绕唇内。可关冲刺血。关冲为手少阳三焦经的井穴，位于无名指尺侧指甲根角旁0.1寸（见55页）。此穴可调节胸腹部的气机，疏肝解郁，使情志得以调畅。

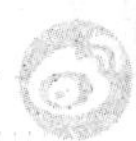

溃疡在舌下，为湿热蕴结之证，可在血海、委中刺血拔罐。血海属足太阴脾经，有活血化瘀、理血调经、祛风除湿之功，位置在大腿内侧，髌骨内上缘上2寸，当股四头肌内侧头的隆起处，屈膝取穴（见64页）。委中为足太阳膀胱经合穴，膀胱下合穴，又名“血郄”，有通经活络、祛风利湿、强健腰膝、凉血泄热之功，位于腘横纹中点，当股二头肌腱与半腱肌肌腱之间（见65页）。此二穴刺血拔罐可清利湿热。

溃疡在舌面上，需要再按舌面的位置具体细分。在舌尖，病位在心，多与思虑有关，心火过旺，可少冲、中冲刺血。少冲为手少阴心经的井穴，位于小指桡侧指甲根角旁0.1寸。少，指手少阴；冲，要冲也，通行而直进也，冲气以为和也。中冲为手厥阴心包经的井穴，位于中指尖端（见54页）。中，指中央。此二穴刺血可清心泻火。在舌两侧，病位在肝胆，可关冲刺血。在舌面中间，病位在脾胃，可商阳刺血。在舌根部，病位在肾，可点按涌泉、太溪。涌泉为足少阴肾经的井穴，有苏厥开窍、降逆止呕、清心泻热、回阳救逆之功，位于足底，卷足时足前部凹陷处，约当足底第2、3趾趾缝纹头端与足跟连线的前1/3与后2/3交点。太溪为足少阴肾经的输穴、原穴，有补肾强腰、通利三焦之效，位于内踝尖与跟腱之间的凹陷处。点按此二穴可滋阴降火。

如果溃疡伴有口干、舌面裂纹，说明是阴虚，可点按照海、列缺以滋阴。照海属足少阴肾经，为八脉交会穴之一，通于阴跷脉，有滋肾清热、通调三焦之功，位于足内踝尖下方凹陷处（见33页）。列缺为手太阴肺经的络穴，亦为八脉交会穴之一，通于任脉，有宣肺散邪，通调经脉之效。位于前臂桡侧缘，桡骨茎突上方，腕横纹上1.5寸处，当肱桡肌与拇长展肌腱之间（见31页）。列，指裂开；缺，指缺口。古时称雷电之神为列缺。喻此穴能如霹雳行空消散阴霾般使头脑清利。两穴相配还常用于治疗咽喉炎、扁桃体炎。

如果还伴有舌体胖大、舌肿、齿痕，说明有脾气虚，可点按足三里、绝骨改善体质。足三里为足阳明胃经的合穴，胃下合穴，为保健要穴，有理气降逆、健脾和胃、通经活络、扶本固元之功。位于小腿前外侧，胫骨粗隆外下方，胫骨前缘外侧1横指（中指）（见32页）。绝骨又名悬钟，属足少阳胆经，为八会穴之髓会，有平肝息风、填精益髓、疏经活络、理气止痛之效，可治疗骨病、血液病。位于小腿外侧，外踝尖上3寸，腓骨前缘。

粉丝体验

@天上有时下窝头： 程大夫好，小儿10岁，舌侧疼3天。细看有竖纹，似皲裂，左侧灰白两块。饮食困难，疼。含二锅头、敷溃疡散、抹蜂蜜均无效。咬牙照着您的方法，用小号缝衣针消毒后，刺少冲、中冲，挤血数滴，色红。我儿哭一场，鼻涕眼泪中进半碗白饭。灵~明天青清商厦大诚见~微博好使，不是闲聊天用的，好！

@为啥有干不完的活儿： #体验#立秋后嘴巴里长了个溃疡，一直不好，吃维生素B_2都不管用，突然有天看到程博士回答一位朋友的问题时说刺少商和商阳，我就立马试了试，虽然出的血不多，可是很见效，不到10分钟嘴巴就没那么疼了，以后每天都用指甲掐一掐，这两天已经没啥感觉了，溃疡面都快愈合了，没吃药就这么快好了，神啊！

@宋亚男Sonia： #体验#口腔溃疡刚起来一点点，刺血关冲和商阳。因为怕疼只刺了一只手，第二天还吃了很多辣椒。居然好了！！一点都不疼了！神奇！

@程氏针灸_程凯 穴位刺血的方法，在口腔溃疡初起时做，效果是最明显的！

 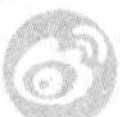

@生姜~GingerSheng： #提问#程博士你好，我根据您的建议，这两天点按关冲穴，本来是想阻止咬破的嘴巴发展成口腔溃疡，却意外发现每次点按之后都开始通气放屁，本来胀胀的肚子排气后也舒服了。请问，这是巧合还是真的有什么依据？谢谢！

@程氏针灸_程凯 关冲为三焦经井穴，三焦为气道，所以关冲有助行气。

@经典转发Brucelife： 程博您好：我是您的忠实粉丝，我经常口舌溃疡，舌面有很深的沟，舌尖凹凸不平，有时有舌头肿大的现象，影响吃饭和说话，请您帮帮我，谢谢！

@程氏针灸_程凯 属阴虚和气虚，经常点揉足三里、绝骨、太溪、照海、涌泉改善体质，同时关冲、中冲刺血缓解溃疡。

@萧遥远： 前两天楼下练习网球撞墙，见一瘦弱女同事拎一个很大西瓜回家，我说秋天了你别吃西瓜了，她说上火啊，口腔溃疡。我一见唇下都很大块了，白色一圈中间有点红色，我告诉她刺血或者掐少商穴、商阳穴。今天见她，神采飞扬，告诉我好了。

@程氏针灸_程凯 少商、商阳治口腔溃疡。

@唐baicaotang唐： #体验#同事嘴里长了两处溃疡，一处已经一星期了，连说话都疼，一处刚刚两天。我让她按程博教的有空就掐商阳、少商、关冲穴。今天早上一上班她就说，这个方法好灵呀，先长的那一处已经不疼了，后长的那一处也明显地缩小了。呵呵，谢谢程博。分享下。

@程氏针灸_程凯 口腔溃疡，不刺血掐也可以。

@暗香盈袖19711220： #体验#儿子的口腔溃疡用关冲刺血的方法一次就好了。

@程氏针灸_程凯 关冲解酒，是因为这是手少阳三焦经的起穴，三焦经为气道水道，行气利水，所以解酒防醉。另外因其行气作用而擅长解郁，压力大情绪不好可以常掐，口唇内侧的溃疡多与压力情绪相关，可刺血。

医道菩提

一天，突然接到一朋友发来的饭局邀请，说他们老板想感谢我，说得我一头雾水，他们老板我从来也没打过交道啊，何来感谢？

莫名其妙地去了，才知道这位老板前几日去广州和港商谈一宗大生意，十分重视，做了充分的准备，谈判前一日却口腔溃疡发作，说话时触动溃疡处，疼痛难忍，影响口齿发挥，本想凭伶牙俐齿换得合同千万，却被小小溃疡搞得信心尽失。正痛苦纠结间，正巧在电视上看到我在《养生堂》节目中讲口腔溃疡的分型保健治疗：口唇内侧应肝，压力大时多长，可刺血，或掐三焦经井穴关冲。于是他狂掐关冲穴，第二天顺利谈判成功，也有了这顿饭局。

Part 5 养好脾胃，才能男人强、女人美、孩子壮

老公忙于事业、儿子忙于学业，我也跟着忙“穴”业，穴位是一味大药，不是盖的，真好使，平时老公、儿子没少受益。

找穴药——胃寒中脘，食伤胃中脘、下脘，胃胀公孙、内关……

胃痛又称胃脘痛，是以上腹胃脘反复发作性疼痛为主的症状。由于疼痛位近心窝部，古人又称“心痛”“胃心痛”“心腹痛”等。胃痛多见于西医学的急慢性胃炎、消化性溃疡、胃肠神经官能症等病。胃痛的发生主要由外邪客胃、饮食伤胃、肝气犯胃和脾胃虚寒等导致。

胃痛症状，可见于西医学的消化道溃疡，各类胃炎，胃神经官能症及肝、胆、胰等疾病中。

穴药来帮忙——穴位速记口诀

外邪客胃，急性起病，胃经郄穴，**梁丘**必取。

+关注 

@程氏针灸_程凯 迎寒风而走时，是否有被风吹得快要喘不过气来的感觉？很多人会感觉到胃里开始作痛，甚至干呕，这是风寒自口侵入胃所致，还记得我以前教给大家的梁丘穴吗？可以有效地缓解胃痛，大家可以搜索一下。但对于较为严重的胃病，那就要系统治疗了。

+关注

@程氏针灸_程凯 #穴位每日谈#大夏天的真热，吃个冰糕吧。可往往是嘴舒服完了，肚子就开始闹腾了，绞疼难忍，怎么办？点揉一下梁丘吧。屈膝成90°，在髌骨外上缘直上约3横指处，就是梁丘。何谓梁丘？你坐下时，你的大腿像不像横着的大梁？而梁丘这个位置，又是肌肉的隆起处，就像一个小丘陵，所以这个地方被称为梁丘。

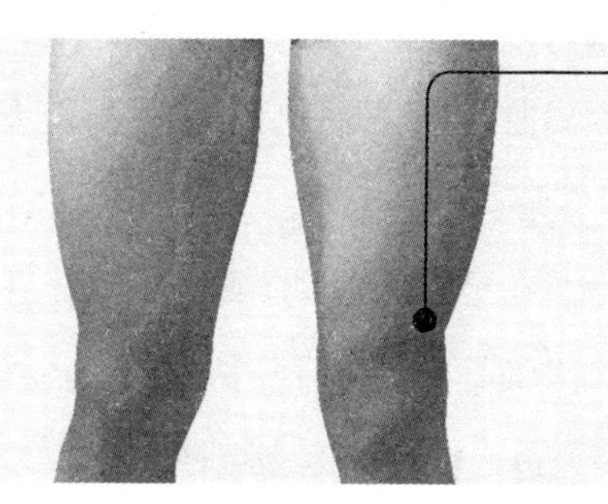

梁丘

快速取穴：屈膝，在大腿前面，髂前上棘与髌底外侧端连线上，髌底上约2横指处，按压有酸胀感。

主治：急性胃痛、腹泻、乳痈、痛经、膝关节肿痛、下肢不遂。

+关注

@程氏针灸_程凯 #应急穴#急性胃痛取梁丘。刚老婆大人吃凉东西引起急性胃痉挛，遂重点梁丘、公孙，一分钟内止痛，后在足三里穴下1寸许查找一明显肌肉条索，施快速擦摩的温通之法，现已完全缓解。叹梁丘治急性胃痛有效之余，更叹家庭中医知识必备之重要！

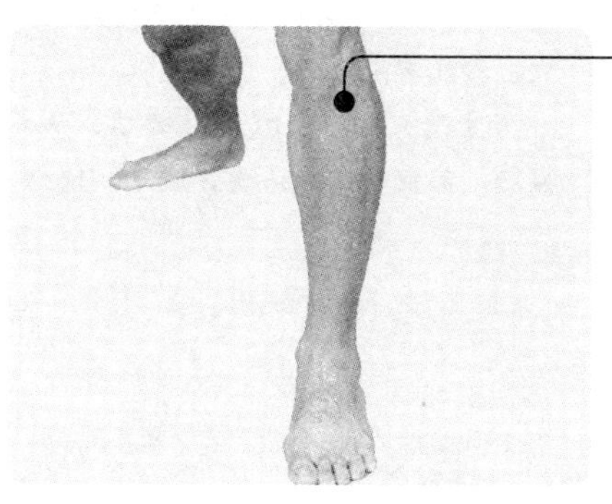

足三里

快速取穴：坐位屈膝，取犊鼻，自犊鼻向下量4横指处（即3寸），按压有酸胀感。

主治：胃痛、呕吐、消化不良、腹胀、肠鸣、泄泻、痢疾、便秘、乳痈、虚劳羸瘦、咳嗽气喘、心悸气短、乏力、头晕失眠、癫狂、膝关节疼痛、脑卒中偏瘫。

程博士——分症解读

外邪客胃证由于外感寒、热、湿诸邪，内客于胃，致胃脘气机阻滞，不通则痛。其中寒邪为多，《素问·举痛论》说："寒气客于肠胃之间，膜原之下，血不能散，小络急引，故痛。"典型症状包括胃痛暴作，恶寒喜暖，得温痛减，遇寒加重等。其证要点为"急痛"，即起病急骤，突发疼痛。

梁丘为足阳明胃经的郄穴，中医理论认为，郄穴是脏腑经气深聚之处，阳经的郄穴可治疗急性痛症，阴经郄穴可以治疗出血类疾病。因此，急性胃痛发作，疼痛难忍时，可以点揉足阳明胃经的梁丘来缓解。

除膝关节外上方的梁丘外，急性胃痛时，在足阳明胃经小腿部经线上还经常会出现敏感点，如痛点、结节或条索等，如果细心找到，并施快速摩擦点按以温通，多可使痛点、结节、条索等减小或消失，进而使胃部疼痛减轻。

慢性胃痛点揉丰隆穴，从腿的外侧找到外膝眼和外踝骨尖，将这两个点连成一条线，然后取这条线的中点，接下来找到腿上的胫骨，胫骨前缘外侧大约是2横指的宽度，再和刚才那个中点平齐，便是丰隆穴。丰隆是足阳明胃经的"络穴"，中医有"久病入络，郄治急，络治慢"之说。

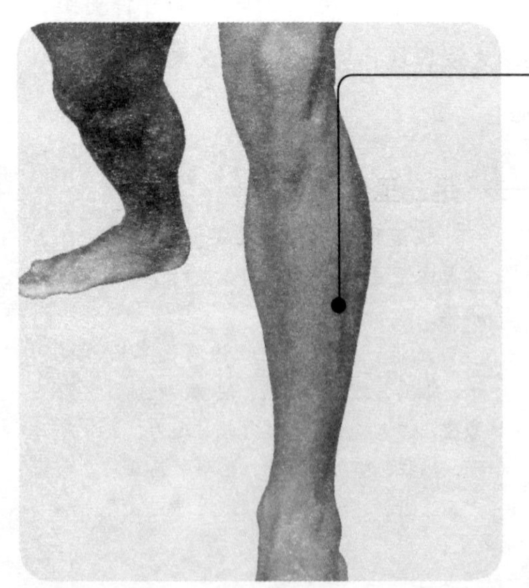

丰隆

快速取穴：坐位屈膝，先确定条口位置，从条口穴向后量1横指处即是本穴，按压有沉重感。

主治：咳嗽、痰多、哮喘、头晕、癫狂、癫痫、下肢不遂、腹胀、便秘。

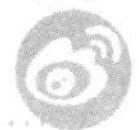

粉丝体验

@小悦颠颠琥： #体验#今天在外面玩，好朋友突然胃疼，而且是剧烈地拧着疼，说没有这样过。我只知道足三里是胃经重穴，所以急忙给她按揉两侧足三里，也不知我取穴对不对。当时她疼得吓人，可没到5分钟说不疼就不疼了，不知是不是按穴管用了。后来上网查梁丘说治胃痉挛，不知是不是忙乱中按到了。

@程氏针灸_程凯 的确，梁丘止急性胃痛，但也会在足三里附近出现敏感点，也许你刺激到了正确的位置。

@何小6666666： 晚上睡前突发胃痛，想到@程氏针灸_程凯 介绍的梁丘穴，果断点揉，不到1分钟，胃部不适立刻消失，疗效真是立竿见影。感谢程博为我们传福音。

@程氏针灸_程凯 梁丘。梁，屋之横梁也。丘，土堆也。因本穴位处肌肉隆起处，对流来的地部经水有围堵作用，经水的传行只能是满溢越梁而过，故名梁丘。本穴温胃散寒，行气止痛，主治急性胃痛、胃痉挛、腹泻、膝肿痛、水肿等。

@vmn99： 有一次在上班的时候胃痛，没有药，后来按了梁丘和其他几个穴位，半小时左右缓解。甚至有一个瞬间感觉到了胃部由痉挛而放松的变化。胃也从拧着痛变为可以忍受的隐痛。

@程氏针灸_程凯 急性胃痛点揉梁丘时，坚持刺激一段时间，多有胃部发热或松弛感出现，伴随着这种感觉，胃痛多立刻缓解。

穴药来帮忙——穴位速记口诀

脾胃虚寒，摩热**中脘**，胃之募穴，六腑之会；
饮食伤胃，**中脘下脘**，左**滑肉门**，功在胃底；
肝气犯胃，**上脘中脘**，擦热胁肋，**期门章门**；
胃胀而痛，多用**公孙**，八脉交会，配合**内关**。

+关注 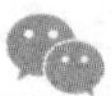

@程氏针灸_程凯 #药穴同源#脾胃虚寒，胃中隐痛，消化不良，用香砂和胃丸——温灸或摩热中脘（六腑之会）；饮食积滞胃痛用加味保和丸——点中脘、下脘和滑肉门，特别是左侧滑肉门用力点可使胃底发热，促进排空；返酸、呕吐等肝气不舒、胃气上逆的胃痛用柴胡疏肝散——点中脘、上脘，并沿肋骨擦热两胁肋。

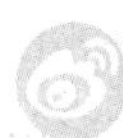

+关注

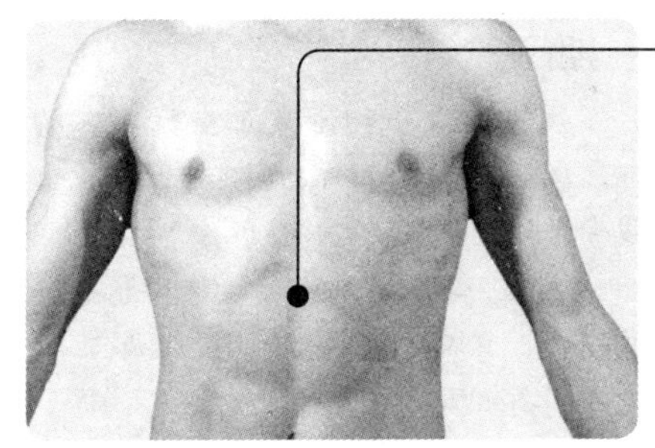

上脘

快速取穴：仰卧位，在上腹部，前正中线上，神阙与胸剑联合连线的中点，再向上量1寸处，按压有酸胀感。

主治：胃脘疼痛、腹胀、呕吐、呃逆、消化不良、急慢性胃炎、消化性溃疡、胃下垂、泄泻、咳嗽痰多、心绞痛。

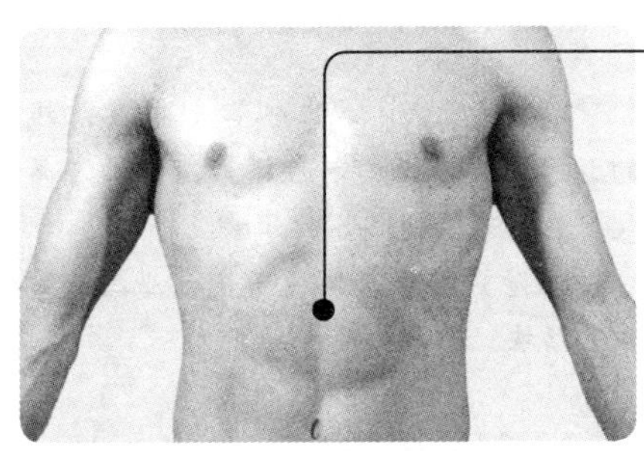

中脘

快速取穴：仰卧位，在上腹部，神阙与胸剑联合连线的中点处，按压有酸胀感。

主治：呕吐、呃逆、消化不良、疳积、黄疸、肠鸣、泄泻、便秘、便血、惊悸、脏躁、癫痫、惊风、产后血晕。

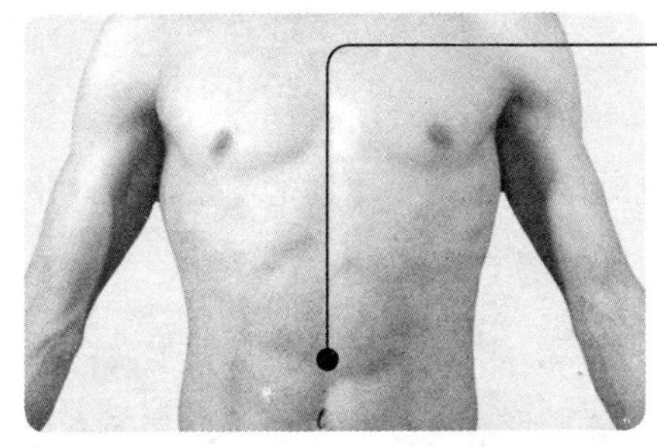

下脘

快速取穴：取仰卧位，在上腹部，将神阙与胸剑联合连线进行4等分，在连线的下1/4与3/4交点处。

主治：胃脘痛、腹胀、食谷不化、肠鸣、泄泻、呕吐、呃逆、胃下垂、痞块、虚肿、尿血。

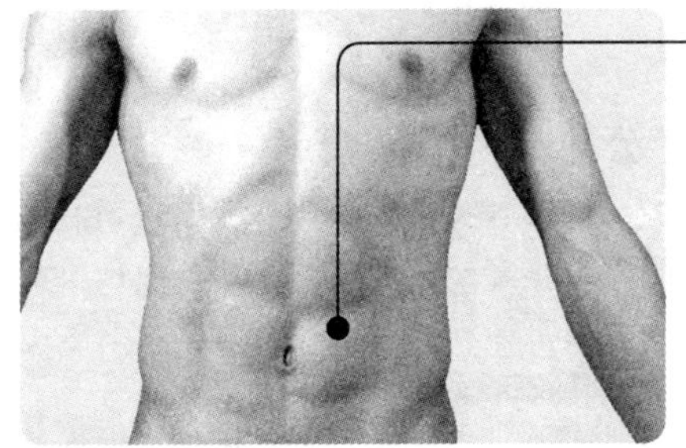

滑肉门

快速取穴：仰卧位，在上腹部，脐中上1寸，前正中线旁开2寸，按之有酸胀感。

主治：胃痛、呕吐、癫狂、神经衰弱、月经不调、舌炎。

+关注 

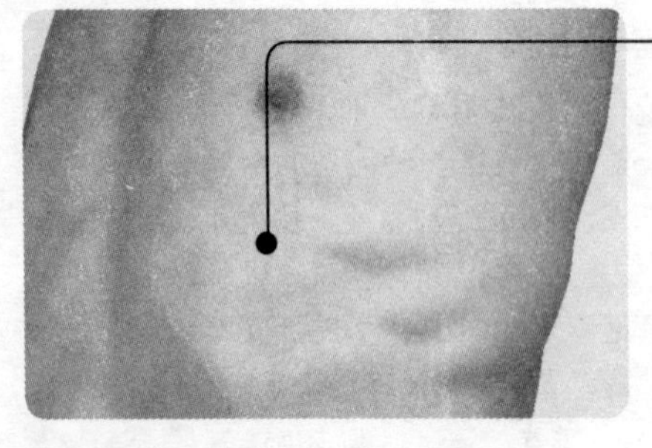

期门

快速取穴：仰卧或正坐位，在胸部，当乳头直下，第6肋间隙中，前正中线旁开4寸。

主治：乳痈、抑郁症、胸胁胀痛、胸膜炎、胃痛、腹胀、呃逆、吞酸、胆囊炎、高血压。

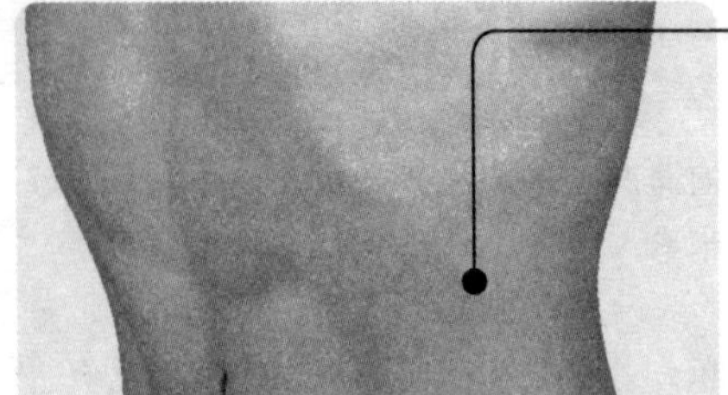

章门

快速取穴：侧卧举臂，从腋前线的肋弓软骨下缘向前触摸第11肋骨游离端，在其下缘处。

主治：腹胀、消化不良、泄泻、胁痛、痞块、黄疸、高血压。

+关注

@程氏针灸_程凯 节日团聚，免不了吃顿饭。这说着话，吃着饭，不知不觉就吃多了。“饮食自备，肠胃乃伤”，胃肠负担加重了，胃胀、胃痛可能就会出现了，让你闹心，可多按按公孙穴，对于调节脾胃很有帮助。公孙在足内侧缘，第2跖骨基底的前下方。拇指指端按揉2～3分钟，每天不拘次数。

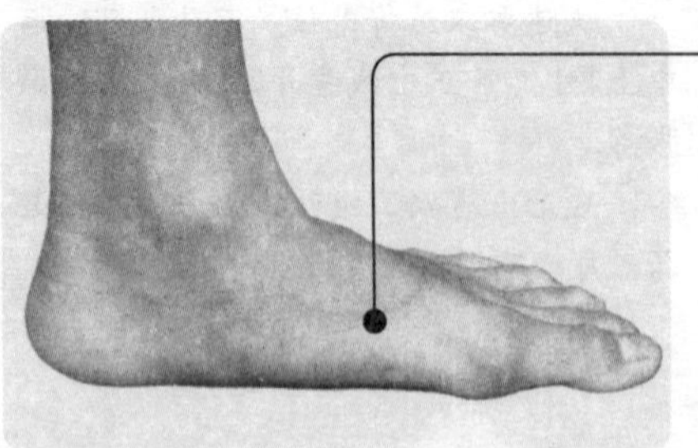

公孙

快速取穴：在第1跖趾关节内侧，往后用手推有一弓形骨（足弓），在弓形骨后端下缘可触及一凹陷处即是本穴，按压有酸胀感。

主治：胃脘痛、胃脘堵闷、腹痛、泄泻、便血、心痛、胸闷、月经不调。

+关注

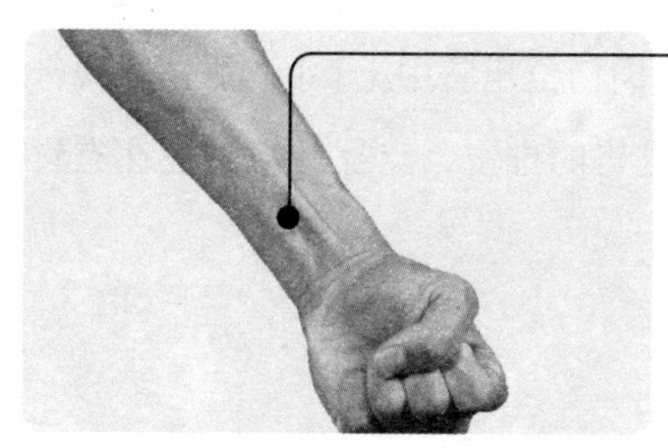

内关

快速取穴：伸肘仰掌，微屈腕，从腕横纹上量约2横指处，在掌长肌腱与桡侧腕屈肌腱之间的凹陷中，按压有酸胀感。

主治：胃脘痛、呕吐、呃逆、胸闷、失眠、郁症、偏头痛、眩晕。

程博士——分症解读

脾胃虚寒

多因素体脾胃虚弱，运化失职，气机不畅，或中阳不足，中焦虚寒，失其温养而发生疼痛。典型症状包括胃痛隐隐，绵绵不休，喜温喜按，空腹痛甚，得食则缓，神疲纳呆，手足不温，大便溏。其证要点为“隐痛”，因脾胃虚寒使运化迟缓，故胃痛隐隐，脾阳不振则四肢倦怠，虚则喜按，寒则喜暖，得温热则痛减。

脾胃为仓廪之官，主受纳及运化水谷。中脘位于前正中线上，脐上4寸，或脐与胸剑联合连线的中点处，为胃之募穴。“募”，有聚集、汇合之意。此穴是胃部气血聚集之所，最善于调理肠胃。亦为六腑之会，可健运脾胃，调理气机。适合用温热刺激，摩热、热灸均可。

饮食伤胃

多因饮食不节，或过饥过饱，损伤脾胃，胃气壅滞，致胃失和降，不通则痛。五味过极，辛辣无度，肥甘厚腻，饮酒如浆，则蕴湿生热，伤脾碍胃，气机壅滞。典型症状包括胃脘疼痛，胀满拒按，嗳腐（打嗝泛出不消化食物的腐臭味道）吞酸，或呕吐不消化食物，得矢气及便后稍舒。其证要点为“胀痛”，并伴有食物阻滞胃脘难以消化，上下气机不畅的系列症状，治疗的原则为消食导滞，和胃止痛。

下脘位于前正中线上，脐上2寸。滑肉门位于脐中上1寸，前正中线旁开2寸（见81页）。两穴功在胃底，可促进胃的排空，点揉后患者往往有胃底发热感，热至则痛即止。

肝气犯胃

多因忧思恼怒，伤肝损脾，肝失疏泄，横逆犯胃，脾失健运，胃气阻滞，均致胃失和降，而发胃痛。典型症状包括胃脘胀痛，痛连两胁，遇烦恼则痛作或痛甚，胸闷嗳气，喜长叹息。其证要点为“胃脘胀痛，攻痛两胁”，肝经布两胁，气病多游走，故胃脘痛，时攻两胁，并伴有肝气携胃气上逆的嗳气、返酸、呕逆的症状，治疗的原则是疏肝解郁，降逆止呕，理气止痛。

上脘位于前正中线上，脐上5寸（见81页），擅治吞酸呕吐之症，与中脘配合有降逆止呕的作用，擦热胁肋时，可刺激到位于乳头直下第6肋间隙内的期门和第11肋端的章门。期门为肝之募穴，章门为脾之募穴，两穴位于胁肋，可调和肝脾，理气止痛（见82页）。

在以上三种类型的胃痛中，均易在胃痛时伴随出现胃胀的症状。

脾胃虚寒，中焦运化迟缓而胃胀；饮食积滞，中焦气机阻滞而胃胀；肝气犯胃，中焦气机横逆而胃胀，如果症见胃胀，则可用八脉交会穴配穴法之公孙配内关。

公孙，通过足太阴脾经入腹，会中极、关元，与冲脉交通；内关，通过手厥阴心包络之脉，起于胸中与阴维脉交通。两穴所联系的四条经脉的经气共同会合于胃、心、胸部位，搭配起来专治胃胀。

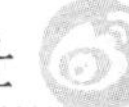

粉丝体验

@一婷草屋： #体验#早上做艾灸的时候，试着在艾条下面放上一片姜，做中脘穴的时候明显感觉肚子响，感觉很舒服。看来这比单独艾灸好。

@程氏针灸_程凯 姜片温中散寒，虚寒胃痛，隔姜温灸，效果加倍哟！

@程氏针灸_陶冶： 前两天有一位家长带着自己的宝宝来找我，说孩子总是凌晨3、4点钟醒来哭喊，很是发愁。经过望闻问切四诊合参，发现宝宝舌苔黄厚，脉滑数，于是帮他用补脾经、清大肠的方法做了儿推、捏脊。现在宝宝夜里醒来哭喊的次数明显比之前少多了，家长也放心了许多。

@程氏针灸_程凯 胃不和，则卧不安！小儿食积可用小儿穴位来推拿。

@糖糖小茹： 晚上在图书馆看书时，一师妹跑来和我说她胃好疼，问我买什么药吃，我笑笑，速到我宿舍，给她拔了火罐，她说还有点痛，又取了足三里、中脘、三阴交给她针灸，针灸完起来竟然说不疼了！呵呵，神奇的针灸！

@程氏针灸_程凯 足三里是胃经下合穴。俗话说“肚腹三里留”“合治内腑”。三阴交位于内踝尖上3寸，胫骨内侧面后缘，肝、脾、肾三经交会穴。健脾养血，调补肝肾。下次记得用梁丘哟，阳经郄穴治急性疼痛，梁丘为阳明胃经郄穴，擅长治疗急性胃痛。还可以配合内关（在腕部最靠近手掌的那条横纹上约2指宽），内关胃心胸嘛。不过还是要鼓励一下！

医道菩提

我上研究生期间，做测定穴位立体结构的试验，受试者都是身体健康的学生志愿者。那是冬日的一天，轮到一位男同学，他是体育特长生，练习长跑的，每天下午下课后先到操场上练习，之后再去吃饭。

这天，他和往常一样先在操作上跑了四五圈，出了一身汗，到食堂后才想起一会要来我这里做试验，于是急急地吃了一碗热汤面，就又跑出来，胃里刚吃得热乎乎的，被冷风一激，还没跑到我办公室就已经胃痛得不行了，一进门就说：“老师，您赶快救救我吧，疼死我了。”

我问清楚他刚刚做了什么之后，就说：“你啊，肯定是跑步的时候，没有掌握住正确的呼吸方法，张口呼吸的吧？”他说：“是啊，这是引起我胃痛的原因吗？”

我就告诉他，这是因为喝了凉风，导致胃气被冷气所阻，寒凝气滞引起的胃疼。我就当场给他梁丘扎了一针，没有5分钟，他两次排气后就感觉胃不疼了。

十几年后，当我有机会在电视上普及穴位保健知识的时候，有意讲了这个穴位及这个例子，让许多人记住了“急性胃痛找郄穴梁丘”。一天我和往常一样在程氏针灸临床传承基地——北京大诚中医针灸医院里出门诊，忽然听到诊室门口一阵骚乱，因有病人正在看诊我就没理会，想来可能又是因为候诊排队先来后到

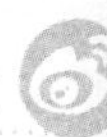

的问题，患者间有些摩擦吧。一会儿，外面安静了，我也没有理会，按顺序叫下一个病人。病人进来，是个中年男性，他一坐下就很得意地炫耀道："我刚用你教的方法治好了一个病人！"

原来，刚才门口一位病人家属由于路上喝了凉风，出现了急性胃痛，正在候诊的他想起了"急性胃痛找梁丘"的方法，帮助用力点按双侧梁丘，三五分钟后胃痛就缓解了……

掌握一些穴位救急小方法，保健自己，帮助他人，还是很有用的啊！

今年，我应邀参加了一项公益活动，录制1分钟的穴位保健公益短片，在北京西客站最大的站内电子屏幕上循环播放，第一组片子中，我就重点介绍了梁丘，希望可以对旅行在外的朋友们有所帮助！

Part 6 打嗝，真是又难受又尴尬的事

打嗝，平时大家都有些土方法，但只对有些人管用，对大多数人是不管用的，老祖宗的宝库里可有什么好法子吗?

找穴药——攒竹、内关、膈俞……

打嗝，中医称之为呃逆，指气从胃中上逆，喉间频频作声，声音急而短促。生理性呃逆是常见的现象，由横膈膜痉挛收缩引起的。我们可以通过穴位按压来缓解。此外还有病理性呃逆，经过中医辨证治疗亦可缓解。

本节我们介绍几个缓解呃逆症状的穴位和刺激方法。

穴药来帮忙——穴位速记口诀

嗝声频作，掐按**攒竹**，点揉**内关**，弹拨**膈俞**。

+关注

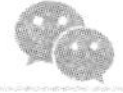

@程氏针灸_程凯 #打嗝#掐攒竹止呃逆，不缓解再加点揉内关和弹拨膈俞。

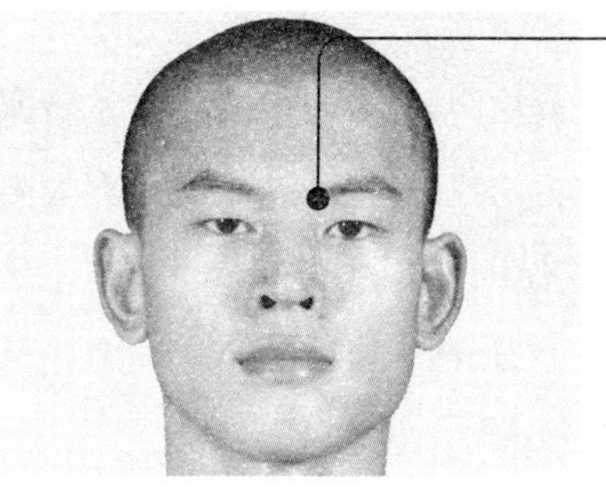

攒竹

快速取穴：正坐位，目视前方，在眉毛内侧端有一隆起处即是本穴，按压有酸胀感。

主治：近视眼、泪囊炎、视力减退、目赤肿痛、眼睑瞤动、迎风流泪、眼睑下垂、面瘫、面肌痉挛、口眼歪斜、眉棱骨痛、头痛、呃逆、腰痛。

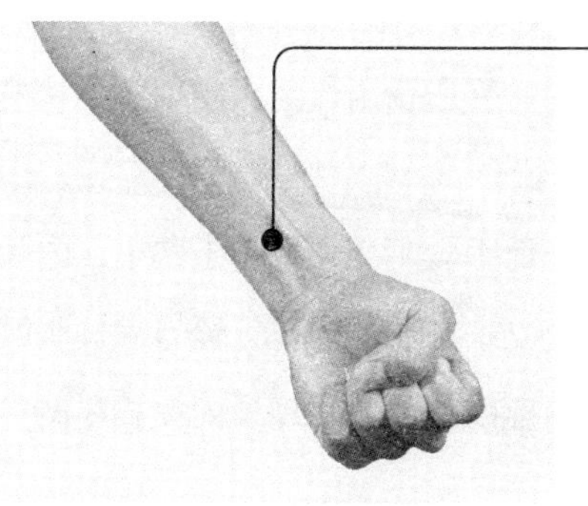

内关

快速取穴：伸肘仰掌，微屈腕，从腕横纹上量约2横指处，在掌长肌腱与桡侧腕屈肌腱之间的凹陷中，按压有酸胀感。

主治：胃脘痛、呕吐、呃逆、胸闷、失眠、郁症、偏头痛、眩晕。

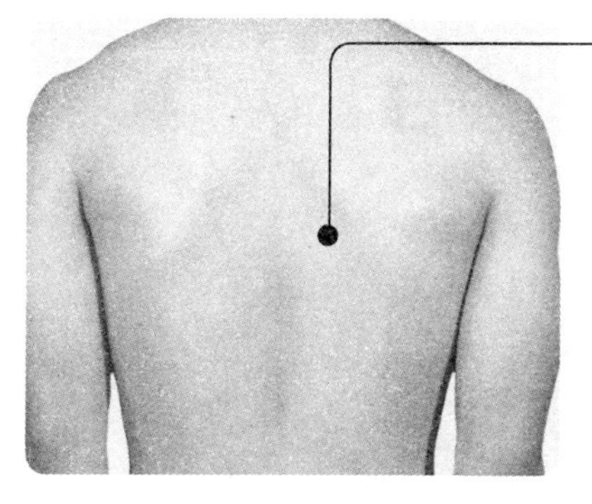

膈俞

快速取穴：取坐位，两肩胛骨下角水平线与脊柱相交所在的椎体为第7胸椎，引一垂线，再从肩胛骨内侧缘引一垂线，两条垂线之间距离的中点处，按压有酸胀感即为本穴。

主治：急性胃脘痛、呃逆、噎嗝、便血、肠出血、咳嗽、气喘、咯血、贫血、隐疹、荨麻疹、皮肤瘙痒。

程博士——分症解读

呃逆的产生主要是由于胃气上逆鼓动膈肌，引起膈肌痉挛而成，病机为气机失常，病位在胸中。

足太阳膀胱经贯穿人体躯干背侧，夹行于脊柱两侧，并“入循膂”，膂即指腰脊两侧的肌肉，所以呃逆发作时可选膀胱经穴治疗。攒竹，就是一个足太阳膀胱经上止呃逆的经验效穴，穴在面部，当眉头陷中，眶上切迹处，此处位于足太阳膀胱经起始部位，有通调膀胱经经气作用。且肝开窍于目，按生物全息论目为肝，目上为横膈。因此，掐按攒竹穴能起到降逆止呃之效。

膈俞，是膀胱经上另一个止呃逆的经验效穴，穴居背部，当第7胸椎棘突下，旁开1.5寸，内应膈肌。当呃逆频发不愈时，在膈俞附近经常出现条索状或结节状的肌肉痉挛，做弹拨刺激多可缓解打嗝症状。

呃逆病位在胸中，病机为胸中气机失常，而手厥阴心包经起于胸中，内关为手厥阴心包经络穴，位于前臂正中，腕横纹上2寸，桡侧屈腕肌腱与掌长肌腱之间，具有宽胸理气之功，可以辅助点揉。《百症赋》中说“建里内关扫尽胸中之苦闷”，强调了其宽胸理气的独特功效。

粉丝体验

@悠悠_慢生活： 回复@程氏针灸_程凯：报告老师，刚才给我姐打电话，听到她在打嗝，于是让她重按攒竹，不到一分钟给我回电，说立竿见影。

@程氏针灸_程凯 帮助别人，鼓励一下。

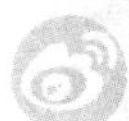

@teukchul： 今天喝水打嗝，忽然想起你说的按眉头，我才按了一边，就停了，好神奇！谢谢！

@程氏针灸_程凯 你按的一定是攒竹，眉毛内侧端，眉骨上的小小凹陷内，用拇指尖立起掐点，酸胀的同时打嗝立止。

@冰蓝鱼： #体验#就在刚才不知怎么回事家人突然打嗝，想起来攒竹，从来没试过，一试真的很快就好了。

@程氏针灸_程凯 攒竹在眉毛内侧端，打嗝时用拇指尖掐点此穴。

@阿敏学中医： #体验#授人以鱼不如授人以渔。同事昨日打嗝一天，吃什么都止不住，今早教她按压攒竹穴，1分钟不到立止。其心悦诚服，夸我怎么有那么多惊喜哟！因之前教她掐商阳穴治便秘。呵呵。感谢程凯博士！

@程氏针灸_程凯 攒竹止嗝，商阳通便，学以致用啊！

@朵朵爱的光： 反馈：刚才打嗝打个不停，喝水什么的都没用，突然想起来捏内外关，超有效！立止！

@程氏针灸_程凯 内关宽胸，外关行气。

@JulieCostello： #体验#今天下午突然打起嗝来，我就马上找程老师讲座记录的本本，在《百年程氏养生经》第15集里找到了并按了几下攒竹穴，主要还是按内关和外关穴，2～3分钟就不打嗝了，一点也不打了。这穴位真的很好用，感谢程老师的赐教。

@程氏针灸_程凯 攒竹，内外关，治打嗝。

医道菩提

一外地患者来诊，已经10年呃逆，汤药针灸，久治不愈。

询问病史时他一个特异的症状吸引了我的注意：呃逆严重时双耳前会紧张胀痛！按压耳前则呃逆减轻。

“胆足少阳之脉……其支者，从后入耳中，出走耳前……”耳前为少阳胆经所过……此例呃逆因少阳胆火携胃气上逆所致，虽病位在胃，但病本在胆。于是辨证为少阳经证，施降逆利胆之法，在胆经小腿部阳陵泉穴附近找到阳性点，刺血拔罐。

两周后复诊，共经3次治疗，十年呃逆一直未发。

本书中介绍的方法多简便有效，但此案例告诉我们，这些简单方法取效的关键在于辨证准确，不要因为穴位作用的神奇而忽略了中医的辨证论治。

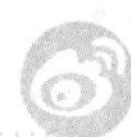

Part 7 呕吐、反胃、晕车，你有木有

天天坐车出行，很多时候不是反胃就是呕吐，难受劲一上来就别提了，要是赶上孕期就更遭罪了！

找穴药——内关、中脘……

呕吐是指胃失和降，气逆于上，迫使胃中之物从口中吐出的一种病症。一般以有物有声谓之呕，有物无声谓之吐，无物有声谓之干呕，临床呕与吐常同时发生，故合称为呕吐。

本症可见于急慢性胃炎、贲门痉挛、幽门痉挛、神经性呕吐等病。

穴药来帮忙——穴位速记口诀

内关宽胸，止呕常用，晕机晕船，妊娠**中脘**。

+关注 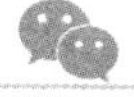

@程氏针灸_程凯 明早又要坐飞机啦，一坐就有些头晕恶心，晕机症，不过我有小方法，推荐给经常出差的朋友们。1.上了飞机先调匀呼吸，闭目养神，能入睡是最好的。2.有恶心症状时，可以要一小杯可乐、雪碧之类带气的饮料，有助打嗝，缓解胃中不适。3.点揉内关穴，当然上机前在内关穴贴一块鲜姜片效果也不错。

+关注

@程氏针灸_程凯 #程凯讲穴位定位#内关在腕部最靠近手掌的那条横纹上约2指宽，握拳时明显的两条肌腱（桡侧腕屈肌腱和掌长肌腱）之间，主要治疗胃、心、胸的病症。像晕车、胃痛、胃胀、心悸、失眠等，都可以用此穴。

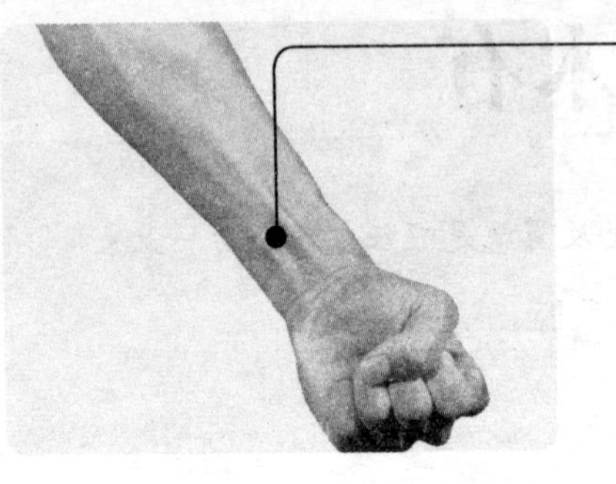

内关

快速取穴：伸肘仰掌，微屈腕，从腕横纹上量约2横指处，在掌长肌腱与桡侧腕屈肌腱之间的凹陷中，按压有酸胀感。

主治：胃脘痛、呕吐、呃逆、胸闷、失眠、郁症、偏头痛、眩晕。

+关注

@程氏针灸_程凯 【孕妇呕吐】龙年很多家庭想要一个龙宝宝，妊娠呕吐是准妈妈在怀孕两三个月时一般都会出现的症状，对那些轻的可通过穴位自我按摩来消除或缓解症状。内关不仅对晕车效果好，对妊娠呕吐也效果佳，配上中脘。内关在腕横纹上约2横指，中脘在前正中线上，肚脐和胸剑联合连线中点，指腹点按，力度不宜过大。

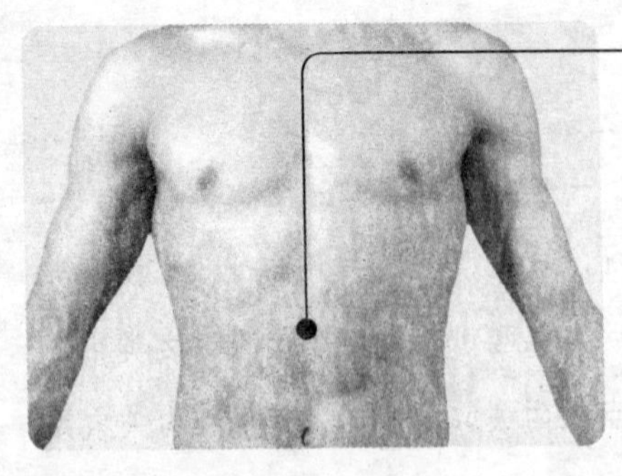

中脘

快速取穴：仰卧位，在上腹部，神阙与胸剑联合连线的中点处，按压有酸胀感。

主治：呕吐、呃逆、消化不良、疳积、黄疸、肠鸣、泄泻、便秘、便血、惊悸、怔忡、脏躁、癫痫、惊风、产后血晕。

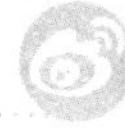

程博士——分症解读

运动病

晕机和晕车、晕船等一样，医学上统称为运动病。眩晕症状因人而异，有轻重之分。轻者表现为头晕、全身稍有不适、胸闷、脸色绯红。重者则脸色苍白或发青、头痛心慌、眩晕恶心、呕吐不止。其证要点除晕外主要为“恶心呕吐”的气机逆乱症状，此时当宽胸理气，和胃降逆，调畅气机，有些朋友会在头晕恶心症状初起时即喝少量带气的饮料，打出嗝来则胸闷立减，就是这个道理。

内关，内在之关要，在《灵枢·经脉》中又称为“两筋间”，为手厥阴心包经络穴，亦为八脉交会穴。心包与心本同一体，其气相通，又称为心包络，心包指心之外膜，络指膜外气血通行的道路，共居胸中。内关之内谓心神居于内，内关之关谓此穴通于相表里之三焦经和奇经八脉之阴维脉，有关口之意。而心包经和阴维脉均上达心胸部，三焦经又通调上中下三焦气机，故内关功擅宽胸理气，和胃降逆，调畅气机，是治疗眩晕胸闷，恶心呕吐症状的重要穴位。

妊娠呕吐

妊娠早期出现恶心呕吐，头晕倦怠，甚至食入即吐者，称为“恶阻”。亦称为“子病”“阻病”。正如《胎产心法》云：“恶阻者，谓有胎气，恶心阻其饮食也。”若妊娠早期仅有恶心择食、头晕，或晨起偶有呕吐者，为早孕反应，不属病态，一般3个月后逐渐消失。妊娠呕吐主要由于冲气上逆，胃失和降所致，其证要点与前相同，唯限孕妇，为妊娠至中焦气机阻滞，甚至逆乱所致。故除取穴内关外，还要配用八会穴之腑会，胃之募穴中脘。中脘居前正中线上，脐上4寸，在脐与胸剑联合连线的中点处，穴居胃脘中部，故名中脘。病在中焦，取之中脘，为局部取穴法，与循经所取之内关相配，为远近配穴治疗胃脘部症状的经典组合，有和胃健脾、降逆利水之功效。

粉丝体验

@kyna1917389183： 有次不得不坐汽车回家，一路掐内关，左手掐酸了，就换右手。三个小时，除了一开始有点难受外，后面的路程都是顺顺利利的。

@程氏针灸_程凯 中医认为，晕车的发生多与先天禀赋不足或后天失养、体质虚弱有关。乘车时，应尽量选择靠窗、空气流通的位置，且与行驶方向一致。另外，乘车前不要吃过饱或油腻食物。

@思雯姨妈： 程博士您好！请问孕妇头疼并呕吐有什么穴位可以帮助缓解吗?

@程氏针灸_程凯 内关止吐，孕妇轻点，晕车晕船亦有效。

@思雯姨妈： 症状缓解了，在此感谢程博士指点。内关止吐。准妈妈们，如果有头疼伴有呕吐可以试试自己按一按内关，具体位置我查到的是手臂内侧腕横纹上2寸，有需要的准妈妈可以自己在网上查查穴位说明跟位置图供参考！再次感谢程博士！

@程氏针灸_程凯 情志失和，气机阻滞而致肺气上逆，胃气上逆以及气滞经络，气滞血瘀等引起的胸痛、胁痛、胃痛、心痛、结胸、反胃、胸脘满闷病症亦属本穴主治范围。

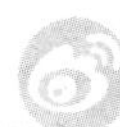

穴药来帮忙——穴位速记口诀

中暑伤湿，**外关**解表，**内关**安内，**风池**加倍。

+关注

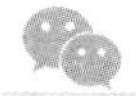

@程氏针灸_程凯 上海真是潮湿闷热，一边扎针一边大汗淋漓，坚持到中午时几乎虚脱，头胀痛难忍，还恶心欲吐，赶快让医生重点风池、内关，休息半小时，迅速缓解，还好没耽误下午出诊，及时治疗穴位也救急。

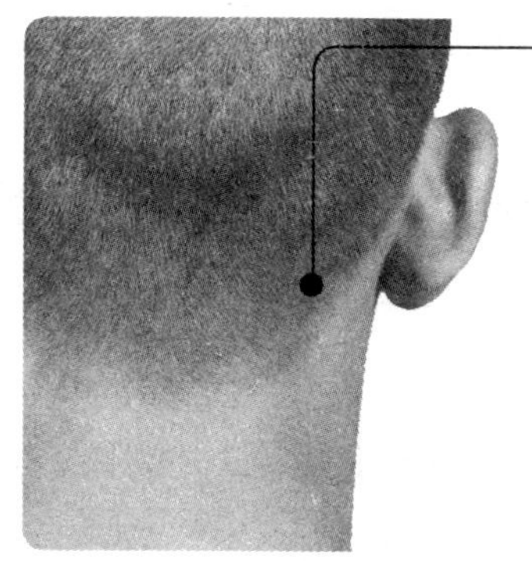

风池

快速取穴：坐位，在头部，枕骨下斜方肌与胸锁乳突肌之间的凹陷中，约平风府，按压有酸胀感。

主治：感冒、鼻塞、头痛、目赤肿痛、鼻渊、鼻衄、颈项强痛、肩痛不举、头晕、目眩、脑卒中偏瘫、癫痫。

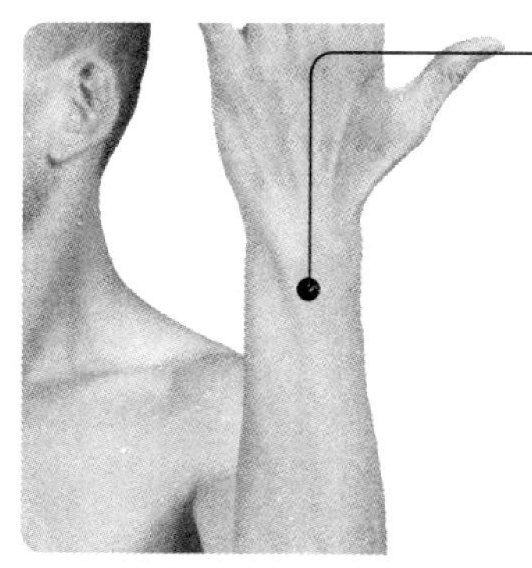

外关

快速取穴：抬臂，从腕背横纹中点直上量约2横指处，在前臂尺骨与桡骨间隙中点，与内关相对，用力按压有酸胀感。

主治：感冒、头痛、目赤肿痛、耳鸣、耳聋、胁肋痛、上肢痹痛、急性腰扭伤、落枕、脑血管疾病后遗症、高血压。

程博士——分症解读

暑热伤湿，大汗淋漓导致体内水液运化失常而形成湿浊，阻碍气机与清阳，或劳倦过度，运化之机不健，水谷停滞，胃气上逆，而致呕吐。典型症状包括大汗淋漓，头重而痛，胸闷纳呆（纳为受纳，呆为呆板，形容消化功能受阻，失于运化的症状表现），脘痞（脘为胃脘，痞为忽聚忽散的气结，形容胃脘部气机阻滞不畅的症状表现），恶心，便稀等。其证要点为“亦暑亦湿，亦内亦外”，暑热伤人，上蒸于头，故头晕头痛；暑热内蒸，迫津外泄，则大汗淋漓，暑为阳邪，伤人最速，故突然发病，且多身热，甚至壮热，这些症状均在外；湿性重浊，故感觉头重如裹；湿阻中焦，运化失司，故烦闷、恶心、呕吐，这些症状均在内。

外关，三焦经络穴，为八脉交会穴，通于阳维脉。三焦经行气利水，阳维其病多外感，故外关功擅解表清热，行气利水，与内关相配，一治内一治外，内外相应，表里同治。

症状重者，还可以加点风池。风池，为足少阳胆经的重要穴位，少阳经为气血转输之经，而池的本义为护城河，既散外风，又祛内风，为内外交通之穴。其穴位于胸锁乳突肌与斜方肌上端之间的凹陷中，与耳垂下缘基本平行。

粉丝体验

@地天泰2011： 今天没时间午休，下午偏头疼，同时感到恶心反胃，按@程氏针灸_程凯教的方法，同时点按内关和外关，很快打了一个嗝，觉得舒服多了，谢谢。

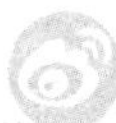

@程氏针灸_程凯 内关胃心胸，外关头颈痛，都让你赶上啦，两穴同按用得不错哟！内关透外关，交通气血，调补阴阳，故病可愈。外关（腕背横纹上2寸，尺骨与桡骨正中间）为手少阳三焦经络穴，八脉交会穴，通于阳维脉，清热解表，通经活络。

附：临床常见饮食停积和肝气犯胃所致呕吐

饮食停积

消食化滞，和胃降逆，中脘下脘，再加三里

因食滞停积，脾胃运化失常，中焦气机受阻，食滞于内，浊气上逆，故呕。典型症状包括呕吐腐酸、脘腹胀满、嗳气厌食等，其证要点为“食

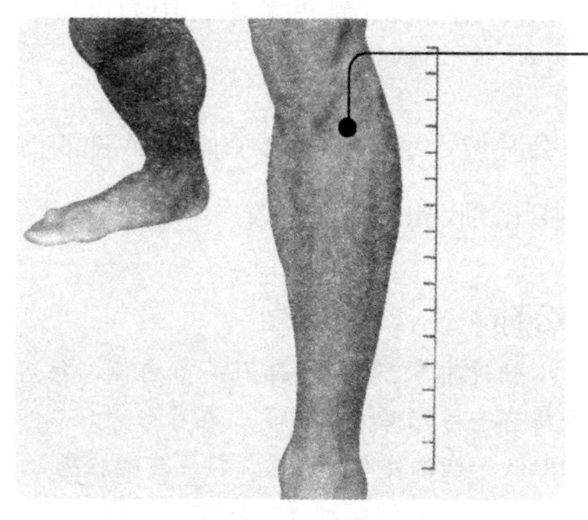

足三里

快速取穴：坐位屈膝，取犊鼻，自犊鼻向下量4横指处（即3寸），按压有酸胀感。

主治：胃痛、呕吐、消化不良、腹胀、肠鸣、泄泻、痢疾、便秘、乳痈、虚劳羸瘦、咳嗽气喘、心悸气短、乏力、头晕失眠、癫狂、膝关节疼痛、脑卒中偏瘫。

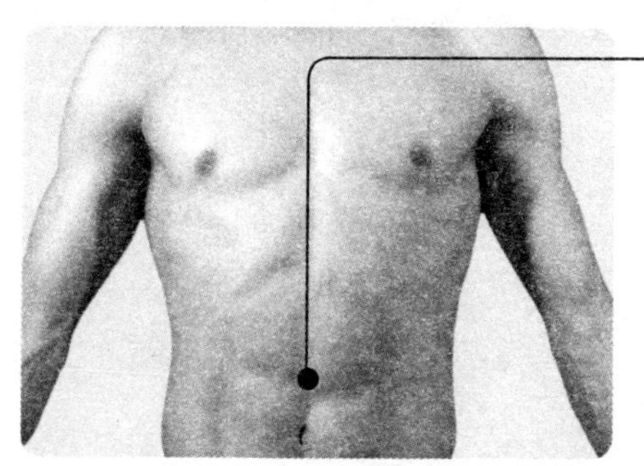

下脘

快速取穴：取仰卧位，在上腹部，将神阙与胸剑结合点连线进行4等分，在连线的下1/4与3/4交点处。

主治：胃脘痛、腹胀、食谷不化、肠鸣、泄泻、呕吐、呃逆、胃下垂、痞块、虚肿、尿血。

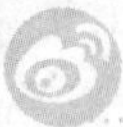

滞”，或饮食过多，或食生冷油腻，使食物在胃脘停滞不化，胃下不降而上逆为呕，治以消食化滞，和胃降逆。

足三里（犊鼻穴下3寸，胫骨前嵴外1横指处）是足阳明胃经合穴，功擅治疗胃脘部症状；中脘（前正中线上，脐上4寸，或脐与胸剑联合连线的中点处，见94页）是胃的募穴，两穴配伍，有和胃降逆的作用；而下脘（前正中线上，脐上2寸）位于胃脘下部，从解剖上看穴居胃底，泻之能通调胃气，行气化滞，促进食物的排空。食物既通，胃气一降，呕吐立止。

肝气犯胃

疏肝理气，和胃降逆，内关公孙，再加太冲。

肝气不舒，横逆犯胃，气机失于通降，因而呕吐。典型症状包括呕吐吞酸、嗳气频繁、胸胁胀痛、烦闷不舒等。其证要点为“气滞”，情志失调，至肝气横逆于胃，胃气受滞不降，反而上逆为呕。治以疏肝理气，和胃降逆。

太冲为肝经原穴，位于足背，第1、2跖骨结合部之前凹陷中，用力点揉能制肝之横逆，有疏肝理气之功。

内关配公孙，是八脉交会穴配穴法，公孙位于足内侧，第1跖骨基底部的前下方，赤白肉际处，内关见前文描述，两穴共用共收和胃降逆之效。

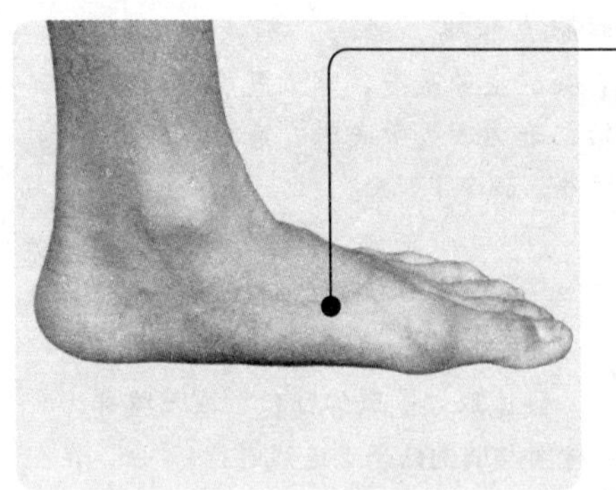

公孙

快速取穴：在第1跖趾关节内侧，往后用手推有一弓形骨（足弓），在弓形骨后端下缘可触及一凹陷处即是本穴，按压有酸胀感。

主治：胃脘痛、胃脘堵闷、腹痛、泄泻、便血、心痛、胸闷、月经不调。

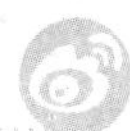

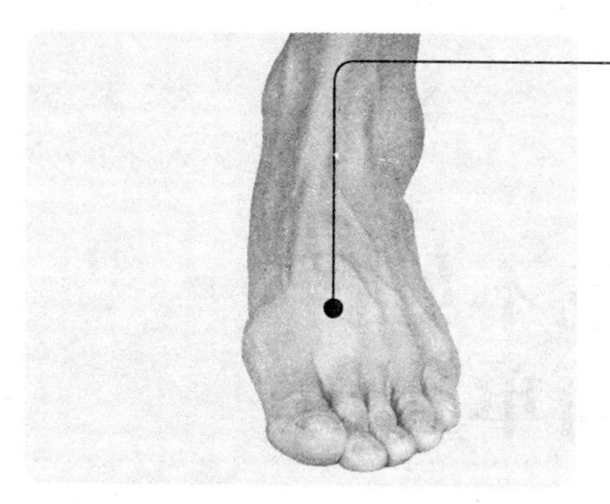

太冲

快速取穴：侧坐伸足或仰卧位，在足背，第1、2跖骨结合部前方凹陷中，可触及动脉搏动。

主治：脑血管疾病后遗症、疝气、遗尿、经闭、崩漏、月经不调、癫痫。

医道菩提

自从程氏针灸在上海建立了传承基地——上海大诚中医门诊，定期飞去上海就成了令我头疼的事情。不是怕辛苦劳累，只是因为晕机。

小时候一次小小的车祸意外，造成了轻度脑震荡，从此落下了苦命——只能开车当车夫，坐车就晕车，越是好车晕的越严重，坐飞机更是难受，改造动车时间上又不合适，于是只能从穴位上想办法。

内关，是必点的穴位。时间长了，我摸索出一些规律：一是上飞机前不能吃太多东西；二是提前半小时就要点揉刺激内关；三是准备一瓶带汽儿的水，起飞后胃中有气滞感时马上喝两口，有助打嗝，通畅中焦气机，恶心症状很快就会得到缓解。

经验之谈，不妨一试。

Part 8 拉肚子气色不好，不能简单止泻

肚子一疼，就得赶紧跑厕所，大便不成形，人也没个好气色，整天有气无力的没个精气神。

找穴药——急性找大横梁丘，寒湿找中脘气海，食伤找里内庭……

腹泻亦称“泄泻”，指排便次数增多，粪便稀薄，或泻出如水样。古人将大便溏薄稀软者称为“泄”，大便如水注者称为“泻”，两者又多并见，故合称泄泻。其病变主要在脾胃与大肠小肠，临床上根据发病情况及病程长短，可概分为急性泄泻和慢性泄泻两类。急性多因内伤饮食，外受寒湿，以致传导功能失调，或因夏秋季节感受湿热所引起。慢性多因脾肾不足，运化失常所致。

本病包括急慢性肠炎，消化不良，胰、肝、胆道疾病，内分泌紊乱，代谢障碍引起的腹泻，以及神经官能性腹泻等。

穴药来帮忙——穴位速记口诀

急性泄泻，经典四穴，**天枢大横**，**梁丘三里**；
寒湿泄泻，多用艾灸，**中脘气海**，温中利湿；
湿热泄泻，刺血重掐，清热利湿，**阴陵内庭**；
饮食所伤，加**里内庭**，经外奇穴，调中消导。

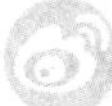

+关注 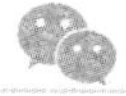

@程氏针灸_申莉丽： 腹泻常用穴位包括：天枢、足三里、梁丘等。要分寒热进行选择，寒证需要配合艾灸，热证则配合刺血。腹泻期间饮食要清淡，多饮热水，多休息。

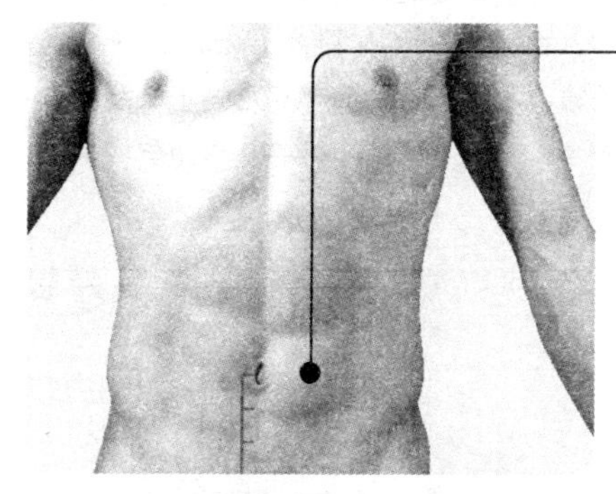

天枢

快速取穴：坐位或仰卧位，在腹部，横平脐中，前正中线旁开2寸，按之有酸胀感。

主治：腹胀肠鸣、绕脐痛、便秘、泄泻、痢疾、月经不调、癥瘕、痛经、经闭、肥胖、腰痛、胆囊炎、肝炎、肾炎。

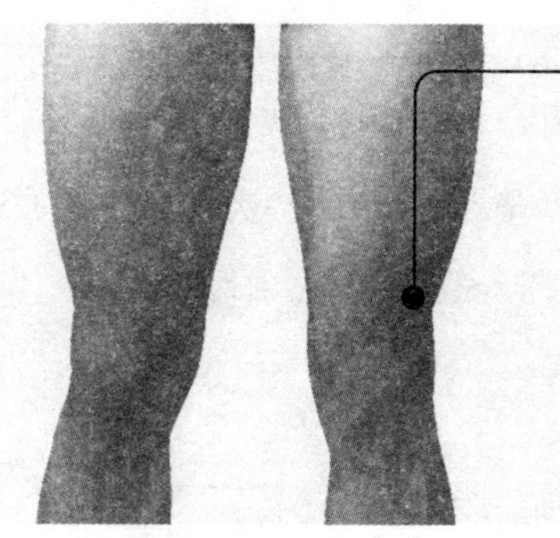

梁丘

快速取穴：屈膝，在大腿前面，髂前上棘与髌底外侧端连线上，髌底上约2横指处，按压有酸胀感。

主治：急性胃痛、腹泻、乳痈、痛经、膝关节肿痛、下肢不遂。

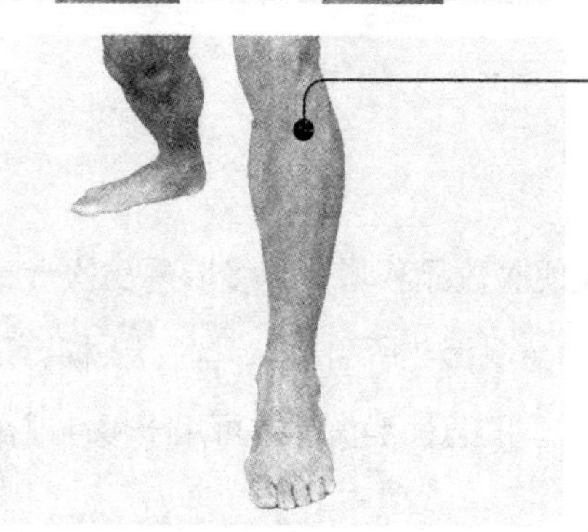

足三里

快速取穴：坐位屈膝，取犊鼻，自犊鼻向下量4横指处（即3寸），按压有酸胀感。

主治：胃痛、呕吐、消化不良、腹胀、胀鸣、泄泻、痢疾、便秘、乳痈、虚劳羸瘦、咳嗽气喘、心悸气短、乏力、头晕失眠、癫狂、膝关节疼痛、脑卒中偏瘫。

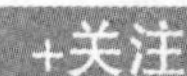

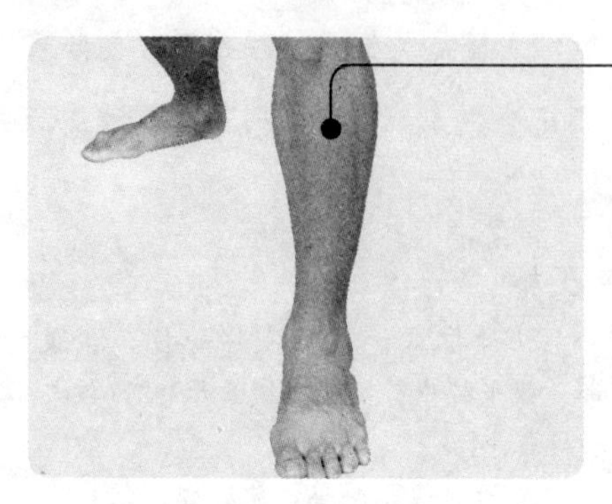

上巨虚

快速取穴：坐位屈膝，从足三里向下量4横指（即3寸），在胫、腓骨之间可触及一凹陷处即是本穴。

主治：肠鸣、腹痛、泄泻、便秘、肠痈、消化不良、面部痤疮、下肢痿痹、脚气、膝关节肿痛、脑血管疾病后遗症。

+关注
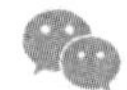

@程氏针灸_申莉丽： 灸“梁丘”穴止腹痛、腹泻，有意想不到的疗效。昨晚不知是吃月饼还是葡萄的原因，夜里突然腹泻，5分钟一次，随即吃了3片盐酸小檗碱，十几分钟后变成水样便。找了一根艾条，左右两个梁丘穴各灸了10分钟，到今天为止，没有再腹痛、腹泻。

程博士——分症解读

急性泄泻，发病势急，病程多短，大便次数显著增多，多因内伤饮食，外受寒湿，以致传导功能失调，或因夏秋季节感受湿热所引起。天枢、大横、足三里、梁丘四穴组成经典处方，适用于各种类型的急性泄泻，亦可用于慢性泄泻的保健治疗。

天枢为足阳明胃经穴，穴居腹部脐旁2寸，又为大肠募穴，乃大肠精气输注之处，取之以调整大肠传导功能；大横为足太阴脾经穴，穴居腹部，脐旁4寸，

 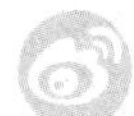

与天枢相配，一主升清，一主降浊，协调脾胃，调和阴阳；足三里为足阳明胃经合穴，是治疗一切消化系统疾病的要穴，泄泻时足三里穴或上巨虚穴之间多有明显压痛，寻之点揉，以压痛点为主要刺激点；梁丘为足阳明胃经郄穴，擅长理气止痛，急性泄泻时多伴有腹中气机失常，肠道痉挛而引发的剧烈绞痛，故配此穴。

寒湿泄泻

典型症状有泄泻清稀、腹痛肠鸣、身寒喜温、口不渴等。其证要点为“便质清稀”，为寒湿侵及肠胃，脾胃升降失司，清浊不分，并走大肠，致肠鸣泄泻而清稀；胃肠气机障碍，故腹痛；寒湿为阴邪，易伤阳气，阳气受遏，则身寒喜温，口不渴。此时当在基础止泻方上加灸中脘、气海，以温中散寒，调气除湿。

中脘，位于前正中线上，脐上4寸，当脐与胸剑联合连线的中点处，为六腑精气汇聚之处，又为胃之募穴，穴下应胃；气海位于前正中线上，脐下1.5寸处，穴下应肠。寒湿证当用补法，艾灸有祛寒温阳之效，故用灸法以补益脾阳，祛寒利湿而止泻。

湿热泄泻

典型症状有腹痛即泻，泻下黄糜热臭，肛门灼热，小便短赤，或兼身热口渴等。其证要点为“泻下热臭”，为湿热伤及肠胃，致传化失常，发生泄泻，热在肠中，故泻下黄糜热臭，且肛门灼热；小肠蕴热则小便短赤。此时当在基础止泻方上加阴陵泉刺血拔罐，重掐内庭。

阴陵泉，位于膝关节内下方，胫骨内侧髁下方凹陷处，为足太阴脾经合穴，功擅健脾利水；内庭，位于足背第2、3趾间缝纹端（见59页），为足阳明胃经荥穴，功擅清泻胃热。湿热证当用泻法，强刺激为泻，故可用刺血拔罐或用力掐按的方法，清利湿热而止泻。

饮食所伤

典型症状有腹痛肠鸣，泻下粪便臭如败卵，泻后痛减，脘腹痞满，嗳气不欲食等。其证要点为“便臭且泻后痛减”，由于食阻肠胃，胃失和降，传化失常，故脘腹痞满，腹痛肠鸣；食物不能消化而腐败，故泻下臭如败卵（坏了，发臭的鸡蛋），嗳气不食；泻后浊气得出，故腹痛得减。此时当在基础止泻方上加经外奇穴里内庭。

里内庭，位于足底，当足掌面第2与第3趾的夹缝之中，与足阳明胃经内庭穴相对，俯卧或仰卧取之。此穴功擅消食导滞，可掐之或刺血。

粉丝体验

@日行一善001： #体验#神奇的天枢穴和大横穴。家里奶奶便溏，针刺天枢穴和大横穴，大便开始成形；大姑便秘，同样是针刺天枢穴和大横穴，头天晚上扎，第二天早上即排便，双向调节，真是神奇。

@程氏针灸_程凯 穴位的良性双向调节作用，又如内关既可降压又可升压。大横，大，穴内气血作用的区域范围大也；横，穴内气血运动的方式为横向传输也。功在转运脾经水湿，治疗泄泻、腹痛、便秘等。天枢，大肠之募穴，功在调中和胃，理气健脾，治疗腹泻、便秘、痛经等。

穴药来帮忙——穴位速记口诀

慢性泄泻，艾灸**神阙**，**脾俞肾俞**，健脾温肾；

脾阳不运，**神阙**隔姜，脾肾阳虚，**神阙**隔盐。

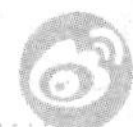

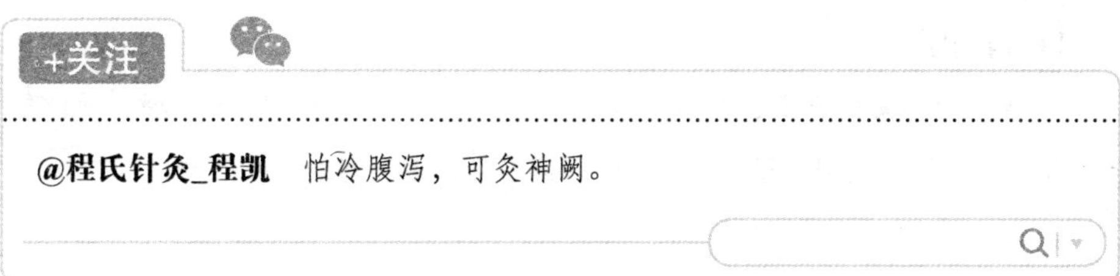

+关注

@程氏针灸_程凯 怕冷腹泻，可灸神阙。

+关注

@大诚中医官方微博： #趣谈穴位#神，尊也，长也，指父母或先天；阙，牌坊也。神阙指先天留下的标记。人出生脐带被切断，与先天联系也被切断，只留下一个标志。经络是人体的调控系统，最早的经络汇聚于神阙，通过脐带接受母体的调控，因此也可把神阙理解为先天经络系统的核心位置及先、后天经络相沟通的特殊标记。

程博士——分症解读

慢性泄泻，发病势缓，病程较长，脾肾不足，运化失常，多由急性泄泻演变而来，便泻次数较少。

神阙，位于脐窝正中，主治腹痛、肠鸣、中风脱证、脱肛、泄泻不止等。脐又有“命蒂”之称，它是胎儿从母体吸收营养的途径，向内连着人身的真气真阳，又有冲、任、带脉通过，联系五脏六腑，可以通过刺激神阙调整全身。而腹部为“五脏六腑之宫城，阴阳气血之发源”，肝、脾、胃、肾四经都经过腹部，神阙居于腹部中央，上应后天脾胃，下应先天肝肾，可通和上下，分理阴阳，充实五脏，使诸邪自出。所以，艾灸神阙可用于各种类型的慢性泄泻。

脾虚泄泻

典型症状为大便溏薄，甚而完谷不化、不思饮食、食后脘闷不舒、面色萎黄、神疲倦怠等。如果症见受凉即泻、腹痛隐隐，则为脾阳不运之象。

肾虚泄泻

典型症状为每于黎明之前，脐下作痛，肠鸣即泻，泻后则安，腹部畏寒，有时作胀。黎明之时，自然界阳气升发，人体当顺应自然，但如果肾阳不足，诸阳则无根难升，使人体阳气升发受阻而发为腹痛腹泻，又称为五更泻，为肾阳不足、脾肾阳虚所引起。

中医认为脐腹属脾，故艾灸神阙穴（脐正中）可治疗脾阳不振引起的腹泻、四肢发凉等，可在脐上加硬币大小，约1厘米厚度的生姜片（上用针扎若干针眼儿，以助热力渗透），再于姜上加灸，称为隔姜灸，借助生姜温中散寒、入脾胃之性，加强温补脾阳的作用。如遇脾肾阳虚之五更泻，则可在脐中撒满粗盐粒，称为隔盐灸，盐味咸入肾，借盐性加强温补肾阳之功。

此外，还可艾灸脾俞和肾俞，加强健脾温肾作用。脾俞、肾俞均为足太阳膀胱经穴，位于背部膀胱经第1侧线上，即脊正中线旁开1.5寸。脾俞平第11胸椎棘突下，肾俞平第2腰椎棘突下。两穴分别是脾和肾的背俞穴，是脾和肾的脏腑之气输注的特殊穴位，艾灸两穴可振奋脾阳，温补肾阳，可根据情况配合用之。

当然，神阙、脾俞、肾俞诸穴，不用艾灸，用手摩热亦可，但效果不如艾灸明显及持久，所以摩热法更需长时间坚持。

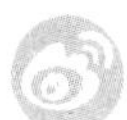

粉丝体验

@winnieqiqi@程氏针灸_程凯： 家母下午带宝宝出门，受风，晚饭又吃得凉了一点。7点开始上吐下泻，浑身发凉，出冷汗，腹痛。可以灸哪里排出风邪？

@程氏针灸_程凯 神阙。六淫之邪，皆能使人发生泄泻，如《杂病源流犀烛·泄泻源流》说：“是泄虽有风、寒、热、虚之不同，要未有不源于湿者也。”受风，邪气侵袭皮毛肺卫，从表入里，又兼吃凉，使脾胃升降失司，直接损伤脾胃，导致运化失常，清浊不分，引起泄泻。

@winnieqiqi： 回复@程氏针灸_程凯：老人家灸了20分钟左右，肚脐周围一片水，真快！谢谢程老师！

@程氏针灸_程凯 神阙温脾阳。通过灸热入里，使湿从汗出，腹泻自止。

@莫其芊： 程老师好呀，按照您在电视上说的，我天天坚持揉肚子，效果还不错，便便更正常了，就是有时候会出现溏便，不知道是不是应该注意些啥呢？我每天顺逆一百下呢。

@程氏针灸_程凯 坚持吧，虽然还有点脾虚，可以配合温灸神阙和足三里。脾虚典型症状为大便溏薄，甚而完谷不化，不思饮食，食后脘闷不舒，面色萎黄。

@plaplaa： #提问#请问程医生，神阙穴是不是一定要隔物灸？如用艾灸盒的话直接对着神阙能灸吗？

@程氏针灸_程凯 神阙可用艾灸盒灸，如受凉易胃痛、腹泻，可用硬币厚度大小鲜姜片扎几小孔置脐上，然后再灸，称隔姜灸，取姜温中之性，可温补脾阳。如下腹怕冷、痛经或早泄可隔盐灸，取盐味咸入肾之性，以温补肾阳。两法均可把艾炷直接置于其上灸之。

医道菩提

一个患有慢性腹泻的小伙子，前来看诊，自述每日早上醒来第一时间就要冲到厕所，一泻如注，出差在外住酒店时，一定要选择卫生间离床最近的房间，不然来不及。现年过三十，竟然出现了早泄的毛病，遂来求诊。

仔细询问病史过程，原来小伙子是国外一家著名啤酒品牌的区域销售经理，每天的工作就是陪着客户喝冰镇啤酒，要知道啤酒性凉，久饮易损脾阳，导致腹泻。而脾为气血生化之源、后天之本，脾阳受损日久，必损肾阳，致每日晨起定时腹泻。由脾阳虚的腹泻，逐渐发展为脾阳肾虚的五更泄，进而出现了早泄症状。

了解了发病过程，治疗方案马上就明确了：首先嘱其调整工作方式，喝水也以温水为主；其次嘱其每日艾灸神阙，并且隔姜灸、隔盐灸交替操作，所谓大灸

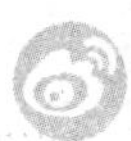

的意思，就是每次灸量要大，灸的时间要长，以加强疗效；最后，嘱其家人灸其背部膀胱经上的脾俞、肾俞，以辅助治疗。

一个月后，小伙子诸症皆除，据说为了身体，把工作都换了。

艾灸神阙，可祛风散寒，温补脾肾，可治脾阳肾阳不足之慢性腹泻。但同时，神阙也是容易受风邪侵袭之所，中国有夏天给小儿穿肚兜儿的民俗，就是怕孩子受凉腹泻。

在现代针灸治疗时，患者多仰卧体位治疗，腹部亦是主要治疗区域，所以神阙多暴露。对于有脾肾虚寒问题的患者，此时正好在神阙穴上用灸，而对于没有此类问题的患者，神阙不灸却也不应暴露，有经验、细心的医生多会在神阙上盖一张纸巾或腹部加一TDP神灯，以取防风之效。

Part 9 便秘，身体难受心情差

好几天都不大便一次，要不就像是没排干净似的，感觉一点都不畅快。

找穴药——热秘商阳厉兑，气秘太冲支沟，虚秘三里气海，冷秘神阙腰骶……

便秘是指粪便在肠内滞留过久，排便周期延长；或便质干硬，排出艰难；或虽有便意但便而不畅的病症。根据病因病机的特点不同，本病可分为偏实、偏虚两类。

偏实证：如属燥热内结者，多见身热，烦渴，口臭，肛门灼热感，称热秘；如属气机瘀滞者，多见腹胀或腹痛，嗳气频作，饮食减少，称气秘。

偏虚证：如属气血虚弱者，多见面色无华，头晕，心悸，神疲气怯，称虚秘；如属阴寒凝结者，多见腹中冷痛，喜热畏寒，称冷秘。

热、气、虚、冷四字，即为四证各自的诊断要点。

本节介绍的方法主要用于西医学的功能性便秘，其他原因引起的便秘亦可参考辨证治疗。

穴药来帮忙——穴位速记口诀

热秘刺血，**商阳厉兑**；气秘点揉，**太冲支沟**；
虚秘常摩，**三里气海**；冷秘艾灸，**神阙腰骶**；
天枢大横，**腹结水道**，左侧为重，摩腹有益。

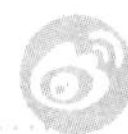

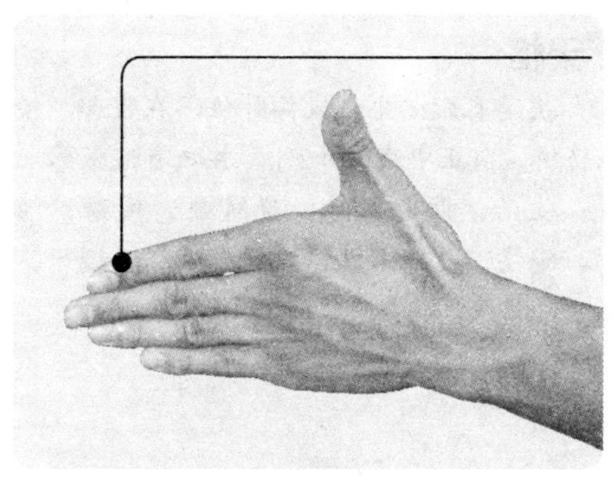

商阳

快速取穴：坐位，伸指伏掌，沿食指指甲底部与桡侧缘两引线的交点处，距指甲角0.1寸，按压有痛感。

主治：咽喉肿痛、齿痛、牙痛、腮腺炎、高血压、热病、晕迷、食指端麻木、耳聋。

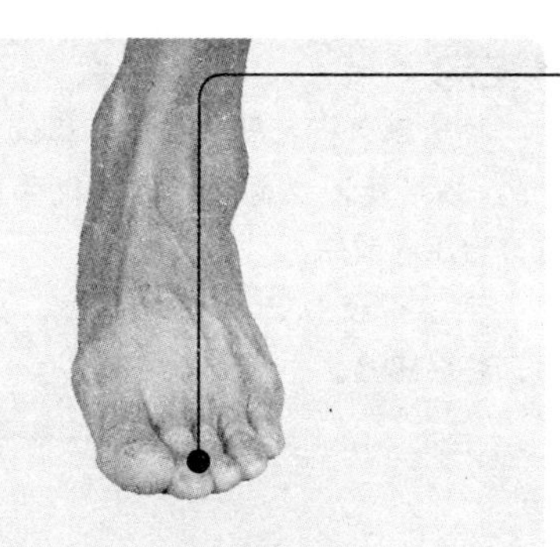

厉兑

快速取穴：正坐，在足第2趾外侧趾甲根角旁约0.1寸，按压有痛感。

主治：面肿、牙痛、鼻衄、咽喉肿痛、扁桃体炎、多梦、癫狂、癔症、热病、休克、下肢麻痹、足背肿痛。

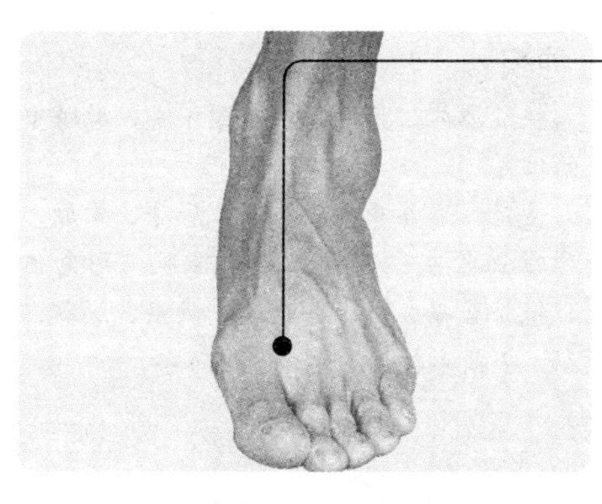

太冲

快速取穴：侧坐伸足或仰卧位，在足背，第1、2跖骨间，跖骨底结合部前方凹陷中，可触及动脉搏动。

主治：脑血管疾病后遗症、疝气、遗尿、经闭、崩漏、月经不调、癫痫。

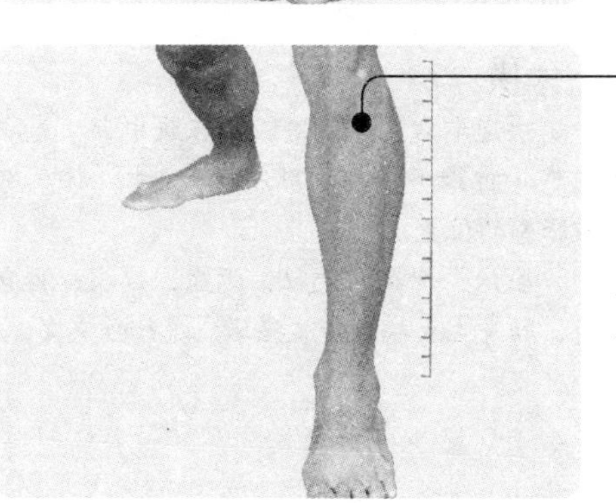

足三里

快速取穴：坐位屈膝，取犊鼻，自犊鼻向下量4横指处（即3寸），按压有酸胀感。

主治：胃痛、呕吐、消化不良、腹胀、胀鸣、泄泻、痢疾、便秘、乳痈、虚劳羸瘦、咳嗽气喘、心悸气短、乏力、头晕失眠、癫狂、膝关节疼痛、脑卒中偏瘫。

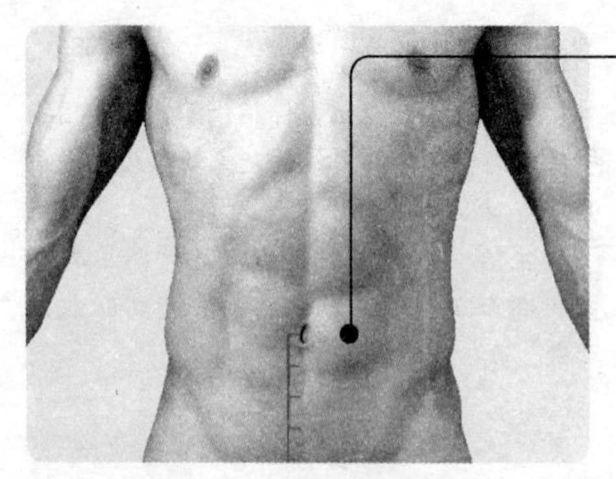

天枢

快速取穴：坐位或仰卧位，在腹部，横平脐中，前正中线旁开2寸，按之有酸胀感。

主治：腹胀肠鸣、绕脐痛、便秘、泄泻、痢疾、月经不调、癥瘕、痛经、经闭、肥胖、腰痛、胆囊炎、肝炎、肾炎。

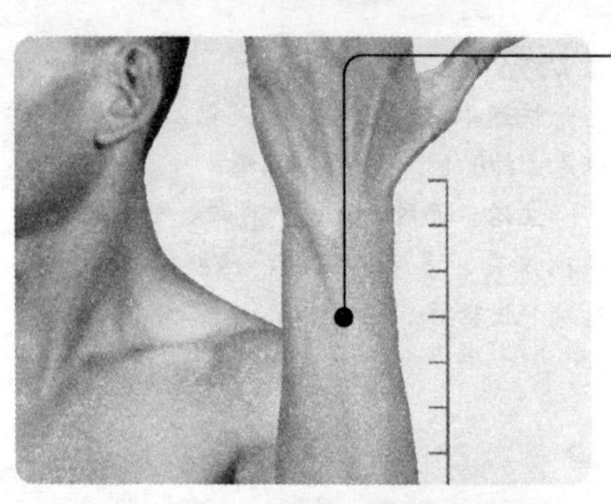

支沟

快速取穴：抬臂，从腕背横纹中点直上量约4横指处，在前臂尺骨与桡骨正中间，用力按压有酸胀感。

主治：便秘、耳鸣、耳聋、热病、瘰疬、胁肋疼痛。

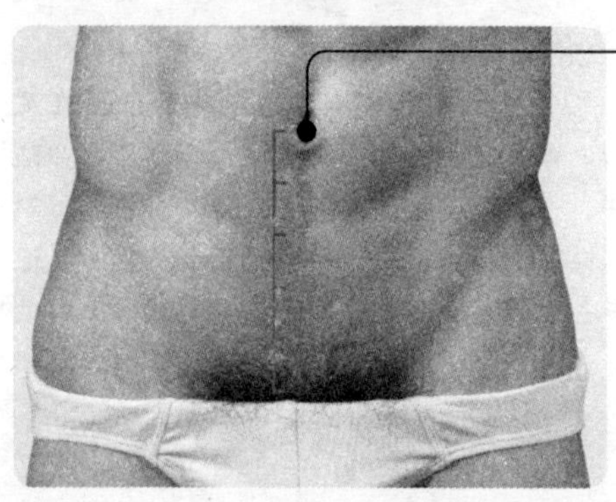

神阙

快速取穴：仰卧位，在腹中部，肚脐中央的位置。

主治：脑卒中虚脱、四肢厥冷、晕厥、急性脑血管病、痛风、小儿惊风、形惫体乏、绕脐腹痛、腹胀、腹泻、痢疾、脱肛、便秘、小便不禁、五淋、女性不孕。

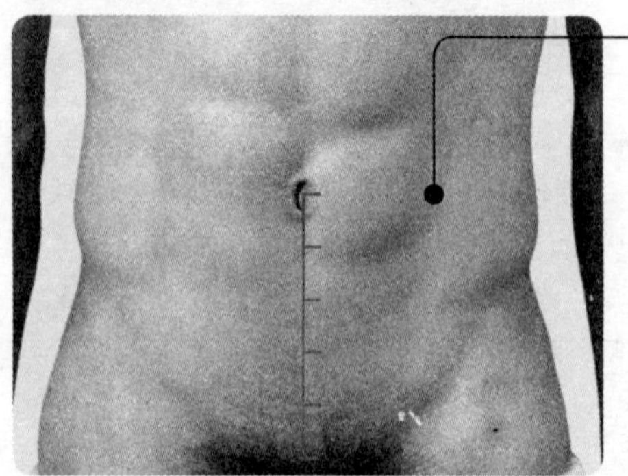

大横

快速取穴：取仰卧位，在腹中部，先取肚脐（神阙），再从肚脐旁开4寸，按压有酸胀感的位置。

主治：泄泻、便秘、腹痛、痢疾、肠麻痹、肠寄生虫病、四肢痉挛、流行性感冒。

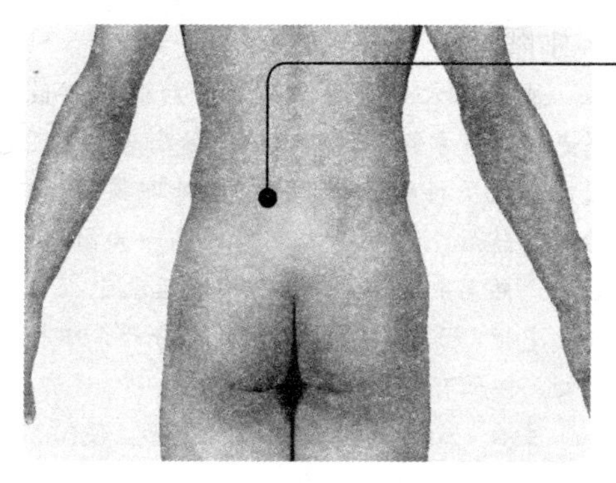

大肠俞

快速取穴：坐位，两髂前上棘最高点的水平连线与脊柱相交所在的椎体为第4腰椎，第4腰椎棘突下旁开1.5寸即是本穴，按压有酸胀感。

主治：腹胀、泄泻、痢疾、便秘、痔疮出血、脚气、腰痛、坐骨神经痛。

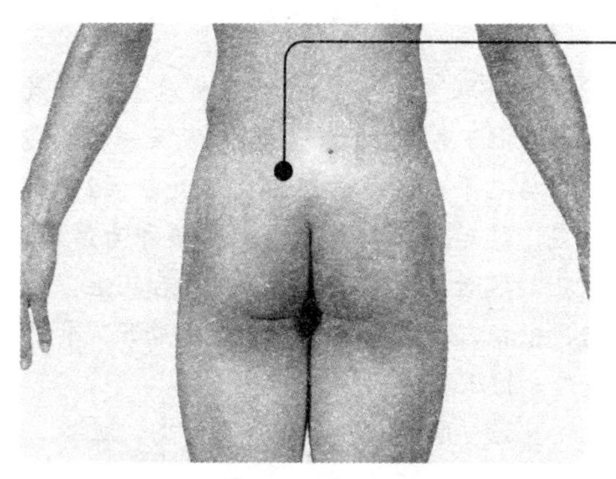

小肠俞

快速取穴：坐位，从骨盆后面髂嵴最高点向内下方骶角两侧循摸可触及一高骨突起，与之平行的髂骨正中突起处即第2骶椎棘突，向上数1个椎体，引一垂线，再从肩胛骨内侧缘引一垂线，两条垂线之间距离的中点处，按压有酸胀感。

主治：腰骶痛、小腹胀痛、小便不利、遗尿、遗精、白带、疝气、痔疮、消渴。

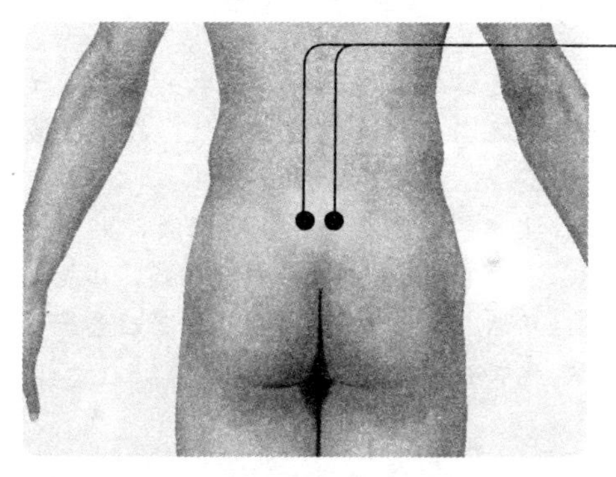

上髎

快速取穴：坐位，从骨盆后面髁嵴最高点向内下方骶角两侧循摸可触及一高骨突起，与之平行的髂骨正中突起处即第1骶椎棘突，向下数1椎体即第2骶椎棘突，髂后上棘与其之间的凹陷即为第2骶后孔，然后把无名指按在第2骶后孔上，食指、中指、无名指、小指等距离分开，小指尖处，按压有酸胀感。

主治：腰骶痛、小腹痛、小病不利、带下。

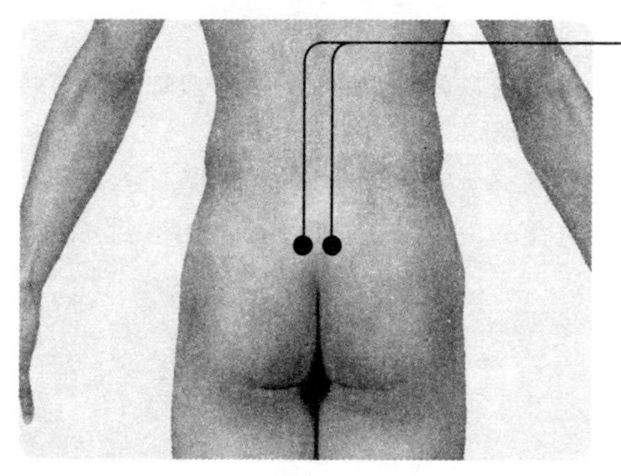

次髎

快速取穴：坐位，从骨盆后面髂嵴最高点向内下方骶角两侧循摸可触及一高骨突起，与之平行的髂骨正中突起处即为第2骶椎棘突，髂后上棘与其之间的凹陷处即为第2骶后孔，按压有酸胀感。

主治：遗精、阳痿、小便不利、月经不调、痛经、带下、腰骶痛、下肢痿痹、疝气、外阴湿疹。

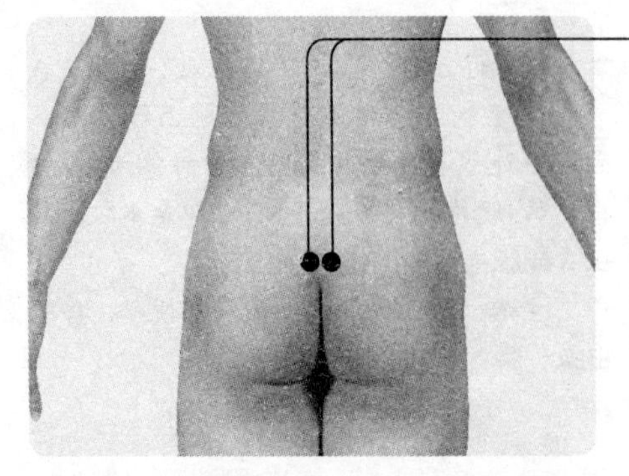

中髎

快速取穴：坐位，从骨盆后面髂嵴最高点向内下方骶角两侧循摸可触及一高骨突起，与之平行的髂骨正中突起处即第2骶椎棘突，髂后上棘与其之间的凹陷即为第2骶后孔，然后把无名指按在第2骶后孔上，食指、中指、无名指、小指等距离分开，中指尖处，按压有酸胀感。

主治：月经不调、带下、小便不利、便秘。

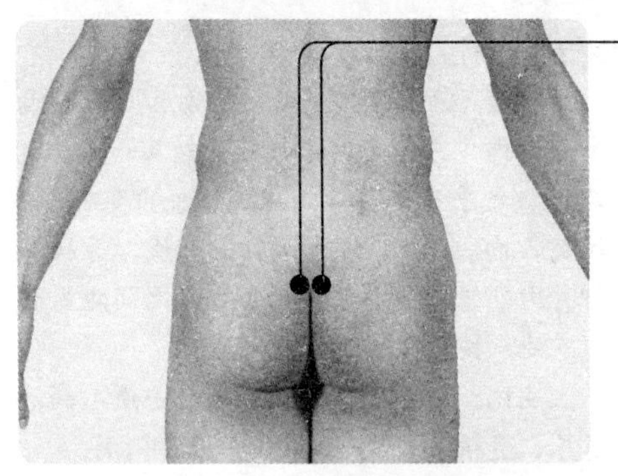

下髎

快速取穴：坐位，从骨盆后面髂嵴最高点向内下方骶角两侧循摸可触及一高骨突起，与之平行的髂骨正中突起处即第2骶椎棘突，髂后上棘与其之间的凹陷即为第2骶后孔，然后把无名指按在第2骶后孔上，食指、中指、无名指、小指等距离分开，食指尖处，按压有酸胀感。

主治：腰骶痛、小腹痛、肠鸣、泄泻。

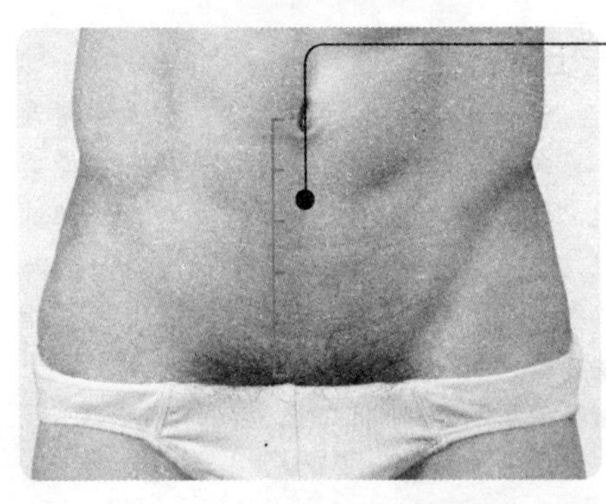

气海

快速取穴：仰卧位，先取关元穴，气海在关元与肚脐连线的中点处，按压有酸胀感。

主治：绕脐腹痛、脘腹胀满、大便不通、小便不利、遗尿、遗精、阳痿、疝气、月经不调、痛经、崩漏、带下、产后恶露不止、胞衣不下、四肢乏力。

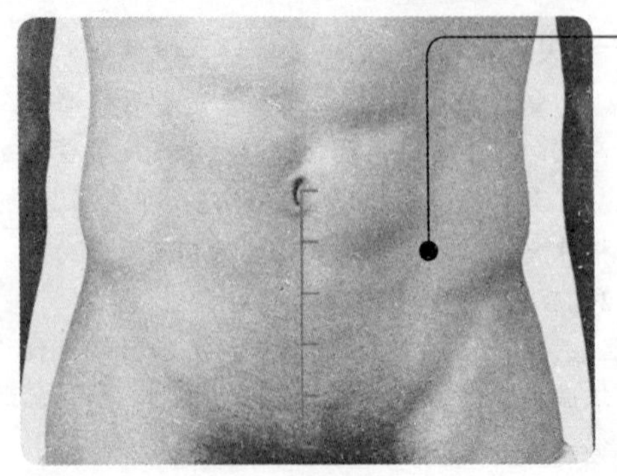

腹结

快速取穴：仰卧位，在下腹部，前正中线旁开4寸，大横下1.3寸。

主治：蛔虫症、绕脐腹痛、泄泻、痢疾、便秘、疝气、支气管炎、阳痿、脚气。

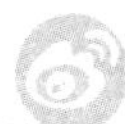

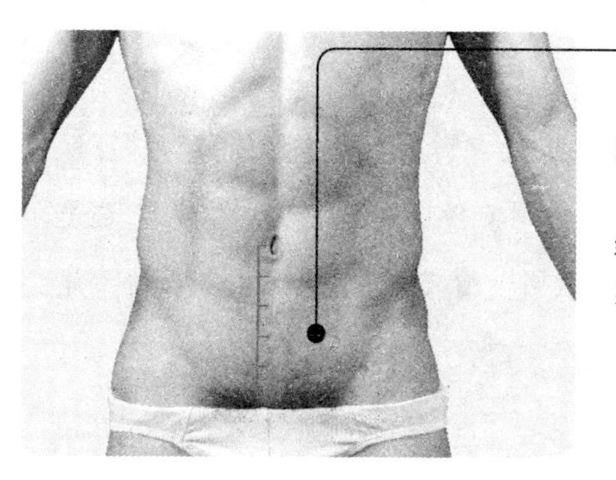

水道

快速取穴：仰卧位，在下腹部，脐中下3寸，前正中线旁开2寸，按压有酸胀感。

主治：小腹胀满、腹水、小便不利、痛经、不孕、疝气、脱肛、便秘、子宫病、卵巢炎、脊髓炎。

+关注

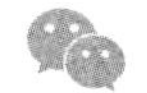

@程氏针灸_程凯 热秘清热通肠，取手阳明大肠经和足阳明胃经井穴商阳、厉兑刺血；气秘顺气导滞，取手少阳三焦经支沟和足厥阴肝经太冲，三焦行气，肝主疏泄；虚秘补益气血，经常热摩刺激足三里、气海；冷秘温腑通便，常灸腹部神阙，兼顾腰骶部大、小肠俞与八髎。各型便秘均可加天枢、大横、腹结、水道等腹部穴，按解剖以左侧为重，故平时多摩左腹有益。

+关注

@程氏针灸_程凯 【要美丽不要便秘】便秘，是办公室一族和中老年人经常出现的问题，长期便秘，肤色会变得粗糙、黯淡。除了多吃含膳食纤维多的食物，多饮水，进行适当的锻炼外，还可每天揉按天枢、支沟，每穴2～3分钟，闲暇时间操作即可。天枢在肚脐正中旁开约2横指；支沟在前臂外侧正中线上，腕背横纹上约4横指处。

+关注

@程氏针灸_程凯 便秘、腹泻找天枢。大便有时很干，有时很稀？都可以试试点按或针刺天枢穴，既能止腹泻又能调便秘（位于脐旁2寸处）。这是天枢穴“神奇”的双向调节作用，即刺激同一腧穴，表现为两种相反的治疗作用，使失衡的状态趋于正常。

+关注

@程氏针灸_程凯 #穴位每日谈#支沟通大便。在前臂外侧两个骨头之间，背屈时的腕横纹与肘横纹连线的1/4处，有一个穴位，叫支沟。这个穴位，是手少阳三焦经的穴位，可以调节气血水液的运行，对于便秘的治疗效果特好。找到穴位后，以拇指垂直向下点按，一般按10～15分钟，直到有酸胀感为度。

程博士——分症解读

热秘

燥热内结大肠，可选手阳明大肠经和足阳明胃经的商阳和厉兑刺血，以泻胃肠积热。商阳，在手食指桡侧（靠近拇指这一侧）指甲根角处，为手阳明大肠经井穴；厉兑，在足第2趾外侧趾甲根角处，为足阳明胃经井穴。井穴刺血，可泻经脉郁热。

气秘

大肠气机阻滞，可选手少阳三焦经支沟和足厥阴肝经太冲以行气导滞。支沟，在腕背侧横纹上3寸，尺骨桡骨之间，功擅行气，为治疗气秘的经验穴；太

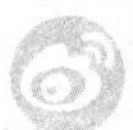

冲，在第1、2跖骨结合部之间凹陷中，为肝经原穴，肝主疏泄，该穴擅长理气。两穴共用，气秘可通。

虚秘

气虚，肠道失于温煦推动；血虚，肠道失于滋养润泽。可选足三里和气海，一重养血，一重补气，用轻柔持久的摩法刺激，以补益气血，润肠通便。足三里在膝关节外下，犊鼻穴下3寸，胫骨前嵴外旁开1横指处；气海，任脉穴，在脐中下1.5寸处。

冷秘

气血得温而行，遇寒则凝，艾灸温阳作用明显，可以腹部神阙为主，腰骶在八髎为重点，行以温阳通便之法。脐中为神阙，乃腹之前，八髎在腰骶，乃腹之后，前后同灸，共收温通之效。

诸秘，病变部位均在腹部大肠，而腹部的天枢、水道、大横、腹结，均有治疗便秘的作用，特别是天枢与大横，分属脾、胃两经，脾主升清，胃主降浊，两穴共用，可促进胃肠蠕动。

另外，从大肠的解剖位置上讲，当选左侧诸穴为宜，可多点揉辅助，不必分型。

当然，日常保健还可以用程氏三步摩腹法，可以刺激到腹部所有相关穴位，更便于经常操作，具体如下：

第一步：摩腹

双手掌心相对，用力搓动，直到能够感觉到手心明显发热为止，至少搓动1分钟以上。然后将发热的掌心紧贴于神阙上，使肚脐感受到温热刺激。然后快速顺时针摩动，范围要小，频率要快，只局限在肚脐周围，一只手操作累了，可以换另外一只手，坚持摩动3～5分钟，直至脐内发热并开始向四周放散为止。注意，是摩，而不是揉，摩只是掌心皮肤与肚脐周围皮肤的快速摩擦运动，而揉则需要有向下压的力量。所以说平时很多人做的都不是摩腹，而是揉肚子。

第二步：揉腹

由单手改双手，将双手掌重叠，以手掌心附着在肚脐上，稍用力向下按。以肚脐为中心，顺时针揉动，频率较前一步操作要慢一点，范围由小到大，直至整个腹部，至少5分钟。

第三步：晃腹

当整个腹部都有温热感或气血流动感时，就可以开始本节的操作了。

姿势与前一步相同，仍然是两掌相叠，旋转摩动。所不同的是，当手掌移动到右侧腹部的时候，左侧手的四指稍弯曲，用力回拉，右侧手的掌根用力回推；当按摩到左侧的时候，右侧手的四手稍弯曲，用力回拉，左侧手的掌根用力向回推。如此反复，使腹部横向晃动起来。

动作应该缓慢、柔和，不求快，但求把动作做到位，大概每分钟按摩20次。

粉丝体验

@日行一善001： #体验#神奇的天枢穴和大横穴。家里奶奶便溏，针刺天枢穴和大横穴，大便开始成形；大姑便秘，同样是针刺天枢穴和大横穴，头天晚上扎第二天早上即排便，双向调节，真是神奇。

@程氏针灸_程凯 穴位的良性双向调节作用，又如内关既可降压又可升压。

@上海曹玉新： #体验#儿子大便时肛门痛，在商阳穴刺血后肛门有凉爽的感觉。

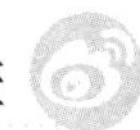

@程氏针灸_程凯 商阳，食指末端，大肠经井穴，可泻胃与大肠积热，如果有便秘或排便不爽、肛门灼痛等症状时可以刺血缓解。

@斜风细雨1971： #体验#感谢程博士：掐商阳穴和支沟穴真是很有用哦，以前最怕的就是上大号，没有半个小时出不来，现在只要有便意就蹲在厕所里掐穴位，十分钟轻松而归。

@程氏针灸_程凯 支沟疗便秘，商阳泻胃热。

@医者张露芬： 【天枢治便秘】便秘患者在大便时倘若用左手中指点压左侧天枢穴（位于肚脐左侧2寸处），至有明显酸胀感即按住不动，坚持1分钟左右，就会有便感；然后屏气，增加腹内压，一会儿即可顺利排便。

@程氏针灸_程凯 #便秘#左侧天枢、大横、水道等穴治疗便秘作用更佳。

医道菩提

为什么左侧的天枢、大横、水道等穴治疗便秘的作用更佳？

同样的问题，我曾在临床中问过祖父，祖父并没有直接回答我的问题，而是让我触诊便秘患者的腹部，几日一便的患者，腹部多可触摸到宿便形成的肠型，而以左侧腹部明显。要知道左侧正是降结肠和乙状结肠所在，如果在左侧腹部触摸到较为明显的肠型，则取左侧天枢、大横、腹结、水道等穴，针入遇肠即止，采用程氏三才针法中的震颤催气法，促进肠蠕动，大多针后即可便通。

对不会针刺的人来说，可以指代针，用力点按以上诸穴，并施以手指震颤法，亦有类似效果。

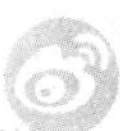

Part 10 血糖高不怕，降糖有高招

老公血糖偏高，有没有什么特效穴位既可以降糖还可以调理饮食？

找穴药——然谷、鱼际、内庭、关元……

糖尿病，中医称为消渴，是以多饮、多食、多尿、形体消瘦，或尿有甜味为特征的病症，病变脏腑主要在肺、胃、肾，又以肾为关键。临床上根据患者的症状不同，病变轻重程度不同，可分为上、中、下三消。

穴药来帮忙——穴位速记口诀

消渴为病，三多一少，上消多饮，中消多饥，下消多尿，
肺胃肾中，以肾为重，常点**然谷**，上消**鱼际**，中消**内庭**，
下消**关元**，随症加减。

+关注 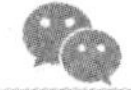

@程氏针灸_程凯　糖尿病是终身疾病，但是很多人可能不知道，在糖尿病发病前，有一个称之为“糖前期”的临界状态，它是通过糖耐量试验血糖异常升高者，但又没有达到糖尿病的诊断标准的一个状态，糖前期的患病率约为15%。糖前期，是唯一一个能够逆转，防止糖尿病发生的阶段，早期干预，才能防止糖尿病的发生。

+关注

@程氏针灸_程凯 根据统计，目前我国糖尿病的患病人数已经达到9240万，成为世界上糖尿病患者人数最多的国家。糖尿病是以慢性血葡萄糖水平增高为特征的代谢性疾病，是由于胰岛素分泌和（或）作用缺陷引起。中医称之为“消渴”，最典型的症状就是：多食、多饮、多尿，以及形体消瘦。

+关注

@程氏针灸_程凯 糖尿病知识@大诚中医官方微博 #糖尿病日#程氏针灸第三代传承人@王宏才博士 指出，糖尿病六大高危因素：1.遗传。2.出生时体重较轻。3.儿童期营养不良。4.精神长期紧张，压力大。5.肥胖，不锻炼。6.有抽烟、酗酒的不良嗜好。对照自己，你是糖尿病的高危人群吗?

+关注

@程氏针灸_程凯 穴位降糖：主穴是然谷。然谷是足少阴肾经的穴位，在足的内侧，先找到足内踝尖，在其前下可以摸到一块隆起的骨头，解剖学上叫做舟骨粗隆，这个粗隆的下方就是然谷了。还有足三里、肾俞和三阴交，以点揉为主，即先用力点下，使穴位局部出现酸胀感，再改点为揉，增强酸胀感，使之向四周放散为佳。

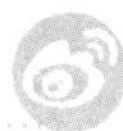

+关注

@程氏针灸_田素领： #足三角之然谷#然谷，足少阴肾经的荥穴，是肾经气血流经的部位。在《针灸甲乙经》中记载：“消渴，黄瘅，足一寒一热，舌纵烦满，然谷主之。”消渴，即糖尿病，也就是说然谷具有治疗糖尿病的作用，常常点按可降血糖。

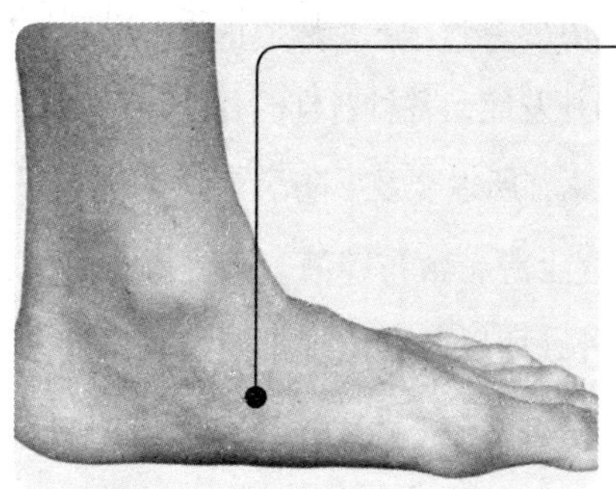

然谷

快速取穴：坐位或仰卧位，先找到内踝前下方较明显的骨性标志（舟骨），在舟骨粗隆前下方触及一凹陷处即是本穴，按压有酸胀感。

主治：阴挺、阴痒、月经不调、带下；膀胱炎、尿道炎、小儿脐风、口噤；遗精、阳痿、消渴、足背肿痛。

+关注

@程氏针灸_程凯 #穴位每日谈#现代生活质量是越来越好，“三高”常常被人们挂在嘴边。今天说说血糖高。晚上在家洗漱完毕后，坐在床上点按然谷，如图，拇指指端用力点按1～2分钟，重复3～5次，坚持就会有效果哦！

+关注

@程氏针灸_程凯 还有一些穴位可以配合降糖，明显改善“三多一少”症状。口渴——鱼际，多食——内庭，多尿——关元，随症加减穴位有：高血压——太冲，便秘——天枢，盗汗——阴郄，眼病——睛明，下肢麻木，感觉过敏——昆仑与太溪对按，皮肤瘙痒——曲池和血海。

程博士——分症解读

糖尿病是现代社会发病率很高的一种疾病，尤以中老年发病较多。“三多”和消瘦的程度，是判断病情轻重的重要标准。早期发现，坚持长期治疗，生活规律，重视饮食控制的患者，其预后较好，如若是儿童患本病，大多病情较重。糖尿病可怕的并不是糖尿病本身，而是由糖尿病引发的并发症，各种各样的并发症是影响病情、影响患者劳动力和危及患者生命的重要因素，所以要及早防治各种并发症。

上消，主要表现是口渴。肺主气，为水之上源，敷布津液。肺受燥热所伤，则津液不能敷布而直趋下行，随小便排出体外，所以就会出现小便频数，量多；肺不布津就会出现口渴多饮，而且以口渴多饮为主，主要表现在上焦阴亏，所以称之为上消。

中消，主要表现是多食。胃主腐熟水谷，脾主运化，为胃行其津液。脾胃受燥热所伤，胃火炽盛，脾阴不足，就会出现口渴多饮，吃得多而且容易饥饿；脾气虚不能转输水谷精微，则水谷精微下流注入小便，故小便味甘；水谷精微不能濡养肌肉，故形体日渐消瘦。

下消，主要表现为多尿。肾为先天之本，主藏精而寓元阴、元阳。肾阴亏虚则虚火内生，上燔心肺则烦渴多饮，中灼脾胃则胃热消谷。肾失濡养，固摄失权，则水谷精微直趋下泄，随小便而排出体外，故尿多味甜。

消渴病的三多症状，往往同时存在，因其程度的轻重不同有上、中、下三消，也就是肺燥、胃热、肾虚之别。

上消，肺燥为主，多饮症状突出，应清热润肺，生津止渴，加鱼际。鱼际位于第1掌骨中点桡侧，赤白肉际处。清肺热，利咽喉。

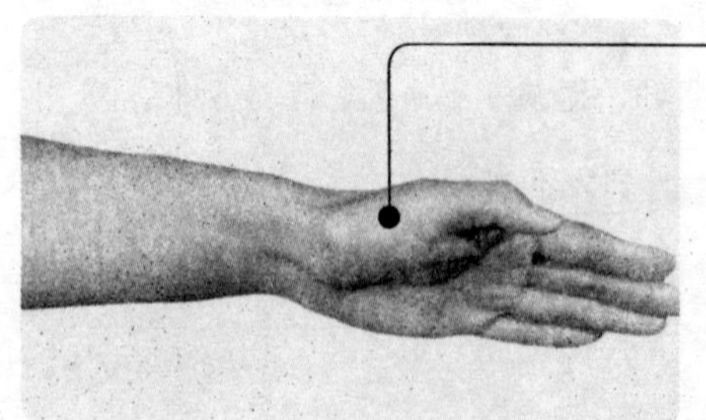

鱼际

快速取穴：仰掌，在第1掌指关节后，第1掌骨中点，掌后白肉（大鱼际肌）隆起的边缘，赤白肉际处。

主治：哮喘、咳嗽、咯血、咽喉肿痛、失音、发热、小儿疳积、腹泻、心悸。

中消，以胃热为主，多食症状突出，应清胃泻火，养阴增液。加内庭。内庭位于足背第2、3趾间缝纹端。清胃泻火，理气止痛。

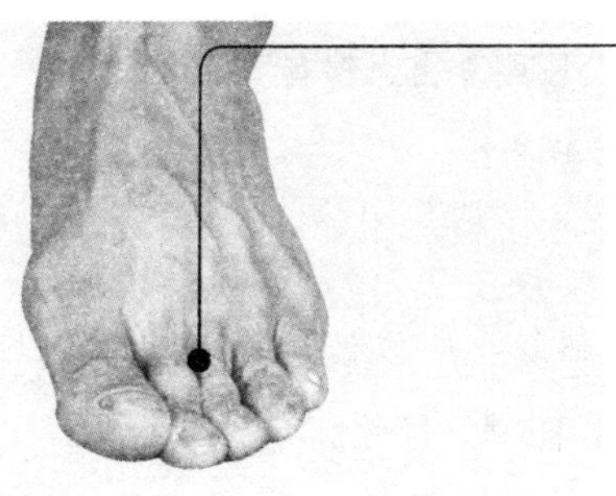

内庭

快速取穴：正坐，在足背，第2、3趾间，趾蹼缘后方赤白肉际处，按压有酸胀感。

主治：牙痛、牙龈炎、咽喉肿痛、三叉神经痛、口歪、鼻衄、腹胀、便秘、胃痛、足背或跖趾关节肿痛、热病。

下消，以肾虚为主，多尿症状突出，应滋阴固肾，加关元。关元位于前正中线，脐下3寸。培元固本，补益下焦。

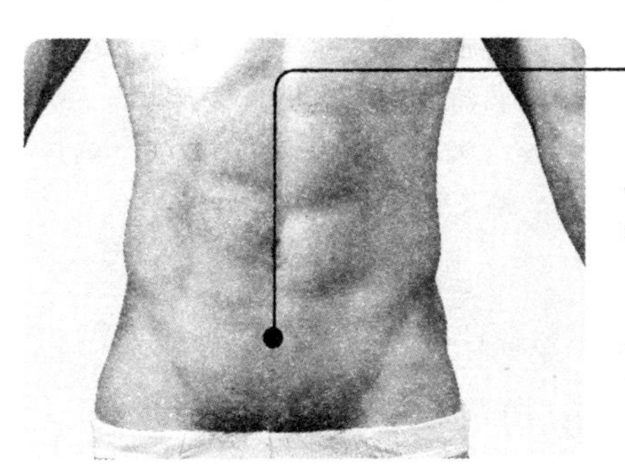

关元

快速取穴：仰卧位，将耻骨联合上缘的中点和肚脐连线五等分，由下向上2/5处，按压有酸胀感。

主治：脑卒中脱证、虚劳冷惫、羸瘦无力、少妇疼痛、霍乱吐泻、痢疾、脱肛、疝气、小便不利、尿频、赤白带下、功能性子宫出血、子宫脱垂。

本病迁延日久，燥热阴虚可阴损及阳，导致气阴两虚，阴阳两虚之证，或气虚血瘀而产生多种变证，如肾阴不足导致肝阴不足，使精血不能上承于目，可并发白内障，甚至失明。燥热内结，营阴被灼，络脉瘀阻，蕴毒成脓，可发为痈疽；阴虚燥热，灼津为痰，痰火交融，络脉瘀阻，变生中风偏瘫肢体麻木。

粉丝体验

@过好每一天1977： 程老师您好，我老公刚刚查出血糖有点偏高，请问有没有什么有效穴位可以缓解的？

@程氏针灸_程凯 然谷、足三里，多点揉，降血糖。足三里位于犊鼻下3寸，胫骨前嵴外1横指处。

足三里

快速取穴：坐位屈膝，取犊鼻，自犊鼻向下量4横指处（即3寸），按压有酸胀感。

主治：胃痛、呕吐、消化不良、腹胀、胀鸣、泄泻、痢疾、便秘、乳痈、虚劳羸瘦、咳嗽气喘、心悸气短、乏力、头晕失眠、癫狂、膝关节疼痛、脑卒中偏瘫。

@我爱你那个叫paradise的西贝： 程博士您好！一直关注您的微博。先请教：我妈妈74岁，糖尿病14年，最近因搬家劳累脚大拇指失去知觉，应是糖尿病并发症吧？请问有何穴位按摩或是其他办法可以逆转？跪谢！

@程氏针灸_程凯 点然谷，大敦刺血。大敦位于足大趾外侧趾甲根角旁约0.1寸。理气调血，泻热止痉。

@长记性的： 程大夫，我有个朋友的母亲，高血糖，血糖是14，眼睛看东西模糊，有时胳膊疼。

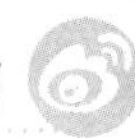

@程氏针灸_程凯 糖尿病已经有了并发症，建议找@王宏才博士咨询看诊。此外，视物模糊可点睛明。

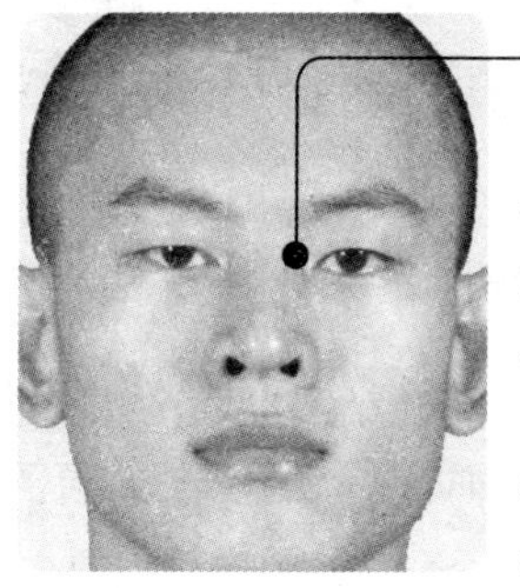

快速取穴：正坐位，目视前方，手置于内侧眼角稍上方，轻轻按压有一凹陷处即是本穴，按压有酸胀感。

主治：近视眼、视神经萎缩、青光眼、结膜炎、急性腰痛、坐骨神经痛。

@王宏才博士： 在糖尿病的早期阶段，患者除了血糖偏高以外，可能没有任何症状，但大血管已经发生改变，如果满不在乎，持续的高血糖可能在不知不觉中侵蚀您全身的大、小血管及神经，引起体内各个组织器官的病变，导致各种慢性并发症。

@程氏针灸_程凯 #糖尿病#和麦迪克斯的老总@哈哈1200530813 喝茶，聊起前两个月他一个朋友患糖尿病的老妈，当时由于控制不住指标犹豫是否打胰岛素而咨询我，我介绍她找了@王宏才博士进行中药治疗，刚听说她服用一个月中药后空腹血糖已经降到6，两个月后中西药物都不吃了。糖尿病的朋友请关注王博士的消渴三调法。

医道菩提

上条微博提到的王宏才教授，是我爷爷的关门博士，也是我爷爷得意的弟子之一。他研究糖尿病多年，非常推崇然谷这个穴位，曾在北京电视台《养生堂》节目中介绍这个穴位，它是古代记载最早的治疗糖尿病的穴位。王博士认为糖尿病的根本原因就是“多食”，吃得太多，身体无法消化吸收，就会引起五脏六腑功能失调，那么，从这个意义上说，控制饮食是糖尿病的基本原则，这和现代医学治疗糖尿病的观点不谋而合，而然谷这个穴位就有消食的作用。然谷者，燃谷也，能帮助燃烧谷物的穴位，饮食问题解决了，糖尿病也就跟着解决了。

这里再插一个关于王教授的小故事，记得前年我曾安排我的研究生跟诊王老师，遇到一个常年打胰岛素的病人，经过几次治疗后血糖已经平稳下降，不需要再打胰岛素了，但病人却说家里还有剩下的胰岛素呢，买的多别浪费了，再打一段时间吧。听完学生的叙述，佩服王老师医术的同时，也对患者的做法有些无语。

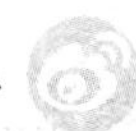

Part 11 控制血压，还有这几手

我老妈的血压前几天因情绪波动升到170/93mmHg，我马上想到程博士书中的降压穴。

找穴药——耳尖、降压、大溪、涌泉……

高血压是一种以动脉压升高为主要表现的临床综合征，可分为原发性及继发性两类。

中医学认为，高血压病是由于机体阴阳平衡失调所导致，病变与五脏有关，主要涉及心、肝、肾。现代医学认为与高血脂、代谢紊乱等因素相关。

长期服药会给肝肾增加负担，物理降压方法的合理使用，可以减少药物用量，提高药效，减少不良反应。这里我们介绍常用的耳尖刺血降压退热法、人迎快速降压法、灸曲池降压法、热敷涌泉降压法、揉耳背沟降压法等五种方法。

穴药来帮忙——穴位速记口诀

耳尖刺血，降压退热，经外奇穴，预防亦可

+关注 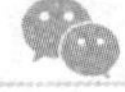

@程氏针灸_程凯 #程凯讲经络穴位#耳尖刺血降压退热法：操作前，先把外耳郭搓热，然后捏住耳尖使局部充血，消毒后用一次性采血针迅速点刺，一般出血2～3滴即可，用干棉球压住10秒钟止血即可。降压一般一天刺一次即可，在血压较高需要控制时刺一侧耳尖。规律性血压升高，则可在血压升高前半小时刺血，有预防控制作用。

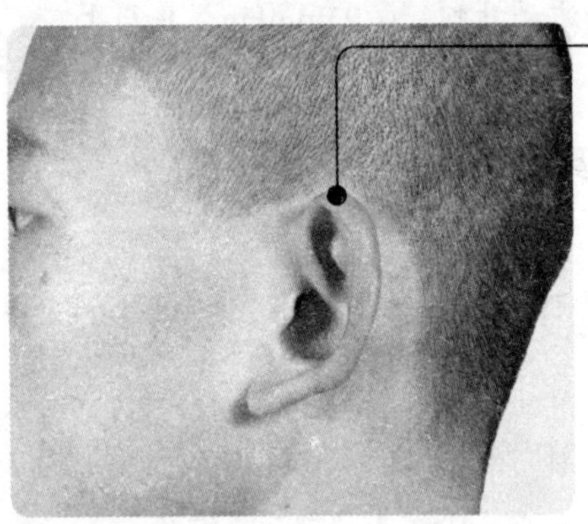

耳尖

快速取穴：正坐位，耳轮上部，折耳向前时，耳郭上方的尖端处，掐之有痛感。

主治：咽喉肿痛、睑腺炎、目赤肿痛、目翳。

程博士——分症解读

刺耳尖指的是耳尖刺血，这个方法既可以降压，还适用于任何情况下的发热，有较明显的退热作用。

将外耳郭纵向对折，最高处即为耳尖穴。

耳尖，经外奇穴，擅清头面之热，如面红目赤、头晕目眩、耳鸣耳痒、发热痤疮、多梦烦躁等症状，均可刺激耳尖。血压升高，不论是因阳亢于上，还是阴亏阳亢，即不论是因实还是因虚，均可以刺激耳尖而清头面之热，起到降压作用。

提到退热，西医的很多外科医生都知道这个方法，许多患者在手术之后会出

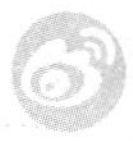

现术后发热的情况，一般不超过38℃，在排除感染、输血反应、输液反应等常见原因后，把这种不明原因的发热，称为手术后非感染性持续发热，这时有经验的外科医生就会在患者耳尖刺血，很快就会退热。

粉丝体验

@悠悠_慢生活： #体验#我已扎人无数，耳尖刺血最近开始，教给了朋友，给她妈妈刺耳尖降压，次日就收到明显效果。上周老妈刺了耳尖，她偏头痛，放射到左耳疼痛难忍，刺了耳尖疼痛稍有缓解，还有意外收获，长时间不明原因不痛不痒的眼发红消失了。

@程氏针灸_程凯 头面热症刺耳尖。其退热特点，除了安全绿色之外，就是快捷了，往往刺血后十几分钟之内，体温就可以下来。而其降压的效果如同退热一样，绿色而快捷，而且相对于降压药来说，最大的优势在于可以反复使用，没有副作用，不用考虑用量问题，不会导致过度降压。

@蓝莓110说： 程博士，我用针刺耳尖把婆婆的超高血压降下来了，用针刺少商帮儿子减缓咳嗽。多谢您！牢记您说的那句话：帮助别人是快乐的。我平时尽力向周围人推荐中医养生的观念，向您学习！我儿子说他长大了，想当您的弟子，做一个像您一样的人！

@程氏针灸_程凯 对许多老年人的高血压来说，刺血降压只是急则治标的方法，血压控制还要治本，配合点太溪、涌泉，可滋补肾阴肾阳。

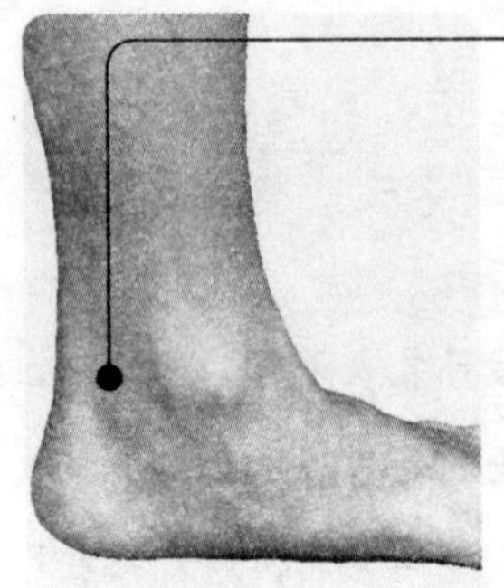

太溪

快速取穴：坐位或仰卧位，由足内踝尖向后退至与跟腱之间的凹陷处，大约相当于内踝尖与跟腱之间的中点，按压有酸胀感。

主治：遗精、阳痿、遗尿、小便频数、腰痛、耳鸣、耳聋、月经不调、头痛、头晕、目视不明、牙痛、咽肿、咳嗽、气喘、消渴、失眠。

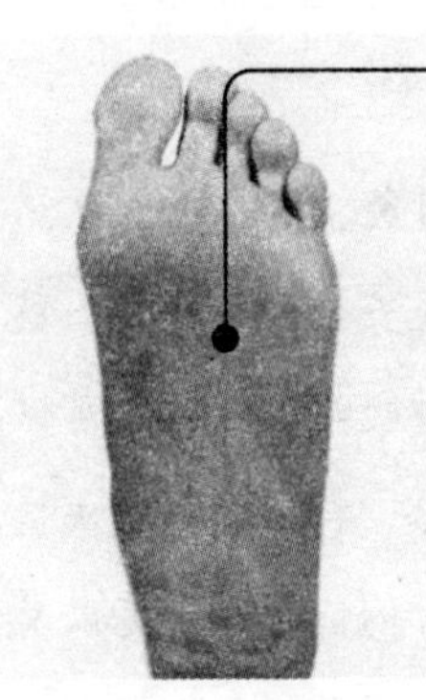

涌泉

快速取穴：坐位，卷足时，在足底掌心前面正中凹陷处。

主治：昏厥、小儿惊风、头顶痛、眩晕、癫狂、精神病、咽喉痛、舌干、咳嗽、哮喘、支气管炎、遗尿、尿潴留、大便难、足心热。

@程氏针灸_谷雪： 【产后高血压该谁管】一产后4月妈妈因近日劳神失眠血压持续160/100以上，头晕烦躁，内科就诊被推至产科，产科医生也振振有词，说："都生完孩子了，这个不归我们管。"难受又气愤！几经周折开了降压药，但哺乳期又不敢吃！来诊针，配合耳尖、少冲、商阳刺血，嘱放松心情，隔日刺血。穴位自按观测血压！特殊时期自我降压吧。

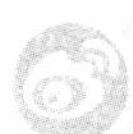

@程氏针灸_程凯 孕期高血压，怎么办呢？试试耳尖刺血，点揉内关。孕妇产妇都得关心。内关通于胃、心、胸，有和胃止呕作用，亦有降压之功。

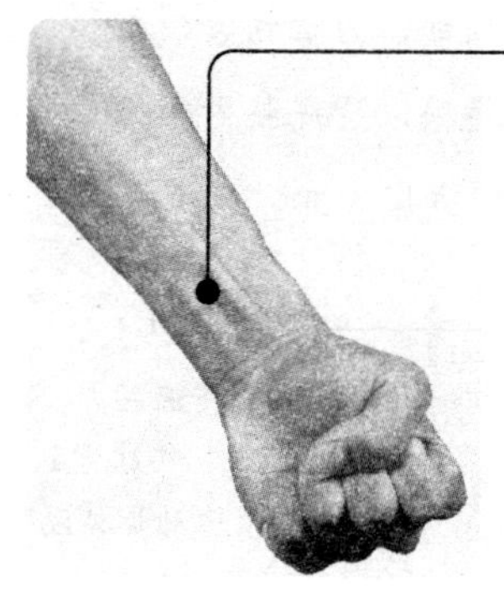

内关

快速取穴：伸肘仰掌，微屈腕，从腕横纹上量约2横指处，在掌长肌腱与桡侧腕屈肌腱之间的凹陷中，按压有酸胀感。

主治：胃脘痛、呕吐、呃逆、胸闷、失眠、郁症、偏头痛、眩晕。

穴药来帮忙——穴位速记口诀

人迎降压，单侧轻压，配合**风池**，亦推**桥弓**。

+关注 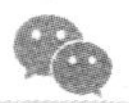

@程氏针灸_程凯 #程凯讲经络穴位#人迎的即刻降压作用不错，注意用指腹轻压单侧人迎30秒，再换对侧，切忌双侧同时按压。//@大诚中医官方微博 #趣谈穴位# 人迎：《说文解字》中云："人，天地之性最贵者也，此籀文象臂胫之形。凡人之属皆从人。"迎，有接受之意。本穴在喉结两旁颈总动脉搏动处，这一区域古人称为人迎脉，认为是迎候五脏六腑之气来滋养人体的地方，所以称为人迎。常用来治疗咽喉肿痛、瘰疬、瘿气等病症。By@程氏针灸_傅哲

+关注

@程氏针灸_程凯 #程凯讲经络穴位#人迎快速降压法：坐位，食中两指指腹紧贴项侧皮肤，先适当点揉风池，再由风池向人迎自上而下单方向分推，同时无名指与小指亦分推面颊部，力量轻缓、柔和、均匀，以5～8次为佳。分推后颈项及面部，可感觉轻松以及皮肤微微发热感，每天2～3次。操作时左右交替推按，切忌双手同时点压人迎。

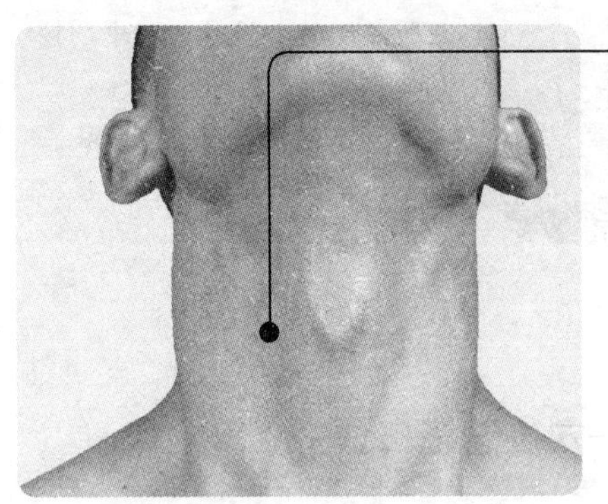

人迎

快速取穴：正坐，头微抬，在颈部，喉结旁1.5寸，胸锁乳突肌前缘，颈总动脉搏动处。

主治：头痛、眩晕、咽喉肿痛、扁桃体炎、瘰疬、瘿气、脑卒中偏瘫、胸满喘息、咯血、高血压、雷诺氏病。

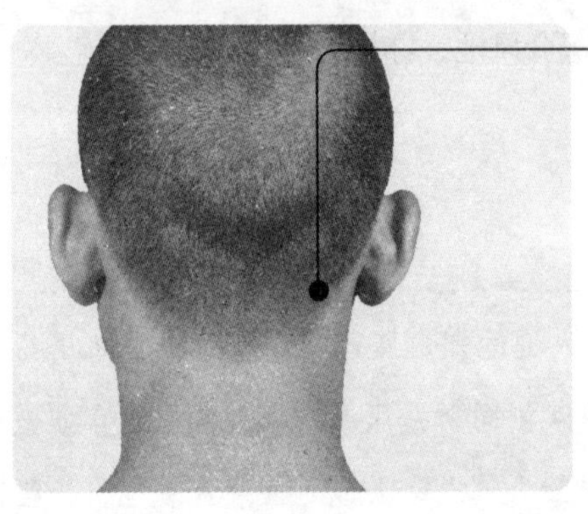

风池

快速取穴：坐位，在头部，枕骨下斜方肌与胸锁乳突肌之间的凹陷中，约平风府，按压有酸胀感。

主治：感冒、鼻塞、头痛、目赤肿痛、鼻渊、鼻衄、颈项强痛、肩痛不举、头晕、目眩、脑卒中偏瘫、癫痫。

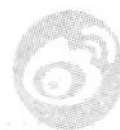

+关注

@程氏针灸_程凯 #穴位每日谈#上次说了降血糖，今天接着跟大家说说怎样降血压。可用推桥弓的方法。桥弓穴是指翳风至缺盆的连线，其两个穴如图。操作是拇指或四肢着力，自上而下推，压力适中，动作要轻，两侧要分别推，具有降压的作用。

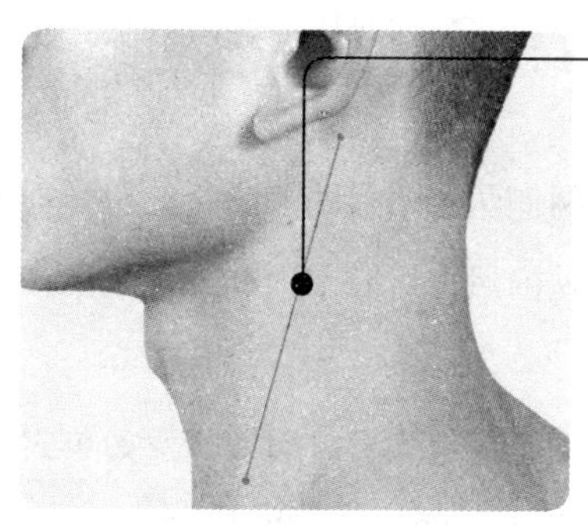

桥弓穴

快速取穴：位于人体脖子两侧的大筋上，左右转动头部的时候都能感觉到。

主治：降压。

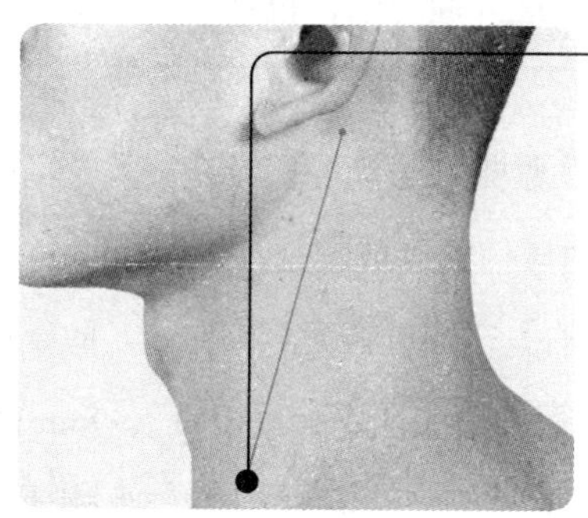

缺盆

快速取穴：正坐，在颈外侧部，锁骨中线距前6寸，由2/3处（即旁开前正中线4寸），锁骨上窝中点处。

主治：咳嗽、气喘、咽喉肿痛、缺盆中痛、瘰疬、甲状腺肿大、膈肌痉挛、雷诺氏病、顽固性呃逆。

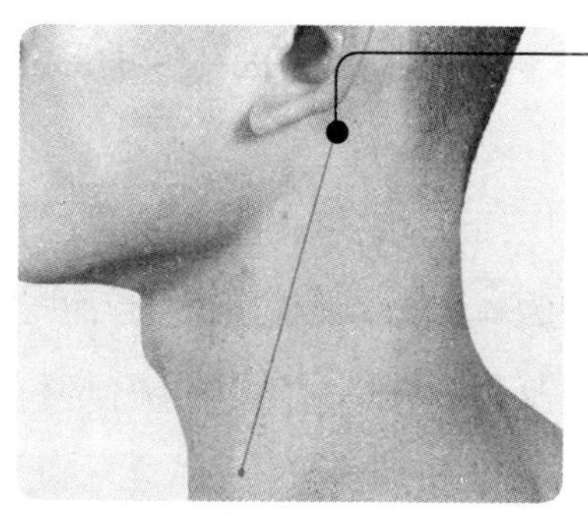

翳风

快速取穴：侧坐或侧伏位，张口取穴，将耳垂向后按，正对耳垂的边缘的凹陷处，按压有酸胀感。

主治：耳鸣、耳聋、口眼歪斜、颊肿、牙痛、瘰疬、下颌关节炎、面神经麻痹、头痛、膈肌痉挛。

程博士——分症解读

人迎在喉结旁1.5寸，胸锁乳突肌的前缘，颈总动脉搏动处。穴属足阳明胃经，具有利咽散结的作用，主治瘿气、瘰疬、咽喉肿痛、高血压、气喘等。此处有颈总动脉窦，为压力感受器，刺激后可引起降压反射，而迅速降压。所以按压时力量要轻柔缓和，切忌暴力按压。应单侧操作，严禁同时压迫颈总动脉，易使头部供血不足而引发眩晕。

按压人迎前还可以点揉风池，风池在颅底两侧两个明显凹陷内，约与耳垂下缘水平。风池是足少阳胆经穴，可散外风亦可祛内风，对肝风内动或肝阳上亢引起的血压升高都有效果。

点揉风池后，可自风池旁边的翳风（手少阳三焦经穴，亦有散风之效）穴推至锁骨上窝处的缺盆，称为推桥弓，推时亦会通过人迎附近，也就会刺激到颈总动脉窦而起到降压作用。

血压测值受多种因素的影响，如情绪激动、紧张、运动等。若在安静、清醒的条件下采用标准测量方法，至少三次非同日血压值达到或超过收缩压140mmHg（18.62kPa）和（或）舒张压90mmHg（11.97kPa），即可认为有高血压。收缩压在140mmHg～159mmHg（18.62kpa～21.147kpa）或舒张压在90mmHg～99mmHg（11.97kpa～13.167kpa）之间，称为Ⅰ期高血压（轻度高血压），收缩压在140mmHg～149mmHg（18.62kpa～19.817kpa）或舒张压在90mmHg～94mmHg（11.97kpa～12.502kpa）之间，称为正常高值。

对于没有家族史的Ⅰ期高血压或临界高血压，建议在分析诱因的基础上，首先采用针灸等物理治疗方案。对于其他类型的高血压，建议药物治疗的同时辅助针灸等物理方法，协助控制血压，寻找对身体影响最小的药物治疗量和时间规律。

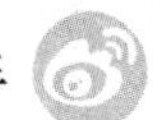

粉丝体验

@木棉~花语： #体验#我老妈的血压前几天因情绪波动升到170/93mmHg，我马上想到程博士书中的降压穴，先交替点揉双侧人迎穴各约5分钟，然后点揉双侧风池穴约5分钟，最后耳尖放血，约1小时后测血压降到135/83mmHg，真是无比神奇。第二天老妈去医院开降压药，大夫测完血压120/80mmHg，说这么正常的血压，不用吃药。谢谢程博！

@程氏针灸_程凯 人迎、风池、耳尖可降压。情绪出现异常波动，导致肝阳上亢，血压升高。

@自由的鱼9： 上周我婆婆突发高血压，我用指甲用力掐住耳尖处1分钟左右，当时就感觉好多了，眼睛也能睁开了。而后我用中指和食指在她单侧风池到人迎按压，两侧交替共5分钟左右，以巩固疗效，做完后血压已恢复正常，人也不难受了，这个方法见效真是太快了。

@程氏针灸_程凯 注意劳逸结合，保持足够的睡眠，参加力所能及的工作、体力劳动和体育锻炼。注意饮食调节，以低盐、低动物脂肪饮食为宜，并避免进富含胆固醇的食物。肥胖者适当控制食量和总热量，适当减轻体重，不吸烟，配合中药入茶饮护理，如罗布麻茶，对高血压、高血脂、高血糖都有不错的调节功效。

穴药来帮忙——穴位速记口诀

曲池降压，可用艾灸，谨防便秘，**迎香支沟**。

+关注 

@程氏针灸_程凯 #程凯讲经络穴位#灸曲池降压法：先用75%酒精棉球消毒，取极细的艾绒，做成大枣大小的圆锥形艾炷，然后把它直立放置于穴位之上，再用线香从顶尖轻轻接触点着，使之均匀向下燃烧。第一支燃至一半，即用手指掐灭或快速捏起；第二支仍放在原处，燃至大半，有痛感即去掉或按灭。共9次，注意不要烫伤。

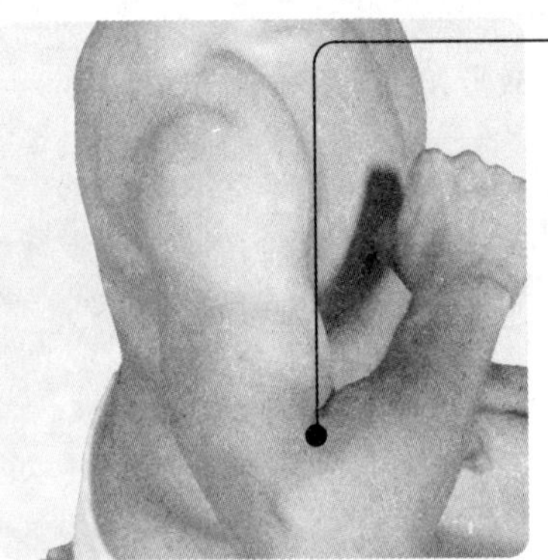

曲池

快速取穴：屈肘90°，肘横纹外侧端外凹陷中即是，按压有酸胀感。

主治：热病、咽痛、目赤肿痛、视物不清、牙痛、半身不遂、肩痛不举、膝关节肿痛、头痛、头晕、月经不调、隐疹、疥疮、丹毒、腹痛、吐泻、癫狂、瘰疬。

+关注

@大诚中医官方微博： #趣谈穴位#曲池：曲，屈曲；池，水池。屈曲肘部，横纹端处出现凹陷，形似浅浅的水池，所以称为曲池。池，尚有另外一个含义，因本穴为手阳明大肠经的合穴，是气血汇合之处，似水流汇入池中。用以治疗热病、咽喉肿痛、齿痛、头痛等病症。By@程氏针灸_傅哲

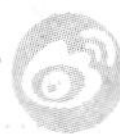

程博士——分症解读

曲池。曲，隐秘也，不太察觉之意。池，水的围合之处，汇合之所。此穴取时当极限曲肘，在肘横纹外侧末端取之。曲池为大肠经合穴，功擅祛风清热，调和营卫，祛湿通络。临床上可用于治疗热病、高血压、隐疹、湿疹等。

另外，对于高血压患者要谨防便秘。便秘时因排便困难，不由自主会憋气，加大腹压排便，而造成血压猛升，容易引起脑卒中，危及生命。除了要多吃含纤维素多的粗粮、蔬菜以外，还可坚持点按支沟穴，揉搓迎香穴。

支沟，是手少阳三焦经穴，在手腕背侧横纹向肘方向3寸处，前臂尺桡骨之间，有行气通便的作用，是治疗便秘的经验效穴。迎香，手阳明大肠经穴，在鼻翼中点旁，鼻唇沟内，这是大肠经的终末穴，也是大肠经与胃经的交会穴，可以刺激胃肠蠕动，缓解便秘症状。

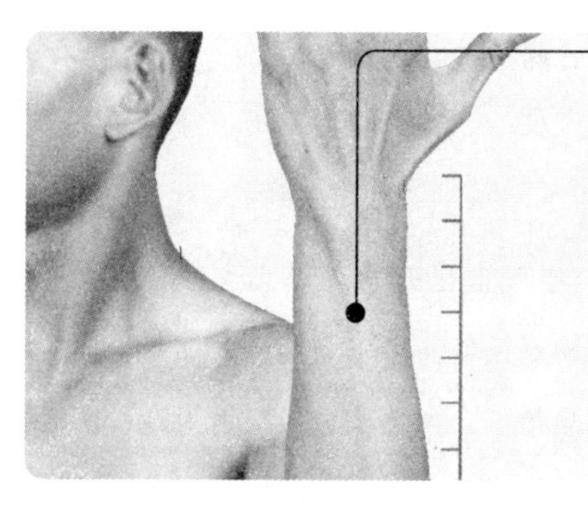

支沟

快速取穴：抬臂，从腕背横纹中点直上量约4横指处，在前臂尺骨与桡骨正中间，用力按压有酸胀感。

主治：便秘、耳鸣、耳聋、热病、瘰疬、胁肋疼痛。

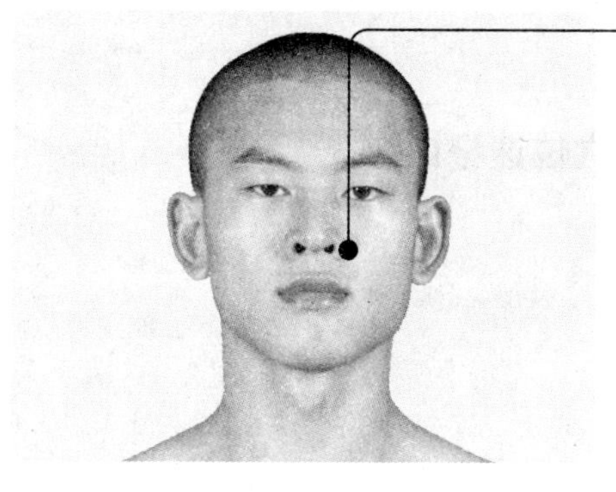

迎香

快速取穴：正坐位，用手指从鼻翼沿鼻唇沟向上推，至鼻唇沟中点处可触及一凹陷，按之有酸胀感。

主治：鼻塞、鼻衄、口歪、脑卒中后遗症、面神经麻痹、三叉神经痛、胆道蛔虫症、便秘、痛经。

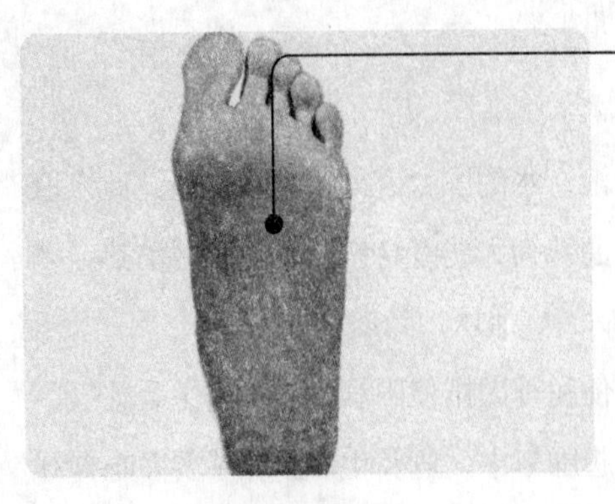

涌泉

快速取穴：坐位，卷足时，在足底掌心前面正中凹陷处。

主治：昏厥、小儿惊风、头顶痛、眩晕、癫狂、精神病、咽喉痛、舌干、咳嗽、哮喘、支气管炎、遗尿、尿潴留、大便难、足心热。

粉丝体验

@空谷幽兰5151： 您好！母亲前一阵高血压110mmHg～150mmHg（14.63kpa～19.95kpa），头上经常发紧，像戴个帽子一样。想咨询一下日常降压除了刺血耳尖外，还有什么穴位可用？

@程氏针灸_程凯 生气血压升高可以点太冲、曲池、风池，年老体虚血压偏高可以点照海、涌泉，血压不稳伴有心脏症状可点内关、神门，而人迎、耳尖、内关、耳穴降压沟则有即刻降压作用。

穴药来帮忙——穴位速记口诀

涌泉降压，茱萸热敷，益肾填精，引火下行。

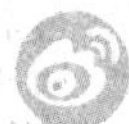

+关注 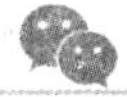

@程氏针灸_程凯 #程凯讲经络穴位#热敷涌泉降压法：取吴茱萸30g，加冰片适量，共研末，用醋调后，微微加热，敷在涌泉穴上，盖上干净的纱布，每日更换一次，有助降压。另外，擦热涌泉亦有作用。

+关注

@大诚中医官方微博： #涌泉调阴阳#涌泉，是足少阴之脉的井木穴，肾经的子穴，又为回阳九针穴之一。《黄帝内经》云："肾出于涌泉，涌泉者足心也。"采用药物如吴茱萸敷贴足底部涌泉为历代医家所用，具有益肾填精、调和阴阳、引火下行、引血下行、降逆平喘、开窍醒志和宁心安神等功效，可用于治疗高血压、失眠等症。

程博士——分症解读

老年人的高血压多是因为肝肾阴虚，不能制约肝阳，导致肝阳上亢，引起血压升高。涌泉为足少阴肾经首穴，有补肾益精的作用，精血同源，肝肾合称为先天之本，肾精足则肝血盈，能制约亢奋的肝阳。且涌泉在脚底，位置最低，能把高高在上的肝阳引下来，即所谓"引火归元"。阴阳平衡了，血压自然也就回复到正常的水平。

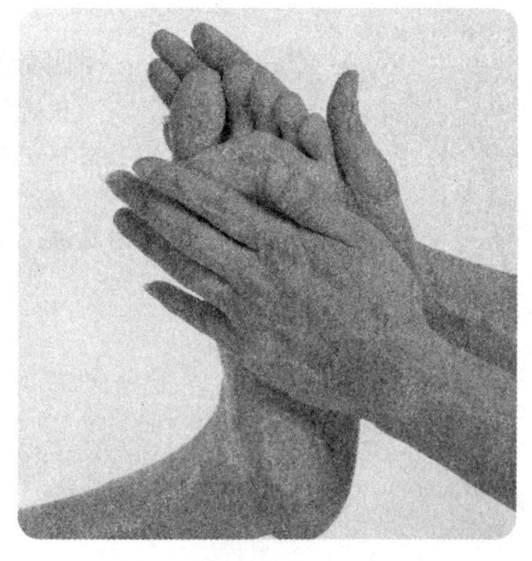

涌泉穴在足底部，卷足时足前部凹陷处，大约在足底2、3趾趾缝纹头端与足跟连线的前1/3～2/3的交点上。

涌泉的降压作用比较缓和，特别适合阴亏于下而阳亢于上的年老体弱者，长期坚持擦涌泉对肝肾阴虚导致的血压升高、头晕目眩有防治作用。

另外，每当寒冷的季节，随着温度的降低，都是高血压患者难熬的时候，因为过低的温度会使血管的弹性降低，外周阻力增加而导致血压升高。寒冷的刺激会引起小动脉痉挛收缩，血黏度升高，这些都是脑出血和脑血栓的诱发因素。初入冬季，尤其是高血压患者朋友们，一定要做好防寒保暖的工作，维持血压稳定，防止意外的发生。在寒冷的天气里，不妨先用热水泡个脚，然后再将两手搓热，分别对着脚心按揉摩擦，使脚底充满温热感和酸胀感。

粉丝体验

@温_润成娜娜： 在老师的指导下，按摩涌泉、足三里、阳陵泉，配合拿五经，1个星期，爸爸血压从160多毫米汞柱高压，降到现在120～130毫米汞柱，3天前降压药少吃一颗，情况很好。谢谢老师指点！！但阳陵泉最难把握，经常按下去，患者无感，请老师指点！谢谢老师。

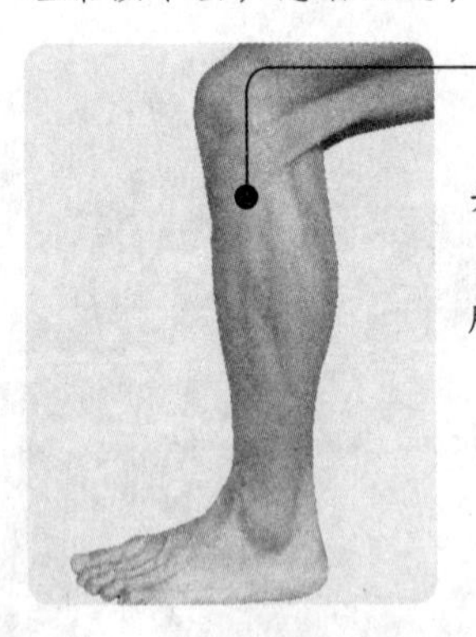

阳陵泉

快速取穴：侧坐屈膝，在腓骨小头前下方凹陷中。

主治：口苦、胁痛、高血压、下肢痿痹、膝关节疾病、小儿惊风。

@程氏针灸_程凯 阳陵泉在腓骨小头前下凹陷中，你可以在其直下约2寸内找痛点点揉。阴亏阳亢的老年高血压患者，如果性子急，有口苦症状时可配此穴。

穴药来帮忙——穴位速记口诀

耳穴降压，揉**耳背沟**，配合他法，综合使用。

+关注 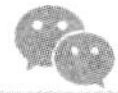

@程氏针灸_程凯 高血压除了刺耳尖，或推桥弓，还可以揉揉耳朵来降压。在耳朵背面有耳背沟，如图所示，可用拇指指腹边按揉边缓慢移动，10～15遍，每天2次，以耳部微微发热为度，力量不宜过大。坚持操作是关键啊。

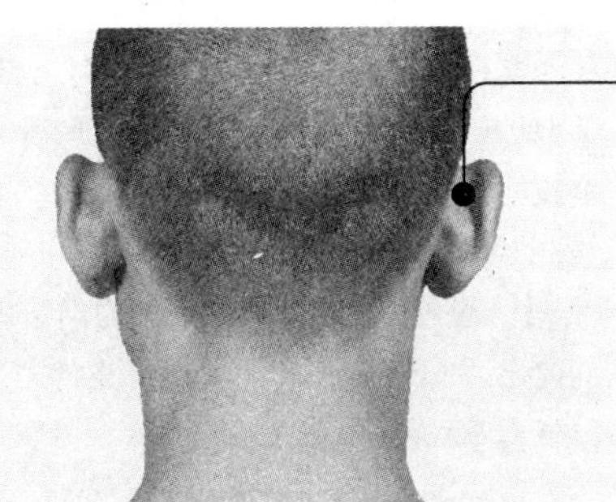

耳背沟

快速取穴：耳背沟位于耳郭背面，由耳郭的内上方斜向外下方行走，用手摸时可以清晰地摸到一条凹沟。

主治：高血压。

程博士——分症解读

临床上对高血压的治疗，主张将多种治疗方法搭配起来使用。高血压患者在治疗的过程中配合使用耳穴降压的方法，其中耳背沟穴比较容易自我操作。耳背沟，又叫降压沟，是耳朵上的降压反应点，经常按摩有助降压。

附：升压（低血压时调节血压上升到正常状态）

升压艾灸，内关心俞，双向良性，智能调节

低血压是指由于血压降低引起的一系列症状，如头晕和晕厥等。降低的标准并不统一，一般认为成年人动脉血压低于90/60mmHg（12/8kPa）即为低血压，并伴有头晕、头痛、疲劳、面色苍白、食欲缺乏、四肢怕冷、心悸甚至晕厥的症状。

从中医角度多认为属心阳不振，气血不足，可用艾灸内关和心俞，以振奋心阳。内关，手厥阴心包经络穴，在腕横纹上2寸，握拳时前臂内侧两条明显的肌腱之间。心俞，足太阳膀胱经穴，心之背俞穴，在第5胸椎棘突下旁开1.5寸。两穴调节血压，均具有双向良性调节作用，低血压适合艾灸，高血压适合点揉，不用担心过度升压或降压，绿色安全又智能调节。

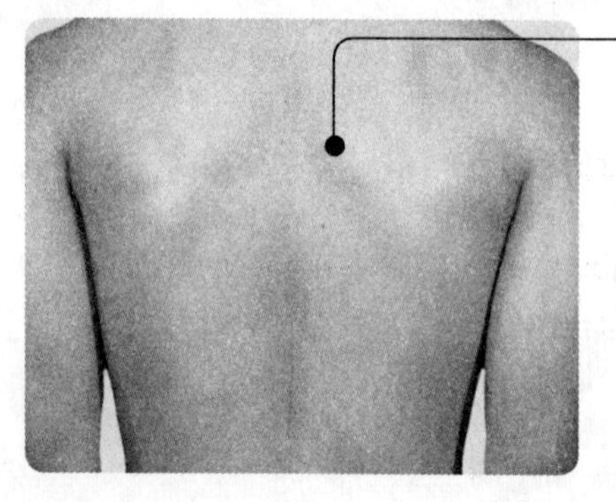

心俞

快速取穴：取坐位，两肩胛骨下角水平线与脊柱相交所在的椎体为第7胸椎，向上数2个椎骨（第5胸椎），引一垂线，再从肩胛骨内侧缘引一垂线，两条垂线之间距离的中点处，按压有酸胀感。

主治：癫痫、心痛、心悸、胸闷、气短、失眠、健忘、咳嗽、吐血、梦遗、盗汗、肋间神经痛、低血压。

粉丝体验

@千雅0885： #提问#程博士您好，我的血压只有70/50，有什么办法可以慢慢地升上去点？

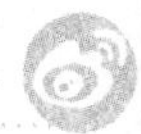

@程氏针灸_程凯　升压可点揉内关，艾灸心俞。穴位的良性双向调节作用，内关既可降压又可升压。针灸刺激对人体而言，是一种双向良性的调节刺激，低的可以高，高的可以低，但不高不低时效果就不明显了，不用怕灸时间长了，血压会升高过多。

@梅冰_：#体验#老妈脑出血第4次复发，昨天老妈总是出汗，头发像洗过似的，枕头都湿了，脸凉凉的。“汗为心之液”，就用无烟艾条温灸了右臂内关半小时。刚灸完，有护士来记录生命体征，血氧值居然升到了100！接着灸左臂！今天，明天……我一定坚持！

@程氏针灸_程凯　治疗时根据病症不同，选择不同的治疗时间，或者称为治疗量，并确定不同的治疗间隔，以获得连续性的治疗效果。再在此基础上，针对引起高血压的原始病因进行治疗和调节，使血压的稳定能力增强，这样就逐渐起到控制作用，而不用长期依赖于灸的治疗了。

医道菩提

耳穴，可称之为高血压患者的保健穴。此穴刺血，有即刻降压的作用，而如果能够坚持2～3次/周的规律刺血，则有平稳血压、稳中有降的作用。

在上海大诚中医诊治过一个高血压的老太太，记得每次治疗都是儿媳妇陪着来，经过一个阶段的治疗，血压平稳下降，降压药药量也减少了，但老太太自述平素性急爱生气，怕突然血压升高，求在家里穴位降压的保健方法。

于是，我嘱其儿媳帮她在耳尖规律刺血，每周2次，同时观测血压变化，如果血压平稳，就可暂停针灸治疗。这个方法我使用过多次，一般患者接受一段时间规律治疗后，血压平稳时做巩固治疗用，不用患者来诊，治疗方法又简便易行，家中只需自备一个测血糖的笔式采血针，每次更换一次性针尖，轻轻弹刺即可，出血2～3滴，疼痛感很轻，即使是体质比较虚弱的老人都能够承受。

老太太按此法规律刺血，血压一直保持得不错，即使是偶遇突发或生气之事，即时刺血，亦平安无事。突然一天晚上，老太太给我打来电话，说血压现在160了，头昏沉沉的很难受，求我再教一个降压穴位。我奇怪地问她："不是教了你耳尖刺血吗？"

你猜老太太怎么回答，她小声跟我说："今天就是跟儿媳妇吵架啦！"

你说人家每周2次帮你耳尖刺血保健治疗，你吵哪门子架啊！于是，我赶紧又教给她按人迎穴降压的方法。

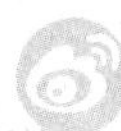

Part 12 过敏、瘙痒很难受，小手段就比吃药强

儿子军训受风邪出了荨麻疹，晚上强制给儿子刺血、闪罐、走罐，操作完后儿子安静地睡了。

找穴药——神阙、肺俞、肩髃、曲泉……

荨麻疹，中医称为风疹或隐疹，以患者瘙痒异常，皮肤出现成块成片的风团为主症。发病颇为迅速，顽固的风疹，往往时隐时现，反复发作，缠绵难愈。风寒风热搏于肌肤，或过食膏粱厚味，或肠道湿热内蕴，寄生虫内生，或因体虚，七情过度，肝肾失养，气血不足，致血虚生风等，皆可致发本病。

现代医学认为荨麻疹是一种过敏性皮肤病，主要由于某些过敏物质及精神过度紧张和兴奋等引起机体皮肤黏膜血管扩张，通透性增加而产生瘙痒性、局限性、暂时性真皮或黏膜的水肿反应。

本病在数日至数周内痊愈者称为急性荨麻疹；若风团反复发作，时重时轻，持续1～3个月以上者，称为慢性荨麻疹。

穴药来帮忙——穴位速记口诀

急性风疹，风邪为主，**神阙**闪罐，祛风散邪；
刺血**少商**，**中冲耳尖**，走罐**肺俞**，拔罐**肩髃**；
瘙痒为甚，止痒三穴，走罐**曲泉**，**血海**虫窝；
慢性风疹，血虚风动，养血祛风，**三里曲池**。

+关注 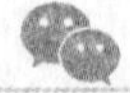

@程氏针灸_谷雪： 【肚脐拔罐】说起肚脐（神阙）拔罐，有人会特别惊讶，这能行吗？肯定告诉大家，只要方法得当还是可以的。一老患者被荨麻疹困扰，因工作忙，暂时不能就诊，电话求助，嘱其自行神阙穴闪罐，今日接到回复，述疹已大减，择日系统针灸治疗。中医认为荨麻疹病因主要为风邪侵袭，治疗首当祛风，此时神阙闪罐恰可奏效。

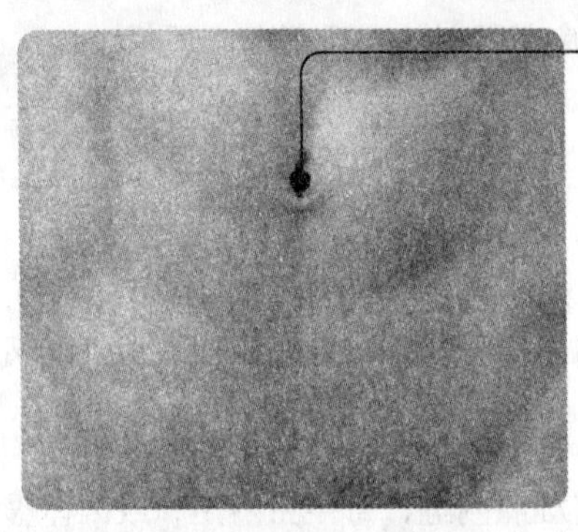

神阙

快速取穴：仰卧位，在腹中部，肚脐中央的位置。

主治：脑卒中虚脱、四肢厥冷、晕厥、急性脑血管病、痛风、小儿惊风、形惫体乏、绕脐腹痛、腹胀、腹泻、痢疾、脱肛、便秘、小便不禁、五淋、女性不孕。

+关注

@程氏针灸_程凯 #荨麻疹#神阙闪罐，祛风散邪，适用于荨麻疹初起。所谓闪罐，就是拔上马上取下，再迅速拔上，如此反复，一取一拔，以收到祛风去病之妙。

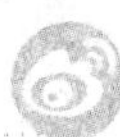

+关注

@程氏针灸_程凯 #神阙闪罐治荨麻疹#一般急性发作管用，闪几十次吧，手法的关键是翻腕的动作要快，症状缓解就改别的治本方法哟，如养血祛风，足三里、曲池等，急性期还可以配合少商刺血，肺俞走罐。

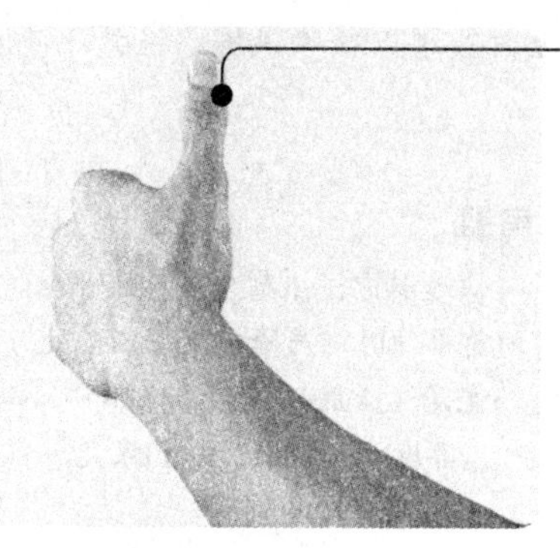

少商

快速取穴：位于拇指桡侧指甲根角旁0.1寸，按后有痛感。

主治：咽喉肿痛、咳嗽、鼻衄、高热、昏迷、癫狂、指端麻木。

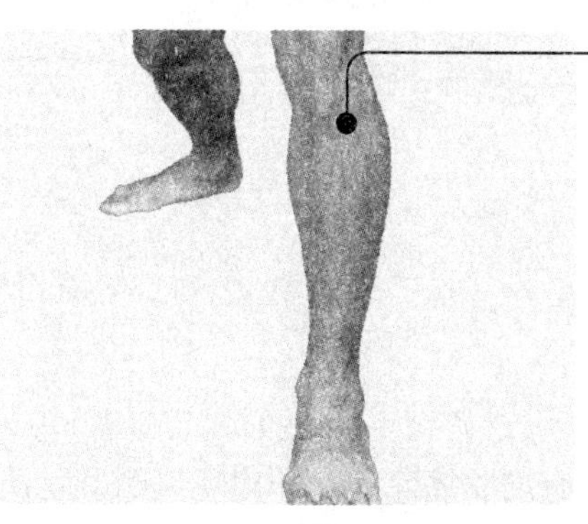

足三里

快速取穴：坐位屈膝，取犊鼻，自犊鼻向下量4横指处（即3寸），按压有酸胀感。

主治：胃痛、呕吐、消化不良、腹胀、肠鸣、泄泻、痢疾、便秘、乳痈、虚劳羸瘦、咳嗽气喘、心悸气短、乏力、头晕失眠、癫狂、膝关节疼痛、脑卒中偏瘫。

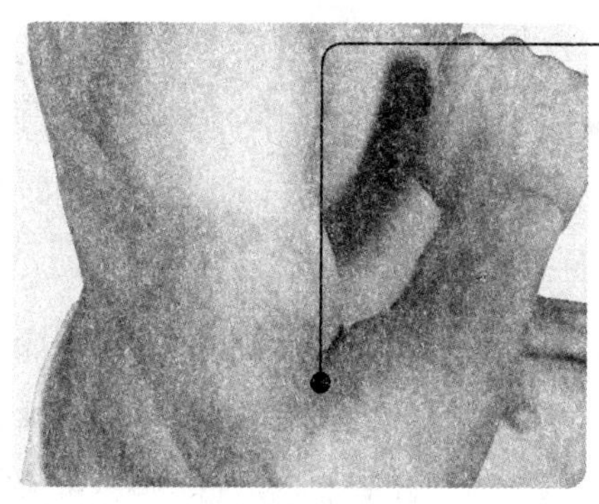

曲池

快速取穴：屈肘90°，肘横纹外侧端外凹陷中即是，按压有酸胀感。

主治：热病、咽痛、目赤肿痛、视物不清、牙痛、半身不遂、肩痛不举、膝关节肿痛、头痛、头晕、月经不调、隐疹、疥疮、丹毒、腹痛、吐泻、癫狂、瘰疬。

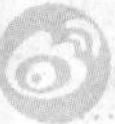

+关注

@程氏针灸_程凯： #穴位每日谈#肩髃（yú），位于肩部肩峰端下缘。臂外展或平举时，肩部出现两个凹陷，当肩峰前下方凹陷处。一可治疗肩部肩关节活动不灵活、疼痛等疾病，另一方面，还可治疗荨麻疹。方法：先以刺血针在穴位皮肤上点刺5～6下，然后再在上面拔罐以祛除风邪。注意不要出血过多，有凝血功能障碍的人禁用。

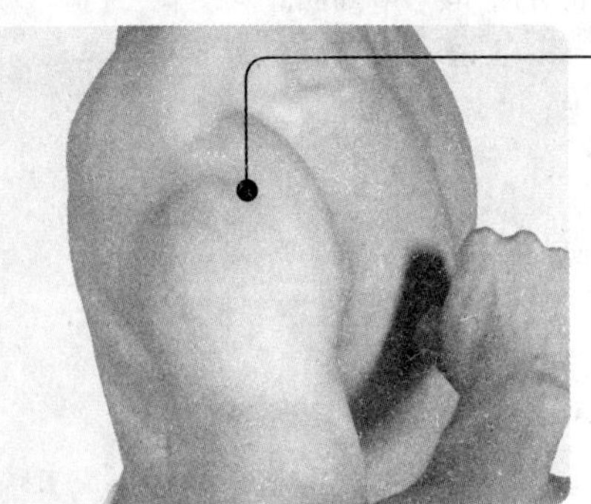

肩髃

快速取穴：上臂外展至水平位，或上臂向前平伸时，肩峰前下方凹陷处。

主治：上肢不遂、肩痛不举、瘰疬、风疹、荨麻疹、高血压、乳腺炎。

程博士——分症解读

荨麻疹典型症状为急性突然发病，先有皮肤瘙痒，随即出现风团，呈淡红色，中央苍白，风团大小不一，形态多样，皮损可随瘙痒而增多，融合成大片。发作时间不定，一日可多次反复发作，持续半小时到数小时自然消退，消退后不留痕迹。发病部位不定，可泛发全身，也可局限于某一部位。部分患者以钝器在皮肤上划痕后，局部出现与划痕一致的风团，即皮肤划痕试验阳性。

神阙又名脐中穴，心肾交通之门户，任脉的要穴，任脉总领人一身的阴经，督脉总督诸阳经，任督二脉共起于胞中，一前一后，互为表里，共理诸经百脉。故神阙相通于诸经百脉。通过拔罐对神阙穴的刺激，起到祛除病邪、调整脏腑阴阳、经络气血的作用，从而达到治病的目的。

现代医学证明：脐部有较强而迅速的吸收能力，有良好的感受功能和传导功

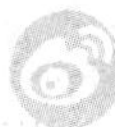

能。将火罐拔在神阙穴，通过火罐的负压吸附刺激，使神阙穴局部的神经末梢兴奋，毛细血管扩张，汗孔扩大，皮下渐次增加渗透压，加速了血液循环和淋巴循环，从而加速新陈代谢的进行。再者，由于神阙穴局部丰富的末梢神经被刺激兴奋，通过神经系统的反射与传导，调整机体自主神经的机能，从而增强人体的神经体液调节作用，提高机体免疫力，达到抗过敏的目的。

肩髃穴有“消隐风之热极”作用，阳明为多气多血之经，故取肩髃穴刺络拔罐，配以肺经井穴少商，散风退热要穴耳尖刺血，肺之背俞穴肺俞拔罐，则能清泻上焦肺胃积热，排郁散结，予病邪以出路，风邪得清，湿热得排，郁结得散，则疹退痒消。

如痒甚可在膝关节内上方的止痒三角区内走罐，这个三角区内有三个穴位：肝经合穴曲泉，脾经血海，经外奇穴百虫窝。肝藏血，脾统血，曲泉与血海配合，共收养血之功，血行风自灭，养血以祛风止痒。百虫窝是止痒的经验效穴，配合血海迅速止痒。

慢性荨麻疹，多血虚生风，与外风互结，迁延难愈。此时养血更为重要，故加胃经合穴足三里和大肠经合穴曲池，两穴分别归手足阳明经，阳明经多气多血，平时多点揉有助养血祛风。

粉丝体验

@常乐儿： #体验#今天儿子第一天上小学，军训受风邪出了荨麻疹，大腿和胳膊较重。晚上强制给儿子中冲、耳尖刺血，10分钟后大腿处疹子已十去其七八。接着神阙闪罐50次，左腿止痒三角区走罐150下。操作完后儿子大腿、胳膊已基本无疹子，安静地睡去。看着儿子熟睡，感慨中医就是这样保护着一代又一代的中国人。

@程氏针灸_程凯 止痒三角区，是调血止痒的膝三角，位置：膝盖前面的内侧上方，把腿曲成90°，腘窝横纹的内侧端，向上骨头下方有一窝即是曲泉，再往上肌肉高起的位置一按即是血海，再往上一指即是百虫窝。

@常乐儿： 回复@追尾巴玩的猫：不过@程氏针灸—谷雪大夫说荨麻疹很顽固的，所以儿子晚上后半夜又起疹子了。这次除了刺中冲、耳尖外，还加刺了肩髃。刺完后，荨麻疹就下去了。

@程氏针灸_程凯 荨麻疹的发生多由腠理不固，风邪侵袭，遏于肌肤而成，肺热不固责之于肤或因体质因素，不耐鱼虾荤腥等物，导致胃肠积热，郁于肌表而发，外感风邪，肺胃郁热，为实热证。故用泻血法以清泻热毒。

@素弦尘扑： #体验#前些日子因为肺热咳嗽发烧，搞得脾虚湿重皮肤发痒，被我家猫舔几下都发红，跟划痕荨麻疹的症状似的。只好让老公帮忙刺血，把双手少泽、关冲和少商都扎了。

@程氏针灸_程凯 供参考。少泽位于小指尺侧指甲根角旁0.1寸，关冲位于无名指尺侧指甲根角旁0.1寸，少商位于拇指桡侧指甲根角旁0.1寸。

@青春易憶： #提问#程老师及各位老师好，请教一下，有种叫做“皮肤划痕症”的病，症状就是受到比较轻微的物理碰撞，如指甲的划痕等刺激后局部皮肤就会出现一道道红肿，但大概半小时后就会自动消退，而且红肿时局部有些痒，请问该如何治疗呢？期盼您的指教，谢谢！

@程氏针灸_程凯 这是荨麻疹的一种 。在神阙穴的位置闪罐，也是治疗荨麻疹的方法。这个方法，有一次在我和朋友去黄山开会的时候，就用上了，不过当时用的是广口的一个玻璃药瓶，就地取材嘛。神阙穴，就是指的肚脐。

医道菩提

多年以前，我和夫人去黄山旅游，为了看日出，住在半山腰的宾馆里。隔壁住着一对来自湖北的新婚夫妻，与我们年龄相仿，约好了第二天一起早起登山看日出。

第二日早起，山上下起了蒙蒙细雨，我们披上租来的塑料雨衣，一路向山顶爬去，赶着看到了日出美景，却也累得出了一身透汗。由于裹着雨衣，感觉皮肤闷热潮湿难忍，回到宾馆，湖北男突然敲门进来，跟我说：“哎呀，你快帮我看看吧，我怎么突然身上起了很多的大疙瘩，非常痒，挠挠这个地方下去了，那个地方又起来了，该怎么办啊？”

我一看，这是荨麻疹啊。可是我是去旅游，不是去出诊，又没带什么东西。这时候，我看到了刚刚吃剩下的半瓶桃罐头，嗨，就它吧。我把里面的罐头倒出来，清洗了一下，当做火罐用。可是我们两个都不抽烟，哪来的火啊，没办法，又向宾馆服务员借了一个火机。没有棉球，就打火机对付着用吧。我让他躺在床上，用罐头瓶在他的肚脐上做起了闪罐，直到他的肚脐部位的皮肤充血发红。

此时，天已大亮，雨过天晴，太阳出来了，我们换了衣服继续登山观景，此时他全身的风团已全部消散……

Part 13 影响心情的痘痘，其实也不难消除

脸上、额头、前胸后背长了许多痘痘，不仅影响面子，夏天都不敢穿露肩的裙子，有的还红肿有脓头，唉，郁闷！

找穴药——中冲、少冲、关冲、少商、照海……

痤疮，又称为粉刺，是生活中较常见的一种皮肤病，皮损主要发生在面部，尤其是前额、脸颊部、下颏部，其次是胸背部，偶尔也发生于其他部位，多对称分布，伴皮脂溢出。现代医学认为，这种症状是由于皮脂腺分泌过于旺盛，从而导致毛囊受阻、发炎而引起。好发于15～30岁的年轻女性，病程多长，时轻时重，持续数年。

中医认为本病多与外邪郁闭、饮食不节、情志内伤、先天（体质）因素等有关，常常根据痤疮所在部位的不同进行辨证论治，采用刺血、点按、面针围刺、中药面膜外敷等方法解决。

穴药来帮忙——穴位速记口诀

痤疮辨证，辨其部位，鼻周胃肠，
前额属心，左肝右肺，下颏乃肾。

+关注 

@程氏针灸_程凯 大家很关心脸上长痘的事啊，想知道痘长在不同部位代表什么吗？鼻及鼻周属脾胃大肠，长痘的话代表胃热肠热，有积滞痰热，吃得太好啦！前额属心，火性炎上，是心火旺的表现，焦虑多梦烦躁，想得太多啦！左颊属肝，肝主疏泄，脾气太大啦！右颊属肺，肺主气，说话太多啦！下颏属肾，肾主生殖，月经不调啦！

穴药来帮忙——穴位速记口诀

痤疮治疗，按经选穴。前额心火，**中冲少冲**；
两侧太阳，**关冲耳尖**；左颊肝火，**关冲行间**；
右颊肺火，**少商鱼际**；鼻周胃火，**商阳内庭**；
小便黄赤，加刺**委中**；下颏阴虚，**照海劳宫**；
后头发际，**大椎**泻热；痘长满脸，**肺俞少商**；
井穴刺血，荥穴掐之。

+关注

@程氏针灸_程凯 痘在前额属心火，可中冲、少冲刺血。痘在两侧太阳穴，属少阳风热可关冲耳尖刺血。痘在左侧脸颊，属肝火，可关冲刺血掐行间。痘在右侧脸颊，属肺火，可少商刺血，掐鱼际。痘在鼻子周围，属胃火，可商阳刺血，掐内庭。如小便黄，可加刺委中。痘在下颏，属阴虚，可点照海劳宫。痘在后头发际内，可大椎刺血拔罐。痘长满脸可肺俞少商刺血。

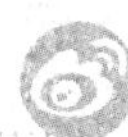

+关注

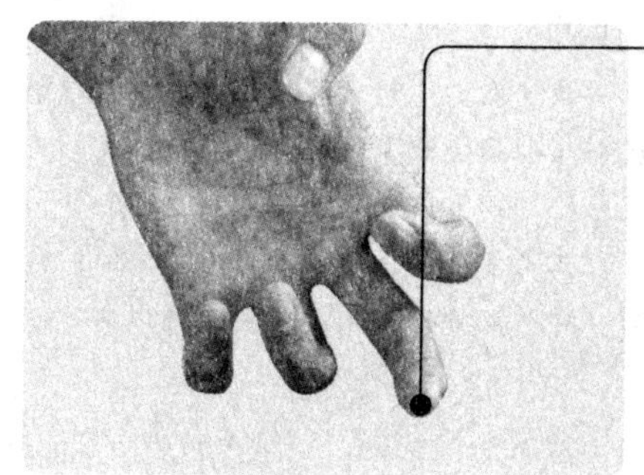

中冲

快速取穴：仰掌，微屈指，在中指末端尖端中央，距离指甲游离缘0.1寸处即为本穴。

主治：昏迷、中暑昏厥、小儿惊风、心痛、心烦、舌强肿痛、小儿消化不良、高血压、心肌炎、脑出血。

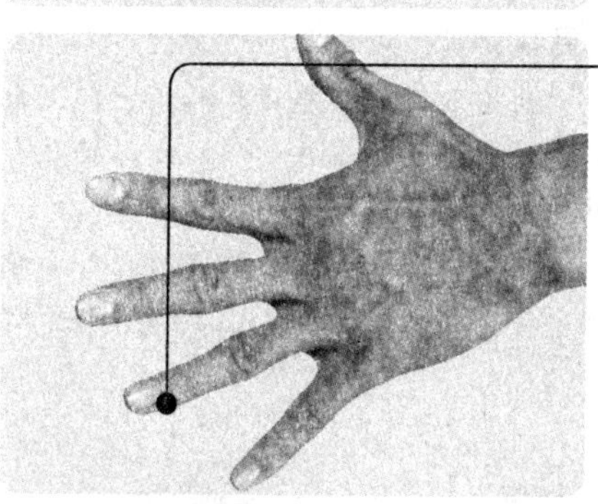

关冲

快速取穴：俯掌，在手指，沿无名指尺侧缘和基底部各作一水平线，两线交点处，按压有痛感。

主治：热病、昏厥、中暑、咽喉肿痛、头痛、目赤、耳聋、脑血管疾病后遗症、小儿消化不良。

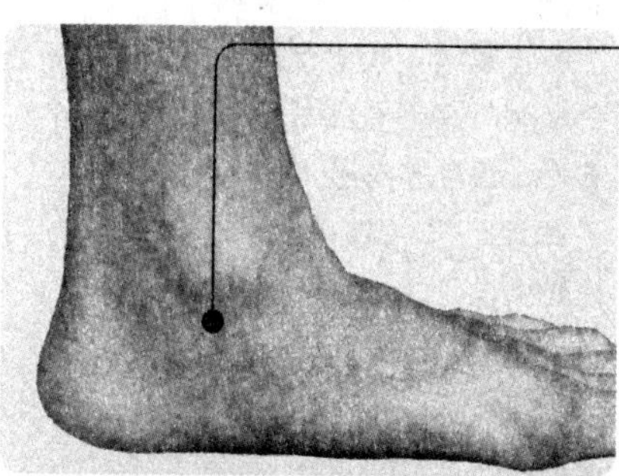

照海

快速取穴：坐位或仰卧位，在足内侧由内踝尖垂直向下推，至其下缘凹陷处，按压有酸胀感。

主治：咽喉干痛、便秘、癃闭、痛经、月经不调、带下、阴挺、阴痒、癫痫、失眠、神经衰弱、急性扁桃体炎。

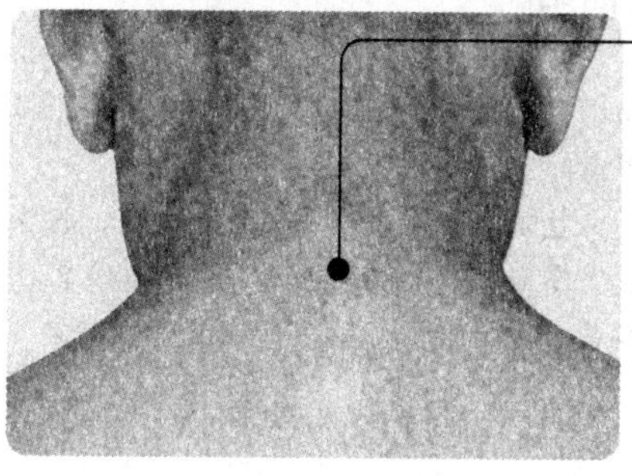

大椎

快速取穴：坐位，在颈背交界处椎骨的最高点即为第7颈椎，它的下缘凹陷处即为本穴，按压有酸胀感。

主治：脊痛、颈项强痛、落枕、癫狂、小儿惊风、小儿舞蹈病、小儿麻痹后遗症、癔症、热病、中暑、疟疾、咳嗽、气喘、风疹、痤疮、自汗、盗汗。

+关注

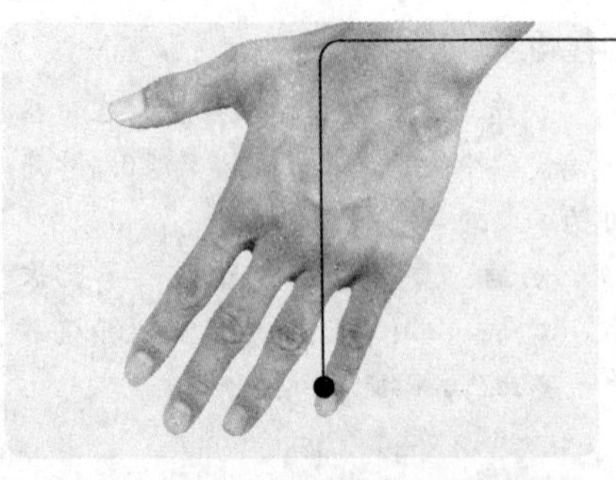

少冲

快速取穴：俯掌伸指，在手小指指甲底部与小指桡侧缘引线（掌背交界线）的交点处。

主治：心悸、心痛、胸胁痛、癫狂、热病、昏迷、小儿休克、脑出血。

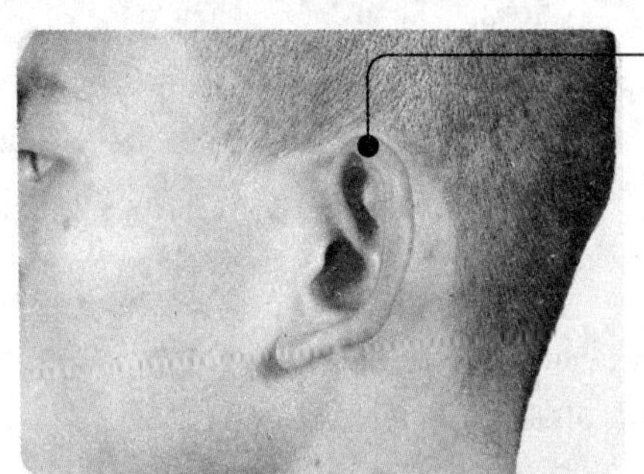

耳尖

快速取穴：正坐位，耳轮上部，折耳向前时，耳郭上方的尖端处，掐之有痛感。

主治：咽喉肿痛、睑腺炎、目赤肿痛、目翳。

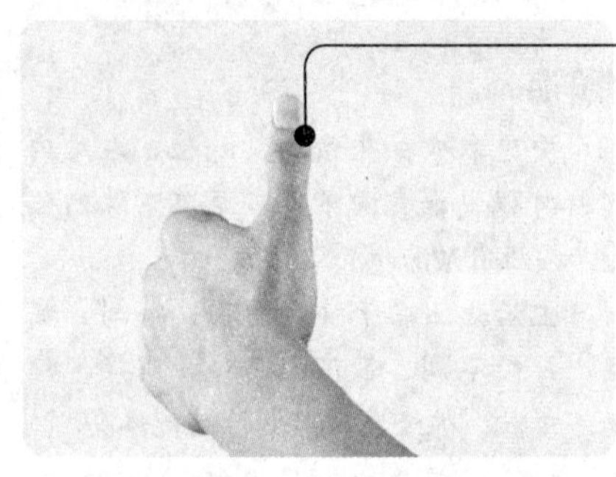

少商

快速取穴：伏掌，手拇指末节桡侧沿指甲桡侧面画一直线与指甲基底缘水平线交点处，按后有痛感。

主治：咽喉肿痛、咳嗽、鼻衄、高热、昏迷、癫狂、指端麻木。

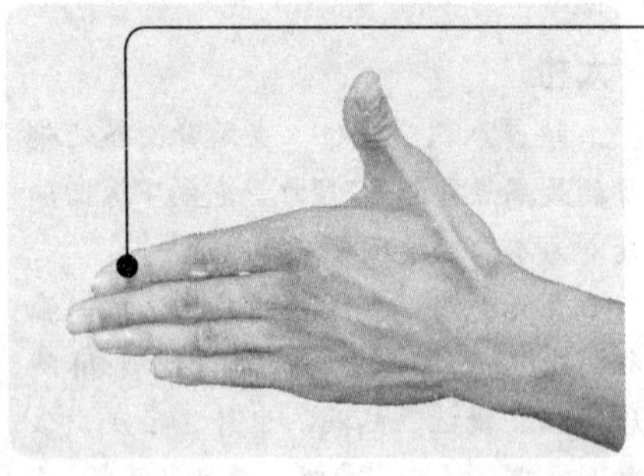

商阳

快速取穴：坐位，伸指伏掌，沿食指指甲底部与桡侧缘两引线的交点处，距指甲角0.1寸，按压有痛感。

主治：咽喉肿痛、齿痛、牙痛、腮腺炎、高血压、热病、晕迷、食指端麻木、耳聋。

+关注

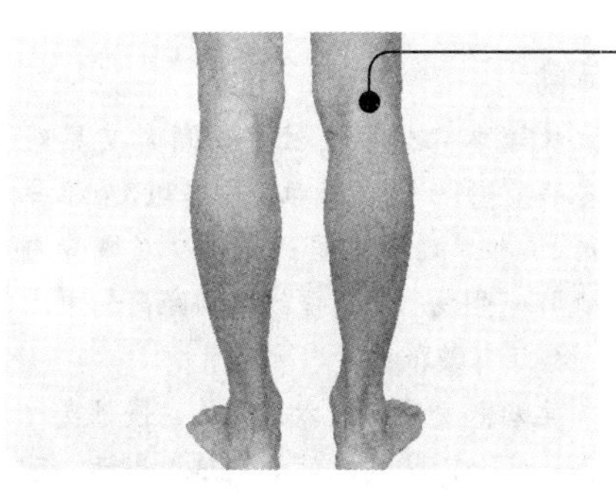

委中

快速取穴：俯卧位，稍屈膝，在大腿后面，即可显露明显的股二头肌肌腱和半腱肌肌腱，在其中间，按压有动脉搏动处。

主治：腰背痛、腘痉挛急、半身不遂、下肢痿痹、坐骨神经痛、腹痛吐泻、丹毒、皮疹、疔疮、遗尿、小便不利、中暑、疟疾。

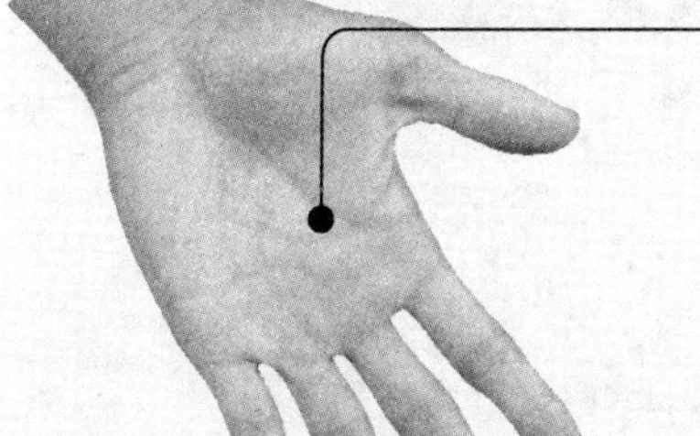

劳宫

快速取穴：任意体位，屈指握拳，在第2、3掌骨之间偏于第3掌骨，以中指、无名指之间切于掌心横纹，中指尖处。

主治：口疮、口臭、脑卒中昏迷、鹅掌风、心痛、呕吐、高血压、脑血管疾病后遗症、黄疸、食欲缺乏、手指麻木。

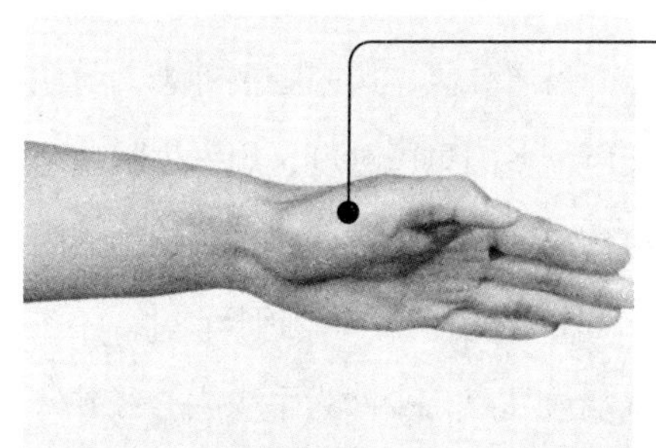

鱼际

快速取穴：仰掌，在第1掌指关节后，第1掌骨中点，掌后白肉（大鱼际肌）隆起的边缘，赤白肉际处。

主治：哮喘、咳嗽、咯血、咽喉肿痛、失音、发热、小儿疳积、腹泻、心悸。

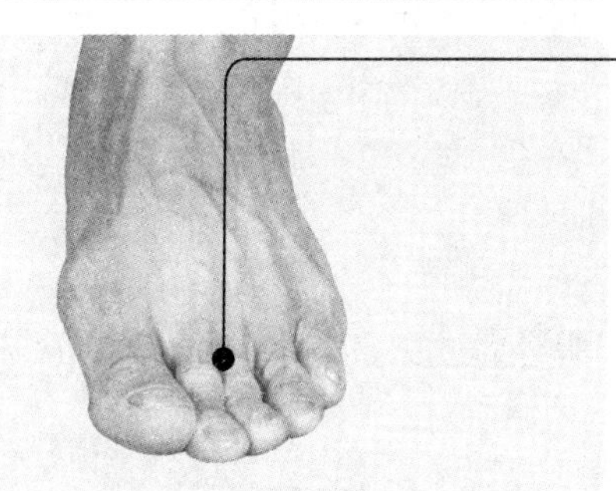

内庭

快速取穴：正坐，在足背，第2、3趾间，趾蹼缘后方赤白肉际处，按压有酸胀感。

主治：牙痛、牙龈炎、咽喉肿痛、三叉神经痛、口歪、鼻衄、腹胀、便秘、胃痛、足背或跖趾关节肿痛、热病。

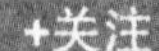

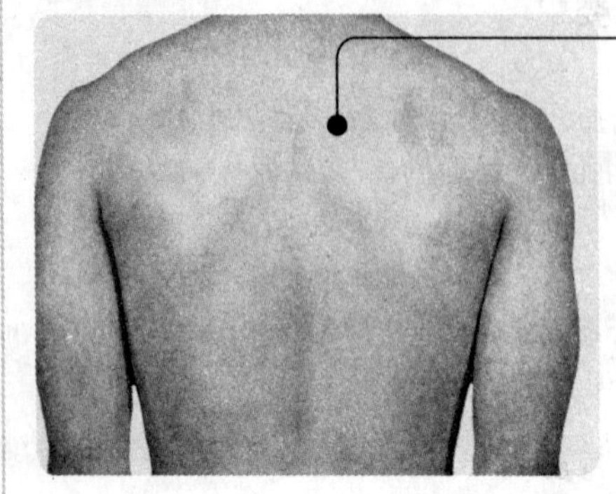

肺俞

快速取穴：取坐位，由颈背交界处椎骨的最高点（第7颈椎）向下数3个椎骨（第3胸椎），引一垂线，再从肩胛骨内侧缘引一垂线，两条垂线之间距离的中点处，按压有酸胀感。

主治：发热、咳嗽、气喘、慢性支气管炎、咯血、胸满、骨蒸潮热、盗汗、落枕、鼻塞、肩背痛。

程博士——分症解读

痘在前额

前额属心，因心为君主之官，火性炎上，当居高位，又因心主神志，前额内应大脑额叶，与思维情感密切相关。此处长痘，多因思虑过度，烦躁失眠使心火过旺所致。（注：两眉与前发际之间都叫前额，但此处前额，特指两眉间，因足阳明胃经上额交督脉于前发际正中，故眉上至发际实属阳明，当细辨之。）

中冲为手厥阴心包经井穴，位于中指末端最高点，少冲为手少阴心经井穴，位于小指末节桡侧，指甲根角侧上方0.1寸。刺血此二穴可清泻心火，用于治疗长在前额的痘。

痘在太阳

两侧太阳穴，为手少阳三焦经和足少阳胆经经过交会之处，多与外感风热邪气相关。

关冲为手少阳三焦经井穴，位于无名指尺侧爪甲角根部。耳尖为经外奇穴，取穴时折耳向前，于耳郭上尖端处。刺血此二穴可泻少阳风热，用于治疗长在太

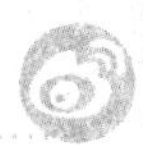

阳穴的痘。此外，因三焦经循行绕耳周，入耳中，故耳内长痘亦为三焦有热之象，也可刺血关冲和耳尖。

痘在左颊

左颊属肝，肝主疏泄，故此处长痘，多与情志刺激、压力过大使肝气郁结日久化火相关。

关冲为手少阳三焦经井穴，位于无名指尺侧爪甲角根部。行间为足厥阴肝经荥穴，位于足背，第1、2趾间，趾蹼的后方赤白肉际处。刺血关冲并掐行间可清泻肝火，用于治疗长在左侧脸颊的痘痘。

痘在右颊

右颊属肺，此处长痘，多因外感内伤使肺阴受损或肺卫蕴热有关。

少商为手太阴肺经的井穴，位于手指拇指末节桡侧爪甲角的根部。鱼际为手太阴肺经的荥穴，位于第1掌骨桡侧中点赤白肉际处。刺血少商并掐鱼际可泄肺经之火，用于治疗长在右侧脸颊的痘痘。

痘在鼻周

鼻周为手足阳明经气血交接之所，手阳明大肠经环绕口唇后，左之右，右之左，夹在鼻孔两边。足阳明胃经在鼻孔边迎香穴接手阳明大肠经夹鼻上行至内侧眼角处，故鼻旁长痘多考虑胃肠有热。

商阳为手阳明大肠经井穴，位于手食指末节桡侧爪甲角的根部。内庭为足阳明胃经的荥穴，位于足背，第2、3趾间，趾蹼缘后方赤白肉际处。刺血商阳并掐内庭可清泻胃火，用于治疗鼻周的痘痘。如伴小便黄赤，多属内热下注膀胱，可刺血拔罐委中清泻湿热。委中为足太阳膀胱经下合穴，位于腘横纹中点，股二头肌腱与半腱肌腱的中间。

痘在下颏

任脉，总任人体一身之阴，主胞胎。起于胞宫，出于会阴，行于人体前正中线，经过胞宫的投影区——关元，自下而上，止于下颏承浆。水性寒凉，肾水不足时津液不能上承，使虚火旺盛，下颏生出痤疮，但此时痘痘多基底部不硬，无脓头，不红肿，故辨为虚火上攻。

照海为足少阴肾经腧穴，八脉交会穴，位于内踝高点正下缘凹陷处。劳宫为手厥阴心包经荥穴，取穴，握拳，中指尖下是此穴。点按此两穴可滋阴清热，用于治疗长在下颏的痘痘。

后头发际

足太阳膀胱经行于人体后头部和躯干背面，大椎在人体后正中线上，低头时颈部最高起的骨性突起（第7颈椎棘突）下方凹陷处，为督脉穴，亦为人体所有阳经汇聚之穴，故称为诸阳之会。当热邪壅盛，太阳经郁滞时，可在大椎刺血拔罐，以激发阳经之精气，疏通壅滞的气血，清泻血中瘀热，治疗长在后头发际的痘痘。

痘长满脸

多为五脏失衡，脏腑蕴热的表现，因肺主皮毛，故不论标本主次，先从肺热论治。

肺俞为肺之背俞穴，位于第3椎棘突下旁开1.5寸。肺主皮毛，刺血肺俞、少商可清泻肺热，用于治疗满脸痘痘。此外如果前胸后背起痘痘，则多为心肺上焦功能失常，也可肺俞加膈俞刺血，痒甚湿热明显加刺委中。

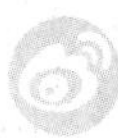

粉丝体验

@苗条胖胖： 发际和额头长痘是怎么回事？（可以排除清洁不干净、化妆）

@程氏针灸_程凯 前额长痘属心火，可中冲、少冲刺血，痘在后头发际内可大椎刺血拔罐。中冲位于手中指末节尖端中央，少冲位于手小指末节桡侧指甲根角处（靠近其余四指的指甲根角处），大椎在后正中线上，低头时颈部最高骨性突起的下方凹陷处。

@糖糖葫： 最近长好多痘，左脸严重，右耳朵里面不停地破了好了又长！右脸，额头，鼻，下巴，眉毛处均会不定期冒几颗！总有闭合的粉刺和又红又疼的包！这个现象是什么原因？是肺还是肝的问题！求方法。@程氏针灸_程凯，谢谢！

@程氏针灸_程凯 #痤疮#痘在左脸属肝火，可关冲刺血，掐行间。痘在右耳属三焦有热，可关冲基础上再配合耳尖刺血。前额长痘属心火，可中冲少冲刺血。下巴长痘属肾水不足虚火上攻，当点揉涌泉、太溪和照海。到处都长，则五脏失衡，建议先少商、肺俞刺血以治其标，再辨证选穴治其本。

@俗人一个： #提问#耳朵里长疙瘩是啥情况？下去了又长了！

@程氏针灸_程凯 #耳内生疽#三焦经从耳后入耳中，耳内长疽，多是三焦有热的表现，建议患侧耳尖、关冲刺血，平时注意调控情绪，如耳内或耳后出现明显疼痛，应及时就医。

@小迷糊ing： @程氏针灸_程凯 前胸后背痒而且长包，已有厚皮。怎么办？

@程氏针灸_程凯 #痤疮#前胸后背对应上焦心肺，痒为血热之象，此时当肺俞、膈俞、委中刺血拔罐，以及少商刺血。如果仍未明显改善，建议面诊综合判断。

@程氏针灸_田素领： #56岁的痤疮患者#昨日跟随程老师出诊，遇一56岁因面部痤疮就诊的女患者。该患者自述停经后颜面部开始起痤疮，色红无脓微痒，多发于前额眉心及鼻两侧，舌淡苔薄脉细数。综合判断属肝肾阴亏于下，心肝火旺于上，故关冲、中冲刺血以治标，太溪、照海、太冲点按滋养肝肾之阴以治本。

@程氏针灸_程凯 #痤疮#更年期病机是阴亏于下阳亢于上，多烦躁多梦，但亦会见颜面痤疮，此例以痤疮发作部位、形态，结合舌脉诊为虚火上炎，治以滋阴清热而获效。前日治一18岁女孩，痤疮满脸，上浮白色脓头远远望去油光满面，体毛多，精力旺，此为体内有湿热实火，清利湿热为法，今脓头已收，辨证论治啊！

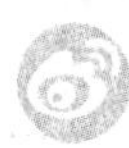

@小迷糊ing： @程氏针灸_程凯 程老师，请教：呼吸道感染，发热3日，咳嗽很“深”。随之，后背及两肩胛之间忽发大片“痘痘”。咳疾已愈。但医院开的痘痘（痤疮）药无效。已3周。该如何应对？深谢。

@程氏针灸_程凯 #好痘痘#难道还有好痘痘？此例中，呼吸道感染引起发热咳嗽，属中医肺热，而后背两肩胛间正属肺脏问题反应区——肺俞，此处出痘，而咳疾愈，当为肺热透表之象，肺热一清，背痘自消，切不可乱抹药影响肺热透发，反而应在附近阳脉汇聚之大椎穴处刺血拔罐，辅助清热，顺便消痘。

穴药来帮忙——穴位速记口诀

痘印消除，做到五步，一养气血，二调月经，
三畅情志，四敷中药，五施微针，内外结合。

+关注 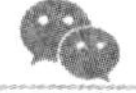

@程氏针灸_张鄂： 祛除痘印需做到五点：第一需气血不亏，养足气血方能化瘀消印。第二需月经正常（女性），祛痘印要结合月经周期的不同阶段养血活血。第三需情志顺畅，情志不舒则肝郁气滞，痘印难除。以上三点为内调，可针药结合。第四需根据面部肤质调制中药外敷。第五需在痘印周围施以微针，以上两点为外养。

+关注

@程氏针灸_程凯 有痘有印有方法！驱除痘印穴位可常按合谷、曲池、血海、足三里。

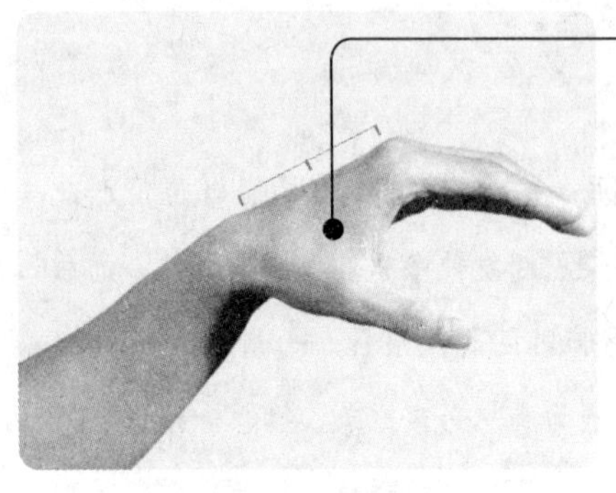

合谷

快速取穴：以一手的拇指指间关节横纹放置在另一手拇指，食指之间的指蹼缘上，在拇指尖下。

主治：外感头痛、头晕、目赤肿痛、鼻渊、鼻衄、牙痛、牙关紧闭、耳聋、面瘫、面肌抽搐、咽肿失音、恶寒、发热、热病无汗、多汗、痛经、经闭、胃痛、腹痛。

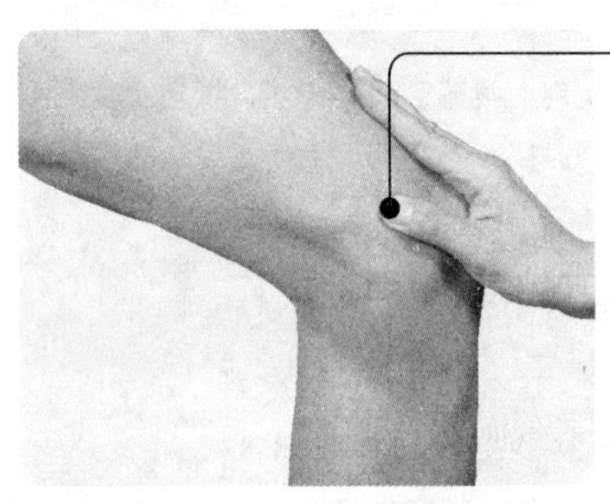

血海

快速取穴：侧坐屈膝90°，用左手掌心对准右髌骨中央，手掌伏于膝盖上，拇指与其他4指约成45°，拇指尖所指处。

主治：月经不调、痛经、经闭、湿疹、荨麻疹、隐疹、丹毒、神经性皮炎、膝关节炎、下肢溃疡。

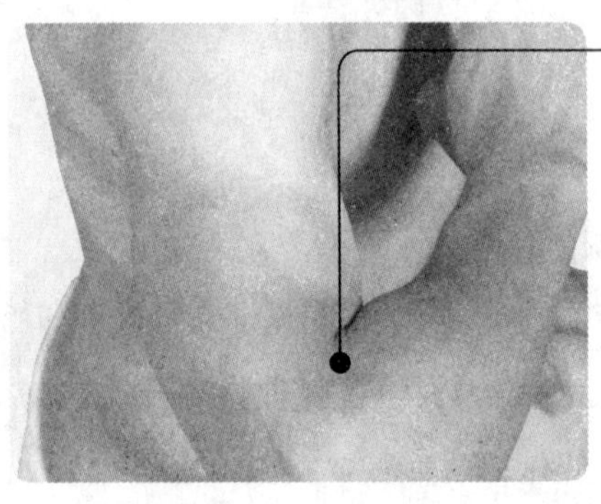

曲池

快速取穴：屈肘90度，肘横纹外侧端外凹陷中即是，按压有酸胀感。

主治：热病、咽痛、目赤肿痛、视物不清、牙痛、半身不遂、肩痛不举、膝关节肿痛、头痛、头晕、月经不调、隐疹、疥疮、丹毒、腹痛、吐泻、癫狂、瘰疬。

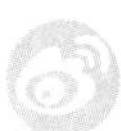

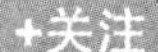

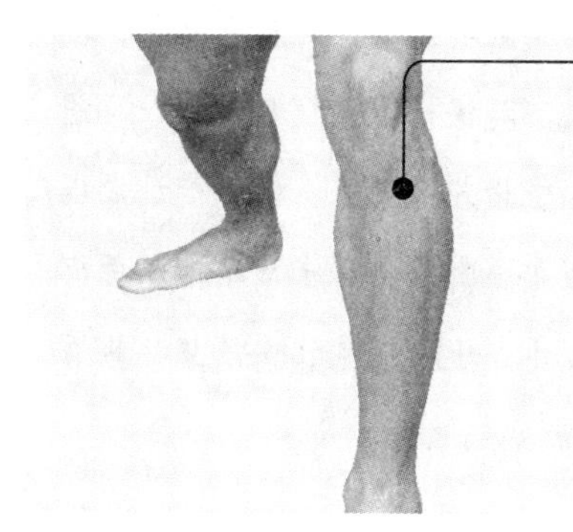

足三里

快速取穴：坐位屈膝，取犊鼻，自犊鼻向下量4横指处（即3寸），按压有酸胀感。

主治：胃痛、呕吐、消化不良、腹胀、肠鸣、泄泻、痢疾、便秘、乳痈、虚劳羸瘦、咳嗽气喘、心悸气短、乏力、头晕失眠、癫狂、膝关节疼痛、脑卒中偏瘫。

粉丝体验

@海天之恋666： 程博士你好，寻常痤疮多年了，刺激哪些穴位会好些?

@程氏针灸_程凯 少商刺血，肺俞刺血拔罐，多点揉曲池、合谷。

@指尖de精灵： @程氏针灸_程凯 程老师，我都27岁了，战痘多年，最近是双脸颊及脸颊边缘，还有满背都有痘痘哦，简直无奈！请老师指导哦！拜托了！

@程氏针灸_程凯 #痤疮#痘痘久治不愈，不仅是单一脏腑问题，多为五脏失衡，从位置上判断，应肺胃有热，肝胆有火，建议找医生综合治疗，可用背部腧穴刺血拔罐，手指井穴刺血，体针辨证调理内在脏腑功能，中药面膜配合面部手法清洁局部皮肤，面部微针消除痘印，中药理气化瘀清热。推荐@程氏针灸_申莉丽。

@程氏针灸_程凯 #痘印#可以采用面部美容微针浅围刺法，结合一些祛斑中药制作的面膜，配合手法按摩和理气化瘀中药治疗，效果还是不错的。推荐@程氏针灸_申莉丽。

@宋坪： 使用过，有效。

医道菩提

一天，开车在长安街上，突然一辆车狠狠地别了我一下！吓得我出了一身冷汗！谁啊，怎么这么开车，一定要理论理论。正巧前车停在了西单路口等红灯，我一脚油门，轰地停在了他的左侧，正准备摇下车窗，突然看到那车内的司机是个三十岁左右的小伙儿，面对我的左侧面颊上此起彼伏的一层层红红的大包，有的还泛着白色脓头，肝火旺盛啊！算了，不理论了，省得打架。哈哈，类似的故事还有很多，我曾经在北京外企服务集团（FESCO）的人力资源经理俱乐部活动中，给众多HR传授面部望诊经验，说如果看到下属前额长痘，而其他地方不长，要赶紧抓过来谈谈心，因为前额属心，心火旺盛，人家可能遇到难处啦！

当然，面部痤疮位置与脏腑功能间的对应关系，还可以分得更细致，大家可

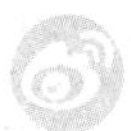

以在网上搜一集我参与过的电视节目，我记得有一集是东方卫视第一财经的“健康大财富”，节目中随机请上来一个摄像小伙儿，我根据他长痘的部位，准确地分析其生活习惯，有兴趣的朋友自己找来看看吧。

Part 14 再忙也要动动，颈肩背痛就不会找上你

最近工作特别忙，早上一起来，还落枕了，颈肩僵硬、头晕恶心，啥都干不了。

找穴药——臂合阳、手三里、肘髎……

本节所指的颈肩背痛，包括肌肉痉挛引起的疼痛（如落枕）、扭挫伤引起的肌肉肌腱无菌炎症（如筋膜炎）引起的疼痛、颈椎病引起的疼痛。

颈肩背部的肌肉，一方面要维持头颈的稳定性，所以多层肌肉错综交叉，同时又要保持头项的灵活性，所以频繁收缩，容易劳损。肌肉的长期痉挛，才会逐渐造成其在颈胸椎及肩胛骨的附着处的肌腱劳损炎症、骨质增生，进而压迫神经血管，引起严重问题。

治骨先治筋，本节总结了三个可以缓解颈肩背痛的经验效穴，它们分别是：臂合阳、手三里和肘髎。

穴药来帮忙——穴位速记口诀

颈肩背痛，点**臂合阳**，左痛点右，右痛点左。

+关注

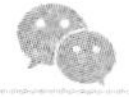

@程氏针灸_程凯 #穴位每日谈#在电脑前坐了一天的你，是不是觉得颈肩部肌肉僵直酸疼？若长期伏案不注意休息，很容易出现颈肩肌肉劳损，严重者颈椎活动受限，上肢麻木不适。怎么缓解呢？平时要注意不要保持同一姿势太长时间，另外，我们前臂有个臂合阳可以缓解疼痛哦！

+关注

@程氏针灸_程凯 传说中的龙抬头，早哦，朋友们！试试拇指尖用力点揉前臂内侧，肘横纹中点向下2～3指处，肌肉的缝隙内，出现麻感为佳，同时活动颈项，轻松感立即出现，治疗颈肩僵硬疼痛，龙抬头也。

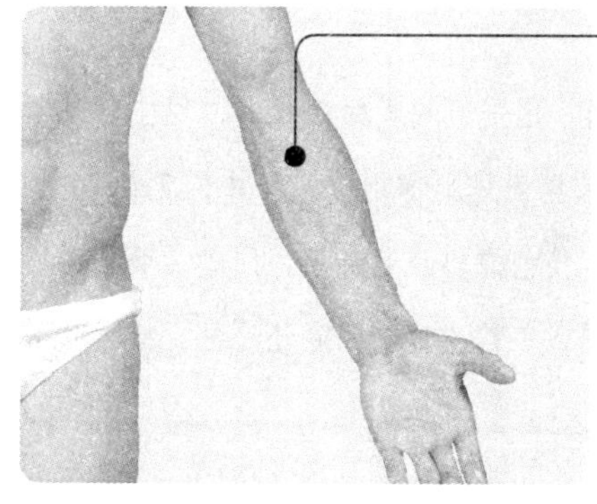

臂合阳

快速取穴：上肢内侧肘横纹中点处向下（即向腕的方向）2～3横指，即前臂的正中间取臂合阳。

主治：颈椎病、肩周炎、肩膀疼痛等。

+关注

@程氏针灸_程凯 #穴位每日谈#肩膀疼痛时，可能是颈椎病或者肩周炎。怎么办呢？臂合阳穴可帮忙缓解。臂合阳在上肢内侧肘横纹中点处向下（即向腕的方向）2～3横指处，即前臂的正中间取穴。

程博士——分症解读

臂合阳这个穴位是程氏针灸通过多年的实践经验得出的，在人的手臂上，治疗颈肩疼痛的效果和合阳穴一样神奇，连位置都差不多，所以我们家将它称为“臂合阳”。治疗时注意对侧取穴，即左边肩疼取右臂合阳，右边肩疼取左臂合阳，两肩皆疼则取双侧臂合阳。

粉丝体验

@glowworm蓝： 程大夫好。我左臂不能向后向上用力，稍使劲，上臂靠肩处都酸痛，前几个月左手不能正常活动，怎么办呀?

@程氏针灸_程凯 这是肩周炎的症状啊，现在可以用力点一下对侧前臂正中，即肘横纹正中向下约2横指处的臂合阳穴，使前臂出现麻电感，同时活动患侧肩部，会缓解疼痛，但解决这一问题还要进行骨伤针灸专科治疗啊。

@薄荷扣： 程师，功德无量，非常感谢您的无私。上次您说的治脊椎，能让脊椎轻松的穴位，我有试，就是手臂肘横纹下2～3横指的地方。我两臂那个部位附近都有大硬块，连揉了两天后，硬块松软了，神奇的是大椎轻松了很多，也不疼了。太感谢您了！

穴药来帮忙——穴位速记口诀

颈肩不适，点**手三里**，急性落枕，快速缓解。

+关注

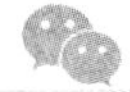

@程氏针灸_程凯 今天北京万里晴空，朋友们的心情都很不错吧。趁着午休时间多按按手三里，缓解缓解颈肩部的不适吧。手三里在肘横纹下约3横指的位置，操作时拇指指端点揉穴位，1～2分钟，局部有酸胀感为佳。以后颈肩部不舒服的时候，就可以点揉。

程博士——分症解读

手三里属手阳明大肠经，有通经活络、清热明目、调理肠胃之功，是治疗肩颈部不适的经验效穴。位置在前臂背面桡侧，当阳溪与曲池连线上，肘横纹下2寸。落枕时，可在此处找到明显的条索或结节，此时弹拨手三里可快速缓解疼痛。

粉丝体验

@刺儿菜： 有一段时间工作很忙，我们领导也忙得不行，总是说他肩膀、后背累得难受。记得在《百年养生经》里有那段，记不太清了，叫什么“绳子头”的，手三里穴，我给他指了地方让他按，他说真的不那么痛了，还让我把书借给他看。以后肩膀脖子不舒服按一按手三里穴，效果很不错的。

穴药来帮忙——穴位速记口诀

肩周炎症，掐点**肘髎**，活动肩部，即刻止痛。

+关注 

@程氏针灸_程凯 肩周炎急性炎症期，以疼痛红肿症状为主，此阶段针灸治疗效果多佳。自我锻炼可掐点患侧肘髎穴3～5分钟，再活动肩部，大多数可立刻增加活动度。

+关注

@程氏针灸_程凯 #穴位每日谈#肘髎，位置在屈肘时，曲池穴外上方1寸（上臂内收时，从腋窝形成的缝纹到肘横纹的距离，定为9寸，按此比例寻找），当肱骨边缘处。在夏天，很多人都受不得空调、风扇的吹，热得厉害，就是不敢吹，这是肩周炎。这个穴位点按，有助缓解肩周炎引起的肩关节的疼痛、粘连而造成的关节活动受限。

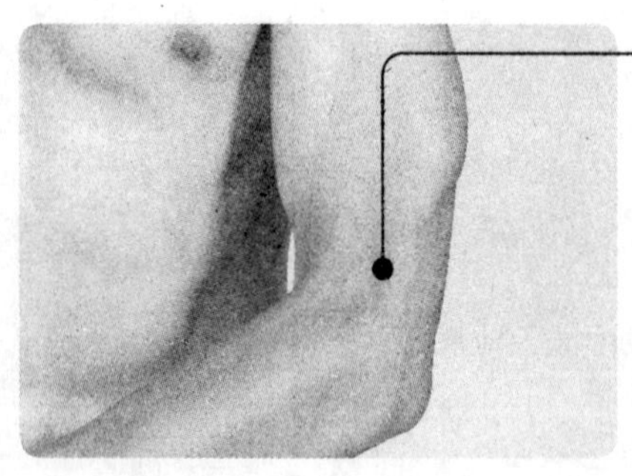

肘髎

快速取穴：在臂外侧，屈肘，先取曲池穴再向上量1横指处，在肱骨边缘处。

主治：肘臂酸痛、麻木、挛急、上肢神经痛、麻痹、风湿性肘关节炎。

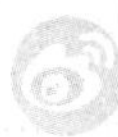

程博士——分症解读

肘髎穴亦属手阳明大肠经，擅长疏经活络，治疗颈肩肘臂部酸痛麻木挛急。髎，骨节空隙处之义，即气血运行的通道孔隙。李时珍《奇经八脉考•释音》曰："髎音寥，骨空处也。"位置在臂外侧，屈肘，曲池上方1寸，当肱骨边缘处。

肩周炎的急性疼痛期，因疼痛而功能活动受限，此时掐点肘髎，可快速止痛，肩痛即止，活动马上改善。

粉丝体验

@普小五：昨天中午抓紧时间看了一期程凯关于颈椎的视频，按着肘髎再活动颈部，就没再晕乎过了，太好了，太感谢了。

@程氏针灸_程凯 #颈肩不适#点肘髎：将拇指指尖立起，掐点此穴，有酸胀麻的感觉，颈肩症状严重者此处会有条索，同时轻轻活动僵直的颈肩，马上就有轻松感，工作半天了，累了就试试吧！

穴药来帮忙——穴位速记口诀

落枕颈痛，点手三里，循经取穴，后溪合阳；

奇穴落枕，与臂合阳，如要奇效，肘髎痛点。

+关注 

@程氏针灸_程凯 落枕不要紧，就点手三里。三里非三里，臂弯肘横纹下2寸。拇指立起，指尖用力点按持续约3分钟。如要加强效果，还可点按后溪穴，或将后溪穴的位置定在桌子边上，来回滚动按摩两三分钟。

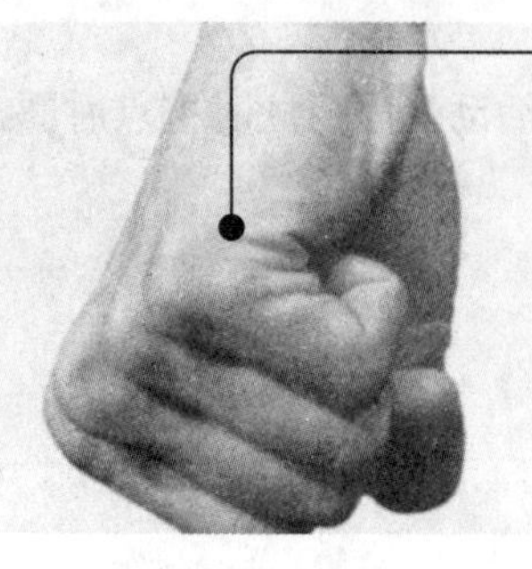

后溪

快速取穴：仰掌握拳，在手掌尺侧，第5掌指关节后的远侧掌横纹尽头赤白肉际处。

主治：头项强痛、失眠、疟疾、手指及肘臂挛急、脑卒中、癫狂、痫症、耳聋、目赤、盗汗、荨麻疹、腰扭伤。

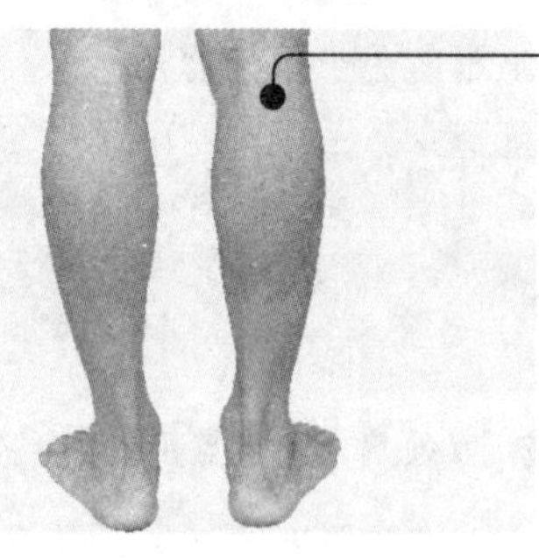

合阳

快速取穴：俯卧位，在小腿后区，于腘横纹中点，委中穴直下约2横指处，按压有酸胀感。

主治：腰脊强痛、下肢痿痹、疝气、崩漏、月经不调、小腿疼痛、脑血管疾病后遗症。

+关注

@程氏针灸_陈均洁： 有个朋友工作中遇到难题请我帮忙，回头和我说话时用手扶着脖子，咧着嘴对我说——落枕了！手边没有针具，以指代针吧，重按落枕穴，同时左右轻转颈部，5分钟后颈痛明显减轻。（若出现寰枢关节脱位，切不可擅自处理，要去正规医院诊治）

+关注

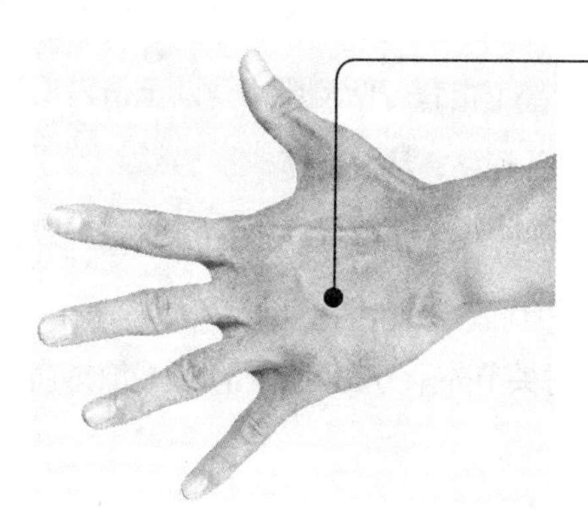

落枕

快速取穴：在手背上食指和中指的骨之间，用手指朝手腕方向触摸，从骨和骨变狭的手指尽头之处起，大约1指宽处，按压有强烈痛感，就是落枕穴。

主治：落枕、手臂痛、胃痛。

+关注

@程氏针灸_程凯 #体验#早上起来，不幸脖子僵硬疼痛，落枕了。没关系，咱有穴位，弹拨了手三里，掐点了臂合阳，再点后溪、合阳，居然只是轻微缓解。常规选穴效果不明显时，则要仔细探查，寻找经络敏感点，而临床中我常在肩周炎患者的肘髎穴发现痛点并针刺，往往一针而麻至指尖，于是找肘髎，点揉弹拨，现在脖子好多啦！

程博士——分症解读

落枕因睡眠姿势不正或枕头高低不适，或因负重，颈部过度扭转，使颈部脉络受损，或风寒侵袭颈项背，寒性收引，使筋络拘急，颈部筋脉失和，气血运行不畅，不通则痛。典型症状包括颈项疼痛，活动受限，头向患侧倾斜，项背牵拉痛，甚则向同侧肩部和上臂放射。

手三里是手阳明大肠经穴，是治疗落枕的经验效穴，大肠经循行过颈肩。后溪为手太阳小肠经穴，位于微握拳，第5指掌关节后尺侧的远侧掌横纹头赤白肉际处，为八脉交会穴之一，通于督脉，督脉上贯背脊。合阳为足太阳膀胱经穴，位于小腿背部中线，腘窝中点下2寸，膀胱经上贯背脊两侧肌肉。以上诸穴均为循经远端取穴，可疏调颈肩部经络气血，舒筋通络，活血止痛。

此外，还有两个经外奇穴，臂合阳和落枕穴。落枕穴是治疗落枕的特效穴道，因而得名。穴在左手背侧，当第2、3掌骨间，掌指关节后约0.5寸处。

如果以上穴位效果都不明显，可以在肘关节外上方的肘髎穴附近找敏感痛点进行弹拨，多获速效。

除针灸外，治疗落枕的方法还有颈部推拿、梅花针叩刺颈肌痉挛处等。

对于经常落枕的人来说，预防落枕更为重要。首先，用枕须适当。人生的1/3是在床上度过的，枕头的高低软硬对颈椎有直接影响，最佳的枕头应该是能支撑颈椎的生理曲线，并保持颈椎的平直。颈部保暖。其次，应注意颈部受寒冷刺激后会使肌肉血管痉挛，加重颈部板滞疼痛。再次，平时还要注意保持姿势正确。颈椎病的主要诱因是工作学习的姿势不正确，良好的姿势能减少劳累。最后，应避免损伤。颈部的损伤也会诱发本病，除了注意姿势以外，乘坐快速的交通工具，遇到急刹车，头部向前冲去，会发生“挥鞭样”损伤，因此，要注意保护自己。

粉丝体验

@程氏针灸_田素领： #梅花针缓解肌肉痉挛#小美女今年8岁，早上做操的时候把脖子扭了，不能转头，只能歪着脑袋上课写作业。正好带着梅花针来治眼睛，就用梅花针在脖子最疼的点（大多有一个痉挛的结节）轻轻地叩刺，每叩5分钟就让她慢慢扭扭头，再叩叩，再扭扭，大概15分钟，小美女的脑袋就能转动多一半啦。

@程氏针灸_程凯 长期颈肌痉挛还会导致颈源性偏头痛、高血压、眩晕、耳鸣等问题。轻者或初发者用梅花针轻轻叩刺即可缓解，重者病程长者，可以用董福慧老师的铍针治疗。

@一路妈两路妈三路开始打达麻： 前两天落枕，头也不能转，疼痛不止。到大诚门诊袁老师那儿，推拿贴耳穴。睡了一晚好了九成，手到病除。厉害啊！只是推拿时非常痛苦。越来越迷恋中医了。

@程氏针灸_程凯 这是今天收到的第二封表扬@大诚_上海袁霆坤医生的表扬信了。如不能左右回顾加取肘髎。

医道菩提

近年来，关注健康的朋友越来越多，于是我接到的企事业单位健康讲座邀请也越来越多。健康讲座，听众最怕听大道理，更希望互动，解决自身问题，所以我每次都结合听众的提问，边解答问题，边教一些共性的解决方法。（PS：这其实挺考验一个医生的综合知识和现场的应变能力，压力挺大的）

而几乎每次讲座现场，都有朋友提出关于颈肩疼痛的问题，我每每都直接把提问者请上台来。

一次讲座中，一个小伙子问了这个问题，被我请上台来。我问他：“你上来后悔么？”

“为什么后悔？”他一脸疑惑。

我拿出一根6寸长针吓唬他，问他怕不怕扎，趁小伙子不知所措间，我用另一手的拇指在其臂合阳、肘髎、手三里等穴处探找阳性反应点，调侃之间，其实穴位已经刺激完了，此时再让其活动颈肩，颈肩酸沉感明显减轻，甚至有一股热流放散开来。

这个方法屡试不爽，给我的讲座亦增色不少，大家笑谈间记住了这个实用的保健方法。

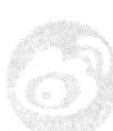

Part 15 老是觉得累也是病，这里有好办法

正值壮年，有时候就觉得累得说话都烦，一天也没干啥，去医院检查一切还都正常，医生说这是慢性疲劳综合征，长此以往也是病？

找穴药——大包、肩井、风门……

慢性疲劳综合征是一种以长期疲劳为突出表现，同时伴有低热、头痛、肌肉关节疼痛、失眠和多种精神症状的一组症候群，体检和常规实验室检查一般无异常发现，多由精神压力、不良生活习惯、用脑和体力过度劳累及病毒感染等因素导致。

这里主要介绍理大包、拿肩井两种能赶走疲劳，使人神清气爽的方法。

穴药来帮忙——穴位速记口诀

常理**大包**，健脾益气，提神醒脑，加**四神聪**。

+关注 

@程氏针灸_程凯 健脾益气抗疲劳法：理大包，两手握拳，拳头正面顶在腋窝下大包穴上，轻轻用力在穴区附近旋转按揉，同时吸气挺胸、向后收缩两肩，并尽量向后仰头。操作十几秒钟后放松几秒钟，再重复操作5～8次，可以迅速缓解疲劳。大包是脾经终末穴位，在腋窝直下约两拳的位置上，第6肋间隙内，位于我们身体的侧面。

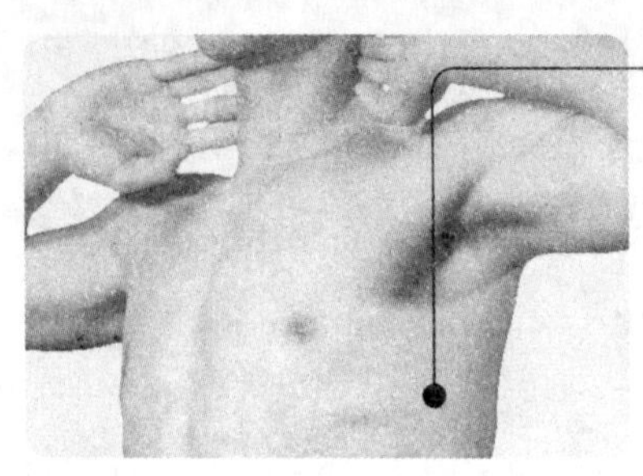

大包

快速取穴：仰卧位，在腋中线上，于第6肋间隙，按压有酸胀感。

主治：胸胁痛、气喘、全身疼痛、岔气、四肢无力、肋间神经痛。

+关注

@程氏针灸_程凯 理大包，点按四神聪助朋友们更快进入工作状态。大包在侧胸部腋中线上，第6肋间隙处；四神聪在头顶部百会（两耳尖两线中点）前后左右各1拇指横指的位置。理大包：两手握拳，拳头正面顶于大包处，轻轻用力在穴位及附近旋转按揉，同时挺胸，向后收缩两肩，并尽量向后仰头，约1分钟，重复3～5次。点按四神聪：指尖置于穴位处点揉1～2分钟，局部酸胀感为宜。

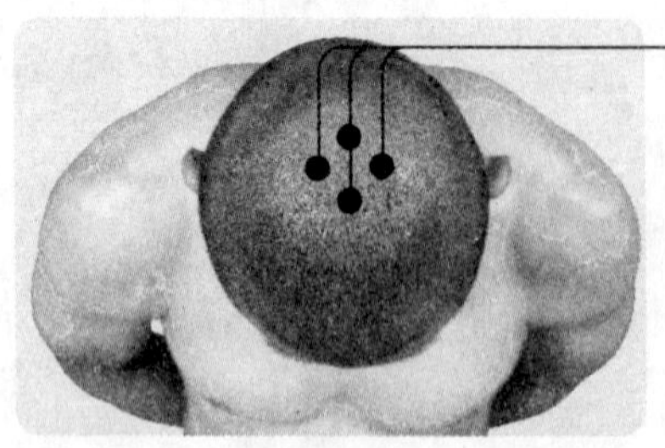

四神聪

快速取穴：正坐位，在头顶正中的凹陷中取百会穴，百会穴前后左右旁开1寸取四神聪。

主治：头痛、目眩、失眠、健忘、癫痫、脑卒中偏瘫、耳聋、眼部疾患。

程博士——分症解读

脾主运化水谷，我们一出生就需要借助于水谷精微的滋养生长发育，所以说脾是我们人体的后天之本，其所吸收的水谷精微经过脾的升清作用布散于四肢肌肉，四肢才能强健有力，若脾虚，就会出现四肢乏力、神疲倦怠等症状。

大包为脾之大络，布于胸胁，包罗全身。病变时，实则浑身尽痛，虚则全身关节松弛无力。大络者，统领阴阳也。十二正经之络，多横走以各络表里，任脉之络下行，督脉之络上行。脾之大络下行，胃之大络上行。上行者，统阳主气，下行者，统阴主血。对于持续劳作的人，尤其脑力劳动者很容易发生头昏体沉、腰背酸困疼痛、眼睛酸胀不适、记忆力减退等症状，都可以用理大包的方法快速赶走疲劳。

粉丝体验

@自由的鱼9： #体验#中午饭后实在是困，在办公桌上趴了会儿，越趴越困，突然想起理大包，坚持两分钟后立马精神百倍，困意全消。

@程氏针灸_程凯 饭后半小时再做，还健脾促消化。

@赖国礼8： #体验#昨天去闸坡游泳回来，今天犯困，按照程老师8月5日“穴位每日谈”所说大包穴轻轻按了一阵，还真舒服了些。

@程氏针灸_程凯 疲劳理大包，脾湿健运，人易疲劳，振奋脾气，当理大包。

穴药来帮忙——穴位速记口诀

提拿**肩井**，放松颈肩，缓解痉挛，清清井口。

+关注 

@程氏针灸_程凯 拿肩井：1.肩井在大椎和肩峰端连线的中点，肩部最高处。2.双手拇指张开放于两侧肩部正中的肩井穴，其余四指并拢与拇指呈握钳状，然后相对用力，节律性提捏肩部肌肉。3.注意：以指峰和指面着力，提的动作要缓和，用力要由轻而重，提捏要连贯，不能断断续续。连续提捏2~3分钟，还您一身轻松。

+关注

@程氏针灸_程凯 #穴位每日谈#连着上了7天的班，好不容易到了周末，很多人一定感觉到非常累。这里给大家一个缓解疲劳的方法：捏肩井。肩井位于大椎和肩峰之间中点，多条经脉交汇，是最容易累的地方，大拇指指腹和其他四指相对用力点提此穴可使整个人都感觉轻松起来。不妨和你的另一半相互捏捏吧。祝大家周末愉快。

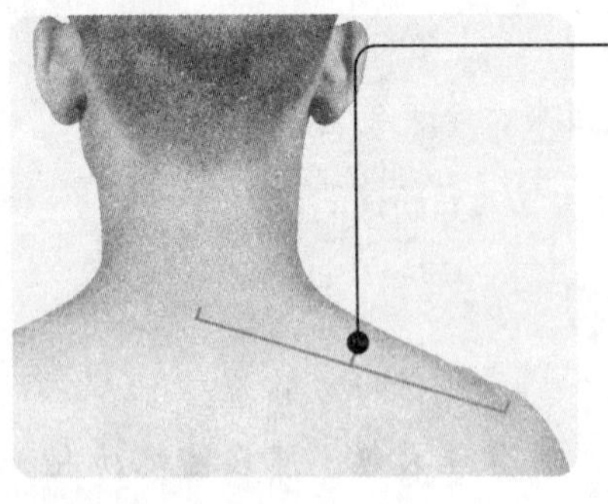

肩井

快速取穴：坐位，在肩上，大椎与肩峰端连线的中点上，向下直对乳头。

主治：肩背痹病、手臂不举、颈项强痛、乳痈、脑卒中、难产、疝气、高血压、脑血管疾病后遗症、乳腺炎、小儿麻痹后遗症。

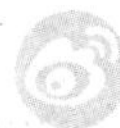

+关注

@程氏针灸_程凯 #新年快乐#今天是2012年最后一天，忙碌了一年，你感觉累了吗？可以拿拿肩井，当然最好是给你的家人、亲人、朋友拿一拿，这里是手足少阳经脉交替之处，也是颈肩部肌肉错杂之所，拿一拿，让颈肩放松放松，“井口”松弛了，才能一眼望到足心的“涌泉”。拿肩井，擦涌泉，祝大家新年肾气好生发！

程博士——分症解读

肩部是人体的重要枢纽之一，不管什么原因造成的劳累，都可以采用拿捏肩井来放松。每个人肩上都有一口“井”，肩井穴就是这口井的井口，而脚底的涌泉是这口井的源泉，人体气血从此喷涌而输送全身。要使身体条达舒畅，尤其颈肩部酸胀疼痛时，须清理一下这口“井”。有歌诀：“肩井穴是大关津，掐此开通血气行，各处推完将此掐，不愁气血不周身。”

肩井穴属于足少阳胆经穴位，在大椎和肩峰端连线的中点处。自我保健操作时，最简单的方法就是两手交替，用右手五指并拢微曲，以手腕部摆动，有节奏地敲打左侧肩井穴。然后左手敲打右侧肩井穴，或用拇指和食、中指相对用力，提拿肩井穴处的筋肉。这样反复多次，每天操作不限次数。

当然，让别人帮着提拿肩井，效果更好，更舒服哟！

粉丝体验

@水枪哥哥国医梦： 真是谢谢程凯老师，这个脾经的领导——大包穴，大包大揽的穴位，调理脾气虚弱非常好。作为支点后转肩对于肩井穴又是很好的放松方式，对于头颈部的转动也是放松，一举多得呀。

@程氏针灸_程凯 总结得不错哟！长期伏案工作，除了腰背部感觉不舒服，肩膀和颈部，是另外一个困扰很多人的地方。可让自己的家人或者朋友用双手的虎口捏肩膀，然后提起，称之为“拿法”，然后再点按肩井穴1～2分钟，最后再用虎口前后搓肩部，约100次，这样可以促进肩部的气血运行，缓解不适。

医道菩提

疲劳是每个人都会遇到的症状，特别是对于一些办公桌前长时间面对电脑工作的人。嘱咐他们起来活动活动吧，他们又说没场地，而且别人也不起来，自己总起来活动，不太好意思。

一次，到一家网络公司开会，这个公司替我们搭建了程氏针灸传承网络教育平台，可以让许多喜欢中医针灸的爱好者们，通过网络，没有时间和空间限制地观看我们的教学视频课程，自由学习知识。之所以选择这家公司合作，一方面是因为他们的技术在同业中的领先地位，另一方面也是因为这家高新技术企业的老板虽然是个年轻人，但却是个关注健康的人。

走进这家IT企业，看到一排排由标准隔断组成的办公区域，一群风华正茂的年轻人正在埋头工作。在近两个小时的工作会议中，我透过会议室的玻璃窗，看到几乎没有人起来活动，能够看到的是不断有人在揉自己的脖子，或是打呵欠。

临走之前，我主动跟这位年轻的老板说："让我教大家个保健方法吧！"于是，不一会儿，办公室里的一群年轻人，都握拳叉腰耸肩仰脖锻炼起来。

后来，这个年轻老板反馈，他自己也做了做，当天工作效率提高不少呢！

Part 16 女人，要美胸，不要增生

乳房最近总是有点胀痛，尤其每个月那么几天的日子里，明显感觉不舒服。

找穴药——天池、屋翳、天泉、天宗……

乳癖是指乳腺组织的非炎症也非肿瘤的良性增生性疾病，相当于西医的乳腺增生。多因情志不遂，肝气郁结，或冲任失调（内分泌失调），导致气滞痰凝血瘀而成。据研究资料表明：本病有一定的癌变危险，有乳癌家族史的患者尤应引起重视。

穴药来帮忙——穴位速记口诀

乳腺增生，乳胀乳痛，**天池屋翳**，

天泉乳根，**天宗**刮痧，L投影区。

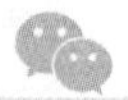

@程氏针灸_程凯 #穴位每日谈#乳房，不仅仅是女性哺乳的器官，还是女性美的重要体现。可是经期乳房胀痛、乳腺增生、乳腺发育不良、乳汁少等问题，让很多的女性都很痛苦。而中医针灸在治疗乳腺病方面，积累了丰富的经验。

+关注

@程氏针灸_程凯 #女性抗衰老#今天有朋友提到了天池穴治疗乳腺增生，的确，乳腺增生多见于乳房外上象限，但天池离乳头太近，点揉不易操作，推荐大家点揉乳头直上两肋，位于第2肋间隙内的屋翳和乳头直下一肋，位于第5肋间隙内的乳根，以及上臂内侧天泉。还可以在肩胛与乳房投影的重叠区内由内向外，由上而下呈L形刮痧。

+关注

@程氏针灸_程凯 天与极近，泉与泉同，天泉功效似极泉，唯乳腺增生疾病。//@大诚中医官方微博 #趣谈穴位# 天泉：天，指人的上半身；泉，水泉。泉为水所处，心主脉循此穴下行，似泉水下流。本穴在腋前纹头下2寸，居天位，又借用天上星名天泉，故名为天泉。用以心痛、咳嗽、胸胁胀痛、臂痛等病症。

+关注

@程氏针灸_程凯 #穴位每日谈#前一段，说了天泉、天池可以治疗乳腺增生，今天再给大家一个兼具催乳、消除乳腺增生的穴位——天宗穴。乳房在背部有一个投影区，乳腺增生、乳汁分泌少时，可选背部乳房投影区中央的天宗穴来刮痧。在患侧涂抹适量的艾草精油，用砭石刮痧板由上到下、由内到外进行刮擦，以出现红色砂点为度。

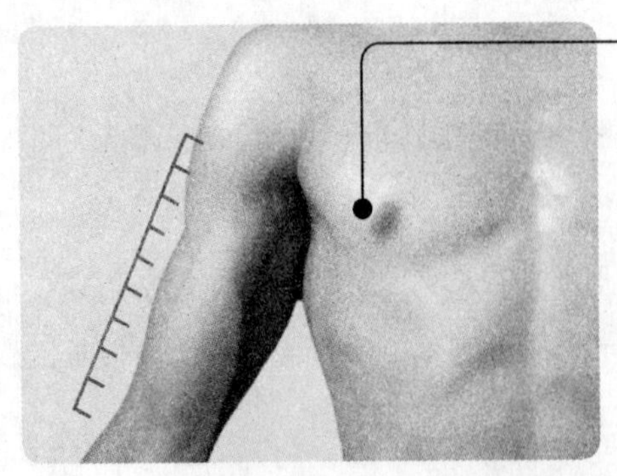

天池

快速取穴：侧坐位，在胸部，先取乳头下的第4肋间隙，再从锁骨中线外量1横指处，按压有酸胀感。

主治：乳痈、乳汁分泌不足、胁肋疼痛、肋间神经痛、咳嗽、气喘、呕吐、胸闷、腋窝淋巴结炎。

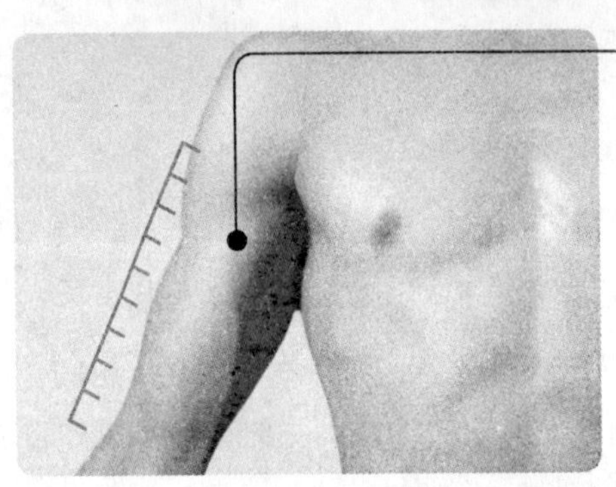

天泉

快速取穴：伸臂仰掌，在腋前皱襞上端与曲泽的连线上，腋前皱襞向下量2寸处，肱二头肌的长、短头之间，按压有酸胀感。

主治：心痛、心悸、咳嗽、胸胁胀痛、胸背及上臂内侧痛、肋间神经痛、臂痛、视力减退。

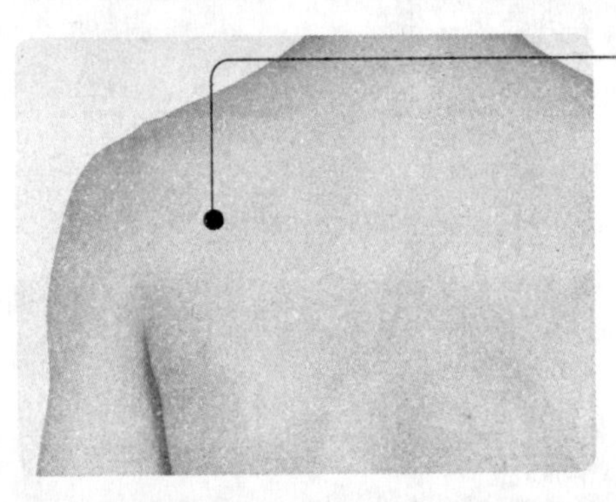

天宗

快速取穴：正坐垂肩，在肩胛冈中点与肩胛骨下角连线的上1/3与2/3交点凹陷中，按压后有酸胀感。

主治：肩胛疼痛、气喘、乳痈、胆囊炎、落枕、肘臂外后侧痛。

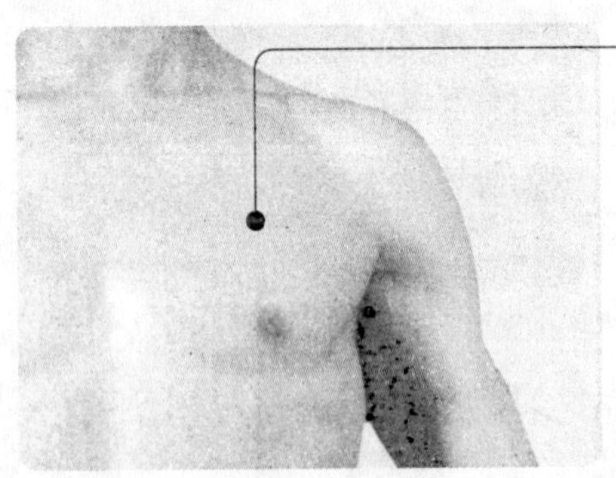

屋翳

快速取穴：正坐位，在胸骨上部略呈高起的地方叫胸骨角，与之相平的肋角为第2肋骨，其下为第2肋间隙，按压有酸胀感。

主治：咳喘、气喘、咳唾脓血、胸胁胀痛、乳痈、乳癖。

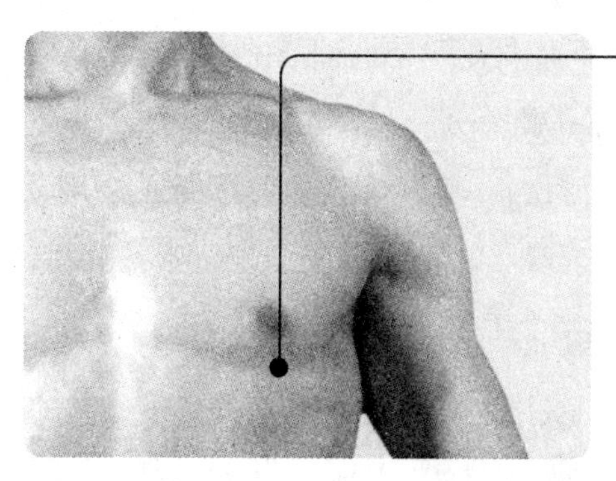

乳根

快速取穴：仰卧位，在胸部，男性当乳头直下，女性沿锁骨中线，第5肋间隙，距前正中线4寸，按压有酸胀感。

主治：乳痈、乳癖、乳汁少、胸痛、咳喘、肋间神经痛、臂丛神经痛。

程博士——分症解读

乳腺增生是临床最常见的乳房疾病，好发于25～45岁的中青年女性。疾病的特点是单侧或双侧乳房疼痛并出现肿块，症状与月经周期和情绪变化相关。肿块大小不等，边界不清，质地不硬，活动度好，多数位于乳房的外上象限（即外上侧）。乳房疼痛以胀痛为主，可有刺痛或牵拉痛，常在月经前加重，经后减轻，或随情绪波动而变化。

乳腺增生，与肝气不舒有密切的关系，肝经散布胸胁，贯穿乳房。肝气不舒，就会导致气血运行受阻，痰湿停聚，痰瘀互结，而成结节。因为当情绪出现异常时，或者在月经前，气血瘀滞的状况有所加重，所以会在情绪波动时和月经前加重。

屋翳位于乳头直上，第2肋间隙，属足阳明胃经。屋，指地面的建筑。翳，指用羽毛做的华盖或遮蔽之物，此穴为胸部提供防御外邪的屏障。擅长治疗胸胁胀痛、咳嗽、气喘、乳痈。

乳根位于乳头直下，第5肋间隙，亦属足阳明胃经。穴名的意思是本穴为乳房发育充实的根本。有通乳化瘀、宣肺利气之效。

天泉属手厥阴心包经，位于臂内侧，当腋前纹头下 2 寸，肱二头肌的长、短头之间。天与极近，泉与泉同，天泉功与极泉，但多了一个作用就是治疗乳胀乳痛，这是因为手厥阴心包经循胸出胁，经过乳旁。

天宗属手太阳小肠经，在肩胛部，冈下窝中央凹陷处，即肩胛冈下缘与肩胛骨下角之间连线的上、中1/3的交点，平第4胸椎棘突下缘。功效舒筋活络，理气消肿。擅长治疗肩周炎等肩背部疾病及乳腺疾病。而天宗穴周围5厘米的区域大致是肩胛与乳房投影的重叠区，即背部的乳腺反射区，在此区域内进行L形刮痧有活血通络、消肿止痛之功，有利于乳腺增生肿块的消散。

粉丝体验

@悠悠_慢生活： 程博士好，有个问题就是关于乳腺增生的，我学会了您教的L刮法，效果挺好。

@程氏针灸_程凯 还可以配合乳房内侧各肋骨与胸骨交叉处的夹角缝隙内的点揉，很酸的，还有乳根、屋翳等穴位，在乳房附近。另外，这样的点揉，如果手法得当的话，不仅可以有助消除乳腺增生，还有丰胸的效果呢。

@MERRY ~ gJ： #提问#各位老师好！请问治疗乳腺增生有什么好办法吗?

@程氏针灸_程凯 乳腺增生的穴位保健法。转给刚才一位提问的朋友。@程氏针灸_程凯【天宗刮痧防增生】可在后背的天宗穴周围5厘米的区域进行刮痧。天宗穴位于后背肩胛骨冈下窝的中央。刮痧的时候使用刮痧板在此区域自上而下、自内侧而外侧进行刮痧，可有助于治疗乳腺增生。

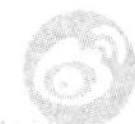

@2010ZZZZ： #提问#老师，我在电视里看到，治疗小叶增生，取两个穴就好了，靠谱吗？一个是肩井，还有一个是手臂当中的谷合（相类似的一个）？谢谢。

@程氏针灸_程凯 乳腺增生，可以点天泉、天池，也可以在肩胛骨正中的天宗穴周围5厘米范围自上而下、自内而外刮痧。

@crazywaterlilyer： #体验#加入程博士的微群有一段时间了，学习加实践现在到了收获季节，以前每次月经前乳房疼痛酸胀，学习程博士天泉穴位的方法，联系自己的情况把点按天泉穴位改为对天泉穴位刮痧，开始刮天泉部位都是紫色的，现在无论怎么刮也没有红肿，结果就是月经前后都没有出现乳腺的疼痛了，谢谢程博士。

@程氏针灸_程凯 天泉治乳腺增生。

@LifeLongLearning： 程老师真的有效！另发现在便秘时，感觉气向上涌，左边从左乳房的右上角斜向左肩头，再向下到左臂天府位置，沿此线路一阵一阵地疼，右边感觉气向上三角。

@程氏针灸_程凯 乳腺增生本就是气滞血瘀、经脉不通之象，一定会影响经脉的气血运行。看来你的经络比较敏感。

医道菩提

前几天，在位于东城金宝街的程氏针灸临床传承基地出诊，相对于程氏针灸的其他门诊来说，这里的中医针灸眼科和儿科是特色，我会不定期在这里会诊眼科和儿科的疑难病例。

一个9岁的小女孩得了近视，最近度数发展得比较快。会诊过程中我考虑到孩子青春期时生长发育快，可能会导致近视度数的增长过快，于是问她的妈妈，孩子是否已经来例假。孩子妈妈说虽然还没来，但应该快了，因为最近孩子经常说胸痛。

青春期，激素分泌旺盛，容易出现月经来潮前后胸痛乳胀的症状。我联想到天宗刮痧治疗乳腺增生的方法，遂探查孩子胸痛一侧的肩胛冈下窝，居然在天宗穴附近已经出现了一个明显的结节，遂1寸针浅刺两针，施程氏三才针法中的飞旋法5～6次。

一周后，孩子妈妈反馈说，孩子当晚回去胸痛的症状迅速减轻。

对症状初起的青少年来说，浅刺天宗与天宗刮痧，有异曲同工之妙啊。

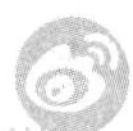

Part 17 难言之痛，找对方法也好办

怎么这么烦，经期总是很长，别人三五天，我却十一二天还是淋漓不尽，同样是女人，为啥不一样啊！

找穴药——大敦、隐白、气海、三里……

妇女不在行经期间，阴道大量出血，或持续下血，淋漓不断的，称为崩漏。凡发病急骤，暴下如注，大量出血的为崩；发病势缓，经血量少，淋漓不尽的为漏。崩与漏在病势上虽有缓急之分，在发病过程上又可以相互转化。

如因素体阳盛，或感热邪，或过食辛辣，或七情过极，五志化火，热郁于内，损伤冲任，迫血妄行；或大怒伤肝，肝炎内炽，血失所藏，而导致子宫异常出血者，辨证为实热。

如因思虑过多，或饥饱劳役，损伤脾气，脾虚则统摄无权，冲任不固，以致经血崩漏而下者，辨证为气虚。

本节介绍的方法主要用于由于卵巢功能失调所导致的子宫功能性出血，而生殖系统器质性疾病引起的经血过多，应用这些方法亦有一定效果，但应及时治疗原发疾病。

穴药来帮忙——穴位速记口诀

实热刺血，**大敦隐白**，气虚艾灸，**气海三里**。

+关注 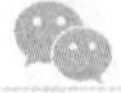

@程氏针灸_程凯 #穴位每日谈#调经隐白和大敦。隐白穴在大脚趾趾甲内侧趾甲根角处，大敦穴在大脚趾外侧趾甲根角处。分别属于脾经和肝经的井穴，可调理气血，调理月经。把艾绒搓成麦粒大小的艾炷，分别放在大脚趾两侧的大敦和隐白穴上，点燃艾炷，烧完为一壮，两穴各灸5~7壮。每天艾灸2～3次，连续灸一个月经周期。

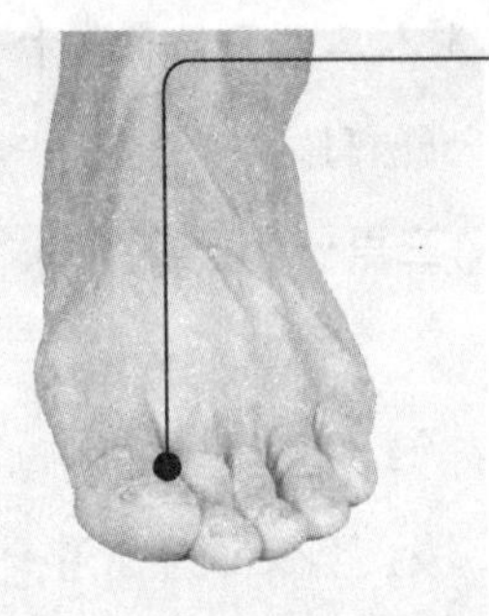

大敦

快速取穴：侧坐伸足或仰卧位，从足大趾甲外侧缘与基底部各作一垂线，两线的交点处，按压有痛感。

主治：昏迷、脑血管疾病后遗症、疝气、癃闭、遗尿、经闭、崩漏、月经不调、功能性子宫出血、阴挺、癫痫。

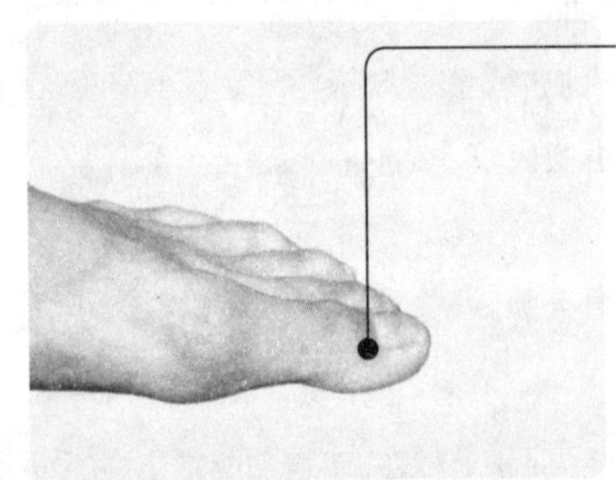

隐白

快速取穴：正坐，足着地，在足大趾甲内侧缘线与基底部线之交点处，按压有痛感。

主治：月经过多、崩漏、便血、尿血、牙龈出血、鼻衄、腹胀、癫狂、梦魇、小儿惊风。

+关注

@程氏针灸_程凯 艾炷快烧至皮肤时，即取下，换下一壮，因此灸隐白、大敦调经的方法，虽然是直接灸，但不是瘢痕灸，所以大家不用过于担心哟！

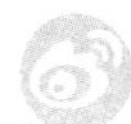

程博士——分症解读

实热证，主要症状是阴道骤然大量出血，或淋漓日久，血色深红，烦躁不能入眠，头晕，舌质红苔黄，脉数。其证要点为热盛，出血色红为热，深红为热极，烦躁失眠，苔黄脉数均为热象，当清热凉血止血。

气虚证，主要症状是骤然大量出血，出血甚多，或淋漓不绝，血色淡红，质地清稀，伴有疲劳乏力，气短不想说话，食欲缺乏，舌质淡，脉细弱。其证要点为虚弱，当健脾益气止血。

隐白，是足太阴脾经的起始穴位。脾主管统摄气血，具有控制血液在脉中正常运行而不致溢出脉外的功能。脾气虚弱，气的固摄作用减退，脾就不能统血，从而导致出血。刺激隐白穴，可以激发和提高脾经调节功能，使气血重归于平衡协调，而达到脾统血、补中益气的作用。血热妄行而出血过多时可掐隐白以止血，一定要用力啊，如果力道不够，也可以用三棱针刺血。方法虽然简单，但是效果却非常明显。大敦，足厥阴肝经起始穴位，肝主藏血，功效及刺激方法均参考隐白。

粉丝体验

@幸运晓荷： #提问#程博士，我自2000年剖官产术后，月经一直不太正常。一年12个月，有8个月经期长达12天以上，吃过中药，也用过西药，一直没见什么效果。想问问博士，还有什么好办法能治疗吗?

@程氏针灸_程凯 产后多气虚，你可以试试我前面介绍的灸隐白、大敦的方法。气虚严重者还可配合气海和足三里。

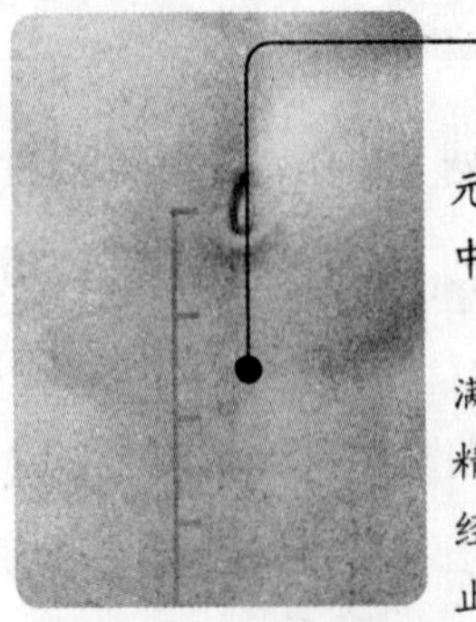

气海

快速取穴：仰卧位，先取关元穴，气海在关元与肚脐连线的中点处，按压有酸胀感。

主治：绕脐腹痛、脘腹胀满、大便不通、癃淋、遗尿、遗精、阳痿、疝气、月经不调、痛经、崩漏、带下、产后恶露不止、胞衣不下、四肢乏力。

足三里

快速取穴：坐位屈膝，取犊鼻，自犊鼻向下量4横指处（即3寸），按压有酸胀感。

主治：胃痛、呕吐、消化不良、腹胀、胀鸣、泄泻、痢疾、便秘、乳痈、虚劳羸瘦、咳嗽气喘、心悸气短、乏力、头晕失眠、癫狂、膝关节疼痛、脑卒中偏瘫。

@开心_快乐_健康： 程博士好：我女儿15周岁半。功能性子宫出血，这几年中药、西药都调过，上个月经期又是七八天。听了你的讲座，这个月第六天刺了隐白穴，停了。下个月还用刺吗？第几天刺？还要用别的简单的方法调吗？

@程氏针灸_程凯 一般行经七天之内属正常，如果经常出现功血症状，可在月经四五天时刺血隐白大敦，虚证用灸，连续几个疗程即可改善。

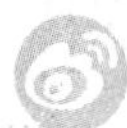

@美丽人生从心开始： #提问#经期太长，每次都要10～11天，（从无痛人流后这样的）已经有7年了，其间也试过近一年中药，只是经量少了，经期没改变。请问这要如何做呢？

@程氏针灸_程凯 试灸一下大敦穴和隐白穴，对于功能性子宫出血有帮助。人流术后气血多虚哟！

医道菩提

门诊一个年轻护士是杭州人，一年暑期，她以前的同学来京自助游，住在她家里。这个女孩子自幼体质就差，以前曾有过月经淋漓不净的毛病，平素给人的感觉弱弱的，说话声音也细细的，虽然文静秀气，很感觉跟“林妹妹”似的。偏又玩儿心挺重，到了北京也没休息，就一个人故宫、长城、十三陵的逛，正赶上月经来潮，这一累，结果月经不走了。连着十几天时间，人变得面色苍白，倦怠懒言，十分疲劳，血色素一个劲儿地往下掉。她的护士同学急了，拉到门诊让我治疗，这其实是很典型的素体气虚、过劳耗气、气不摄血引起的崩漏之证，遂灸足三里、气海、隐白诸穴，特别是隐白，这是脾经的井穴，脾主统血，此穴灸之最擅益气收血。连灸3天，血量逐渐减少，进而血止，体力恢复，面色逐渐红润起来。于是赶快买票回杭州家去了。临走之前，我又教她艾灸隐白之法，嘱其回去坚持，日久必见巩固效果。果然，后来反馈，崩漏未再发。

Part 18 月月难受好几天，吃药是难解决的

痛经真不是吃几片止痛药就好使的，每个月到那几天的时候，痛得都想骂人，死的心都有，发誓下辈子再也不做女人了。

找穴药——地机、三阴交、期门、太冲……

妇女在月经期前后或月经期中发生周期性小腹疼痛，或疼痛连及腰骶部，甚至剧痛晕厥者，称为痛经。又叫“经行腹痛”。主要是由于胞宫气血运行不畅，经行涩滞不畅，不通则痛。临床一般可分虚实两类。

西医学分为原发性与继发性痛经，生殖器官无器质性病变者称为原发性痛经，常见于月经初潮后不久的未婚或未孕的年轻妇女。由生殖器官器质性病变引起的痛经称为继发性痛经，常见于子宫内膜异位症、急慢性盆腔炎等。

穴药来帮忙——穴位速记口诀

痛经止痛，郄穴**地机**，寒者用灸，

非寒点揉，经前配合，点**三阴交**。

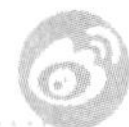

+关注 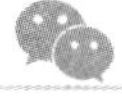

@程氏针灸_程凯 应微博朋友要求讲痛经：健康女性平均一生会有400次月经，按照每次5天来算，她们一生中有五年半的时间是在生理期度过的，超过八成的女性会受到痛经的困扰。中医说“不通则痛，不荣则痛”。不同体质的人痛经治疗是不同的，针、灸并用，或针、刺血并用，补泻也不同，所以最好要找专业的针灸医生进行治疗。

穴药来帮忙——穴位速记口诀

实证痛经，因寒因郁，疏肝行气，
期门太冲，散寒止痛，重掐**合谷**。

+关注 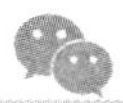

@程氏针灸_程凯 出诊时有患者说她每次月经前乳房都会胀痛，问我是什么原因，这一般是由于肝失条达所致。所以让她回去多按按期门、太冲，每穴1分钟左右，每天不拘次数，疏理肝气，同时也要注意调节情绪。期门在乳头直下，第6肋间隙，身体前正中线旁开约五横指的位置；太冲在足背第1跖骨间隙后方凹陷。点按时可用大拇指指尖用力点按此处至有酸胀感，维持1～2分钟，两边轮流每日3～5次。

+关注

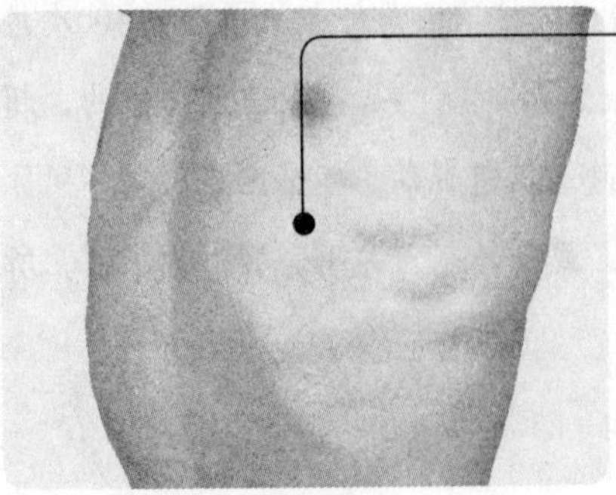

期门

快速取穴：仰卧或正坐位，在胸部，在锁骨中线上，前正中线旁开4寸，男性沿乳头向下推2个肋间隙（第6肋间隙），女性则以锁骨中线的第6肋间隙处。

主治：乳痈，抑郁症；胸胁胀痛，胸膜炎；胃痛；腹胀，呃逆，吞酸，胆囊炎；高血压。

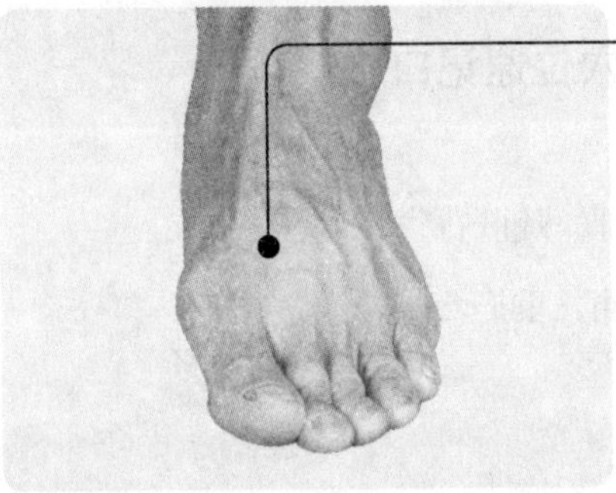

太冲

快速取穴：侧坐伸足或仰卧位，在足背，第1、2跖骨底结合部前方凹陷中，可触及动脉搏动处。

主治：脑血管疾病后遗症；疝气；遗尿；经闭，崩漏，月经不调；癫痫。

程博士——分症解读

实证痛经多由情志不调，肝气郁结，血行受阻；或经期受寒饮冷，冒雨涉水寒湿之邪客于胞宫，气血运行不畅所致。典型症状为腹痛多在经前或经期疼痛剧烈，拒按，经色紫红或紫黑，血块。

伴乳房胀痛，舌有瘀斑多为气滞血瘀。月经前，是气血最为充盛之时，而这个时候也最容易出现气血瘀滞、肝气不舒。应取期门、太冲、合谷。期门为肝之募穴，疏肝健脾，理气活血。太冲是肝经原穴，可疏肝解郁。配合谷可调气行血，通经止痛。

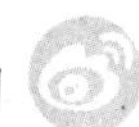

粉丝体验

@谁是谁的谁s--y： #提问#请各位老师帮忙，痛经怎么办？有没有快速止痛的穴位？谢谢！

@程氏针灸_程凯 【合谷止痛经】曾针刺一痛经患者，疼痛剧烈，身弓如虾米，蹲在地上站不起来，冷汗直流手脚冰凉，经针刺合谷穴（第2掌骨与食指相连的掌骨）桡侧（大拇指侧）中点处后，疼痛立即缓解。自己用指甲掐按也可止痛。

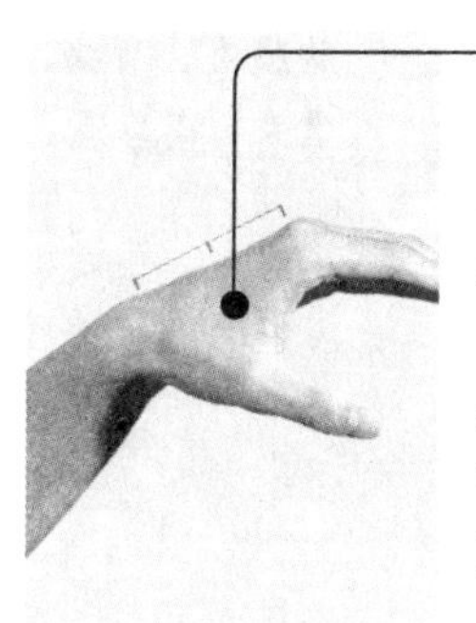

合谷

快速取穴：以一手的拇指指间关节横纹放置在另一手拇指、食指之间的指蹼缘上，在拇指尖下。

主治：外感头痛、头晕、目赤肿痛、鼻渊、鼻衄、牙痛、牙关紧闭、耳聋、面瘫、面肌抽搐、咽肿失音、恶寒、发热、热病无汗、多汗、痛经、经闭、胃痛、腹痛。

穴药来帮忙——穴位速记口诀

虚证痛经，气血不足，寒凝胞宫，
经前几日，艾灸**关元**，温经止痛。

+关注 

@程氏针灸_程凯 【冰冷的小腹】不知大家是否认真触摸过自己的小腹部？不少人会惊奇地发现自己的小腹原来这般寒凉甚至有些冰。小腹正中任脉所过，阴脉之海当护之，经常将双手掌摩擦热后置于脐下气海、关元穴，暖气冰冷的小腹，不再让宫寒痛经，尿频异常困扰大家，举手之劳保健康。

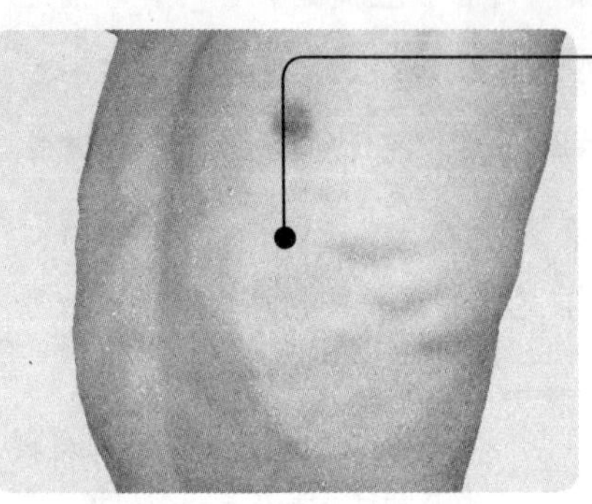

期门

快速取穴：仰卧或正坐位，在胸部，在锁骨中线上，前正中线旁开4寸，男性沿乳头向下推2个肋间隙（第6肋间隙），女性则是锁骨中线的第6肋间隙处。

主治：乳痛、抑郁症、胸胁胀痛、胸膜炎、胃痛、腹胀、呃逆、吞酸、胆囊炎、高血压。

程博士——分症解读

虚证痛经多由脾胃素虚，或大病久病，气血虚弱，或先天禀赋素虚，肝肾不足，精血亏虚，加之行经之后精血更虚，胞脉失养所致。典型症状为腹痛多在经后，小腹绵绵作痛，少腹喜按，月经色淡，量少。

关元穴，艾火之助，元气之根，脐下3寸，温通经络，行气活血，延年益寿。位于人体腹部正中肚脐下面，除大拇指外其他4指并拢宽的位置处。将艾条点燃后，熏灼关元穴，距离以感觉温热，但不烫为标准。至热力开始向关元穴内，即小腹内渗透时，再坚持5～10分钟，这种热会逐渐向四周放散，直至整个腹部。

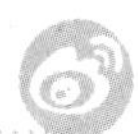

粉丝体验

@夕阳暖暖2010： #体验#我痛经好多年了，每次都要吃止痛药，要不然就会痛到上吐下泻，四肢无力，冒冷汗。那天在微博上看到程老师发的一个视频，恰好是讲艾灸的，于是在肚子痛时艾灸关元穴，结果就那么一次就让我看到了效果，没有吃止痛药哦！开心！

@程氏针灸_程凯 #痛经#经期腹痛且伴有腹部或四肢怕冷，疼痛受凉而加重，月经多色暗有血块，腹部疼痛性质多为隐痛，此时可艾灸关元缓解，多在经前3～5天艾灸，每天半小时左右。

医道菩提

有一次课间休息，我刚下讲台，坐在前排的一个女同学小声地叫住了我，看上去很神秘的样子，弄得我也小心翼翼地，一问才知道，原来是痛经的问题，说她每次来例假的时候肚子都很痛，以前都是吃元胡止痛片，学了针灸以后自然想用针灸的办法，由于我教的学生都没怎么接触过临床，对于扎针还有一定的恐惧心理，我就跟她说让她在月经前几天和月经期间试着按揉地机穴。

一个月后，她很开心的跟我说疼痛的症状有很大的改善，我告诉她要坚持按揉，这样以后才可能去根。其实像这样的事情每年我讲课的时候都会发生，我也愿意教给学生一些简单的穴位按摩方法，因为这样可以让他们直接看到和亲身体验到针灸的神奇，可以提高他们对专业的兴趣和学习的积极性。

Part 19 比速效救心丸还好用的养心诀窍

家里父母心脏都不太好，老公在外打拼很累，学几个急救穴，也许能派上大用场。

找穴药——极泉、内关、膻中、神门、丘墟……

心悸是指病人自觉心中悸动，惊惕不安，甚则不能自主的一种病症。临床一般多呈发作性，每因情志波动或劳累过度而发作，且常伴心痛、胸闷、气短、失眠、健忘、眩晕、耳鸣等症。

心跳速度快，中间有间歇性期前收缩，病情较轻者称为心悸；心跳速度快，不时有期前收缩而且无规律，心慌不安，不能自主，病情深重者称为怔忡。心悸多由一时惊恐劳倦引起。怔忡每由内伤日久而成，外无所惊，自觉心中心跳失常，稍劳即发。心悸日久亦可发展为怔忡。

某些神经官能症和自主神经功能紊乱，以及各种心脏病所引起的心律失常，均可出现心悸、怔忡的症状。

穴药来帮忙——穴位速记口诀

心悸心痛，弹拨**极泉**，辅助急救，左侧更佳；
舌尖麻木，多点**内关**，胸闷气短，**膻中**宽胸；
心悸日久，发为怔忡，心胆气虚，**神门丘墟**。

+关注 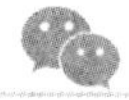

@程氏针灸_程凯 #程凯讲穴位定位#手少阴心经 极泉 我讲过弹拨极泉，缓解心悸、胸闷症状的方法，即将右手拇指横立，或将食中两指并拢，伸到腋窝内可以感觉到动脉跳动的地方，用力可感觉到纵向的肌腱条索，弹拨使手指出现麻电感，一般3～5下即可缓解轻度的心悸症状，书上讲可用于心绞痛的辅助急救，心多居左故可只弹左侧。

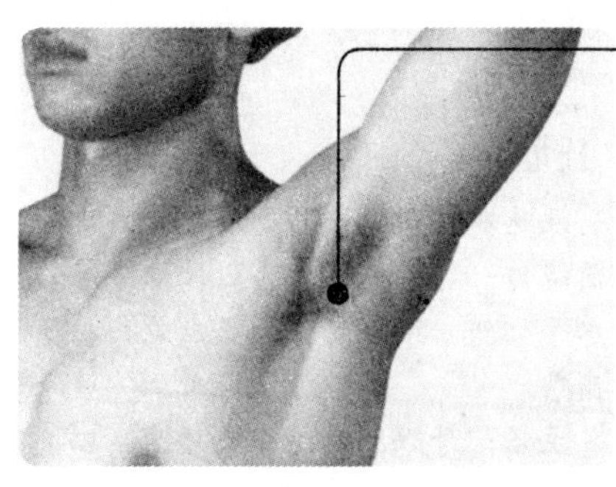

极泉

快速取穴：屈肘上臂外展，手掌按于后枕，于腋窝中部有动脉搏动处，按压有酸胀感。

主治：胸闷气短、心痛心悸、肘臂冷痛、四肢不举、腋臭、肩周炎、乳汁分泌不足。

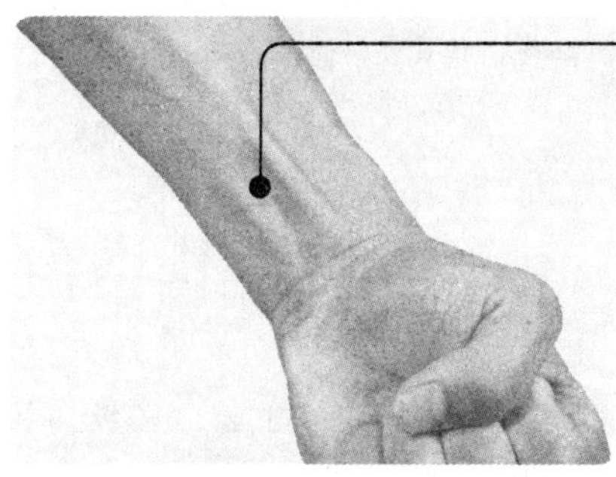

内关

快速取穴：伸肘仰掌，微屈腕，从腕横纹上量约2横指处，在掌长肌腱与桡侧腕屈肌腱之间的凹陷中，按压有酸胀感。

主治：胃脘痛、呕吐、呃逆、胸闷、失眠、郁症、偏头痛、眩晕。

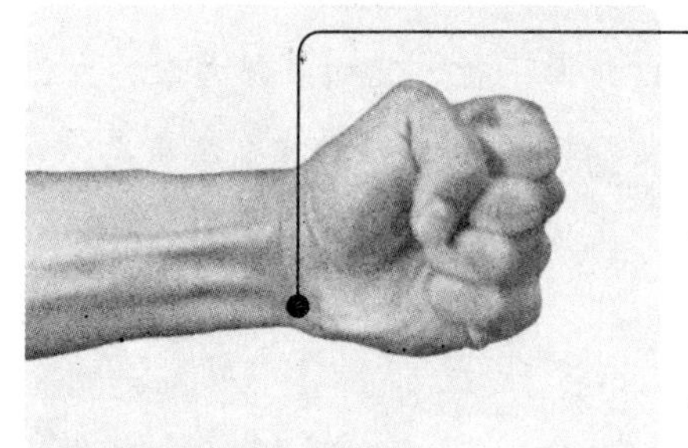

神门

快速取穴：仰掌，在腕骨后缘，尺侧腕屈肌的桡侧，在掌后第1横纹上，按压有酸痛感。

主治：失眠、健忘、心痛、惊悸、心烦、胸痛、神经衰弱、癫狂、痫症、痴呆、高血压、产后失血、扁桃体炎。

+关注 

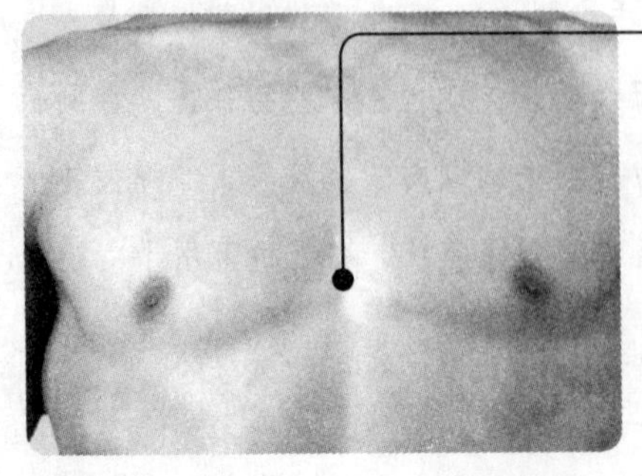

膻中

快速取穴：正坐或仰卧位，在人体的胸部人体正中线上，两乳头之间连线的中点，平第4肋间，按压有酸胀感。

主治：咳嗽、气喘、咯唾脓血、支气管炎、心悸、心绞痛、产妇少乳、噎嗝。

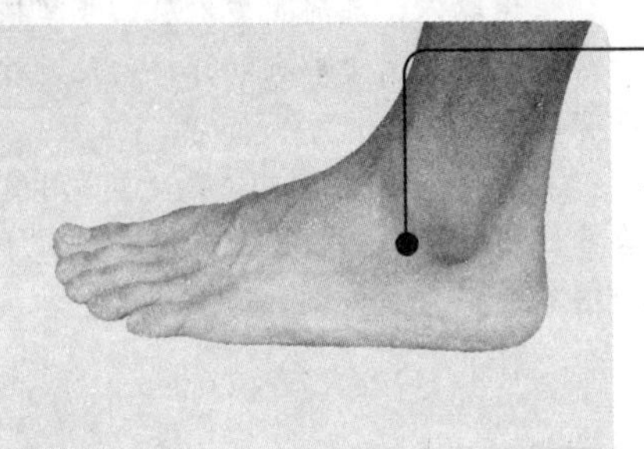

丘墟

快速取穴：侧坐，先取外踝，过外踝前缘作一竖直切线，再过外踝下缘作一水平切线，两条切线的交点处，按压有痛感。

主治：外踝肿痛、下肢痿痹、脑卒中偏瘫、颈项痛、胸胁痛、目赤肿痛、疟疾、疝气、胆囊炎、胆结石。

+关注

@大诚中医官方微博： #趣谈穴位#极泉：《说文解字》中云："极，栋也，从木亟声"，"泉，水原也"，且极又有穷极之意。此穴在腋窝的正中，为手臂之极尽处，手少阴经脉由此而下行，犹如泉源之水，由此流溢于下，故名极泉。用以心痛、心悸、胸闷气短、肩臂疼痛等病症。

+关注

@程氏针灸_程凯 #程凯讲穴位定位#手厥阴心包经上的内关穴：内关在腕部最靠近手掌的那条横纹上约2指宽，握拳时明显的两条肌腱（桡侧腕屈肌腱和掌长肌腱）之间，主要治疗胃、心、胸的病症。像晕车、胃痛、胃胀、心悸、失眠等，都可以用此穴。

程博士——分症解读

极泉，是手少阴心经的起始穴，位于腋窝顶点，腋动脉搏动处，是上肢内侧最高点的一个“泉眼”，心主血脉，心经气血由极泉穴处自内而外如泉水一样涌动出来，此处不可不通。此处除腋部的动、静脉外，还有与心脏相联系的腋部神经，由于大多数人心脏居左，所以弹拨左侧极泉，还是心肌缺血的一个急救方法。对于有心脏供血不足，经常出现心悸心痛症状的人来说，经常弹拨极泉，不失为一个简便易行的保健方法，如果弹拨时没有明显的麻电感放射至小指、无名指或中指，而仅仅是腋下局部的疼痛和条索感，一般都提示心肌供血障碍，心脏血管堵塞不畅，应及时就医做心脏专科检查。

心为十二官之主，主血脉，藏神明，其华在面，开窍于舌。一般舌尖麻木或敏感多考虑到心脏的问题。而经常心悸心痛者，早期多先出现舌尖麻木或敏感等前驱症状。此时可选心包经和心经的穴位缓解症状。内关，为心包经络穴，通于相表里的三焦经。心包宽胸，三焦行气，故内关功擅宽胸理气，为治疗胸闷、心悸症状的要穴。

胸闷是一种主观感觉，即呼吸费力或气不够用。重者觉得似乎被石头压住胸膛，甚至发生呼吸困难。如遇胸闷，内关多与膻中相配。膻中，八会穴之气会，穴居胸之内、肺之间、心之外，为中上焦气机交通之要道，此处阻塞不通，则胸闷不舒，严重时易引发心悸心痛症状。此穴可常擦热之，以调畅气机，助内关宽胸理气。

怔忡，为心悸日久的进一步发展。除突然的惊恐劳倦外，自身心虚胆怯，经常心中惊慌不安，怕听见声音，就像是怕有人逮他一样，通俗点说就是“别人不怕自己怕，没事自己吓自己”，胆小如鼠，此时可多点心经原穴神门和胆经原穴丘墟缓解。

粉丝体验

@欢乐逍遥每一天： #体验#前段时间，我突然会有心悸或心痛的感觉，经过程老师的指点，我用右手拇指拨动左臂腋窝下的极泉穴，仅3天时间，问题全解决了，真是太神奇了！在此，我一要感谢程老师，二要把这方法转告大家，心脏有毛病的赶紧试。

@程氏针灸_程凯 弹拨极泉缓解心悸、心痛。

@幸运草863： 不知怎么回事，已经有三四个月了，总是觉得舌尖很敏感。好像接触到金属一样，很不舒服。每次体检都说我心电图T波改变，咨询医生又说没事儿，平时总是能感到心脏会突然下沉，猛跳几下，很不舒服，请问这是怎么回事?

@程氏针灸_程凯 舌为心之苗，舌尖敏感或麻木要联想到心脏问题，建议多弹拨极泉，点揉内关。

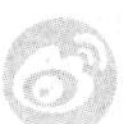

@FIR～萍： 有时工作繁忙，熬夜多，会有舌头麻的症状，几日后自己好转，女性26岁，请问这是什么病前兆吗？有些担心。谢谢老师！

@程氏针灸_程凯 舌为心之苗，舌麻要警惕心脏问题。元旦前治疗一位阿姨舌麻，取心经，心包经穴位为主，3次舌麻缓解，胸闷症状亦缓解。你平时要多注意休息，可多点内关，弹拨极泉来缓解症状。

@自由茶语乐园： #体验#我老公胸闷气短，有时手肿麻木，我给他点了中渚、合谷、内关穴后，特别是胸闷气短好了一大半了。谢谢程博！

@程氏针灸_程凯 #胸闷气短#可参考之。三焦经中渚穴行气利水，大肠经合谷穴理气开郁，心包经内关穴宽胸理气。

@一路妈两路妈三路开始打达麻： #提问#@程氏针灸_程凯程老师，你好！中老年人心脏不好应该多注意什么呢？多按什么穴位呢？谢谢！

@程氏针灸_程凯 #养心#中老年人平时注意不要过劳，情绪不要过激，平时多点揉内关、膻中、心俞等穴。突发心悸症状时，除及时就医外，可弹拨极泉辅助治疗。膻中位于两乳连线与前正中线的交点处，为心包募穴，八会穴之气会，理气活血，宽胸利膈。

@热情的黑妮儿： 晚上领导吓唬乌龟，声音太诡异，我直接被吓哭了——话说我这么神经大条的人被吓到崩溃 @sju168 你是不是很有成就感？！@程氏针灸_程凯 帮我看看，这么容易受到惊吓是什么问题？

@程氏针灸_程凯 心胆气虚易受惊，神门、丘墟原穴灵。平时多点揉这两个穴位吧，有助壮胆儿啊！

医道菩提

一天晚上11点多，我的电话突然响了起来。按我的经验，这么晚给我打电话的人，一定是求助者。果不其然，一位大姐从外地打来电话，说自己胸闷，喘不上气来，前胸像压了一块大石头，问我需不需要打急救中心的求助电话。

这位大姐四十出头，在房地产界打拼，在当地也算个响当当的人物，家里也没有这个病的家族史，估计是商战累心累的吧。不过她也真有意思，如此相信我，竟然先给我打电话求助，而不是直接打给急救中心，劝大家以后可不要这样做哟。

我忙问她家里有什么急救的药，像速效救心丸啦，硝酸甘油什么的。由于以前从未有过类似的情况，家族中又没有遗传病史，她家里什么药也没准备。怎么办呢？听起来她有点着急。“别着急。”我安慰她，“其实你身体上有自备的速效救心丸！”

我指的是手少阴心经上离心最近的一个穴位——极泉。极者，高也。极泉者，形容经脉中的气血像泉水一样自高处流下。因为人体正常的姿势是双手自然下垂，此时极泉位于心经的最高处，也是心经由内而外出于体表的第一个穴位。所以，极泉穴在治疗心病时，效果非常好。

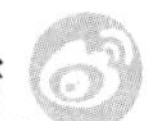

于是，我在电话里就把这个“自备的速救心丸”的操作方法教给了这位大姐，然后还叮嘱了半天，嘱咐她放下电话一定要一边弹拨极泉，一边打急救电话求助，谁让她家里人都没在呢，还是小心一点，别出意外啊。

第二天中午时，我突然想起她的这件事来，心想应该在医院了吧，就打过去问候一下，谁知这位大姐语出惊人：“我昨晚没去医院啊，用了你教我的‘速效救心丸’，没几分钟，我症状完全缓解啦，怎么还用得着去医院呢？”嘿，这胆子可真够大的，大家遇到此类问题，还是应该及时就医检查啊！

Part 20 失眠很苦恼，睡到天亮其实有好招

白天累得要死，晚上躺在床上翻来覆去睡不着，脑子里这事那事走马灯似的过个不停。

找穴药——劳宫、心俞、肾俞……

失眠是以经常不能获得正常睡眠为特征的一类病症，又称“不寐”，主要表现为睡眠时间、深度的不足，轻者入睡困难，或睡而不酣，时睡时醒，或醒后不能再睡，重则彻夜不能入眠，常影响人们的正常工作、生活、学习和健康。

失眠，有虚实之分。临床常见的有心火亢盛、肝火扰心、胃气不和等实证，以及心脾两虚、心肾不交、心胆气虚等虚证。

本证见于现代医学神经官能症、单纯性失眠、顽固性失眠、更年期综合征、焦虑症、抑郁症等多类疾病中。

穴药来帮忙——穴位速记口诀

心火亢盛，失眠多梦，重掐**劳宫**，刺血**中冲**。

+关注 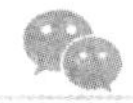

@程氏针灸_程凯 #穴位每日谈#失眠多梦点劳宫。劳宫属于手厥阴心包经。握掌时中指自然弯曲，中指指尖点在掌心上的位置就是劳宫穴，正处在第2、3掌骨之间，偏于第3掌骨的桡侧边缘。操作的方法是用力点按，直至有酸痛的感觉，维持约2分钟，每天可以不拘次数地点按，可以降心火安神。操心上火睡不着觉，闭眼就做梦者可试试。

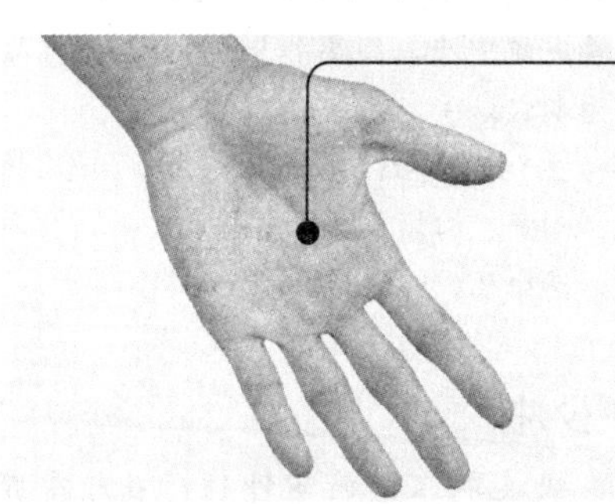

劳宫

快速取穴：任意体位，屈指握拳，在第2、3掌骨之间偏于第3掌骨，以中指、无名指之间切于掌心横纹，中指尖处。

主治：口疮、口臭、脑卒中昏迷、鹅掌风、心痛、呕吐、高血压、脑血管疾病后遗症、黄疸、食欲缺乏、手指麻木。

+关注

@程氏针灸_程凯 #失眠#一小伙对我说：“您教的点劳宫治失眠的方法真管用！我用过，只是不知道叫劳宫。”我问他怎么用的，他说：“一次去宜家买了两张桌子，回来自己组装，那小工具正顶在掌心，桌子装好了，睡眠也改善了，不过就是效果不持久，又失眠了怎么办？”我回道：“再买两张桌子……”劳宫虽降心火，但心不净，眠难久安。

+关注

@程氏针灸_谷雪： 【草莓舌尖】诊脉、看舌象是我们中医师每天重复的诊察方法，常常可以看到一些患者舌尖红红形似草莓，我把它叫做草莓舌。问患者多梦不，患者点头。想事情多不，继续点头，说就是心思比较重。心火亢盛啊，中冲、少冲刺血吧，记得有时间多点按劳宫穴。

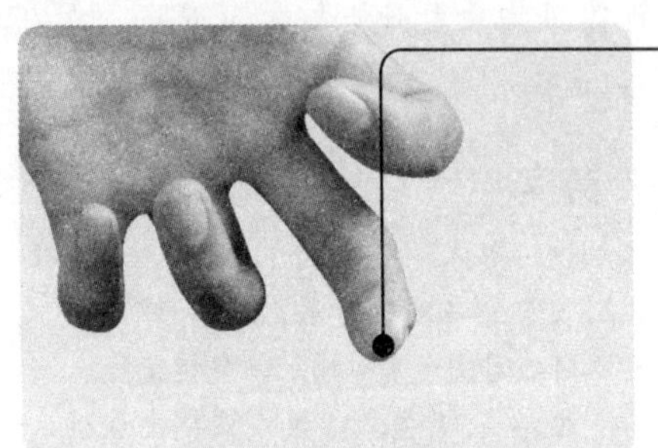

中冲

快速取穴：仰掌，微屈指，在中指末端尖端中央，距离指甲游离缘0.1寸处即为本穴。

主治：昏迷、中暑昏厥、小儿惊风、心痛、心烦、舌强肿痛、小儿消化不良、高血压、心肌炎、脑出血。

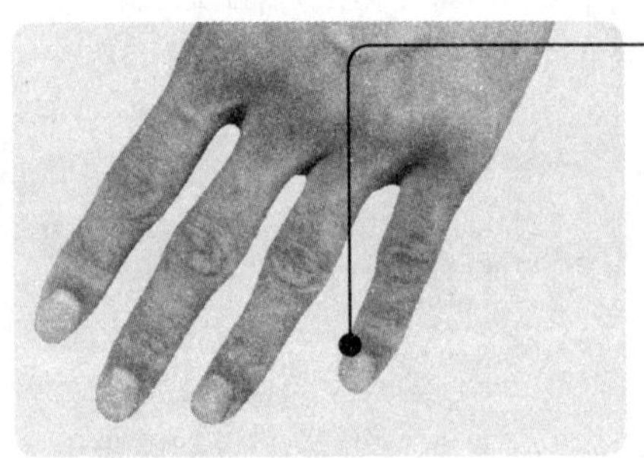

少冲

快速取穴：俯掌伸指，在手小指指甲底部与小指桡侧缘引线（掌背交界线）的交点处。

主治：心悸、心痛、胸胁痛、癫狂、热病、昏迷、小儿休克、脑出血。

程博士——分症解读

心火亢盛型失眠，是烦劳伤心，心火独旺，热移小肠，上扰心神，神不内守所致。所以常见的症状是失眠多梦，胸中烦热，心悸心慌，心律不齐，面红口苦，口舌生疮，小便少而发黄，小便时有疼痛的感觉，舌尖较红。

心为君主之官，其位在上，五行属火，火性炎上，所以当思虑过度，欲望过多的时候，就容易出现心火过亢，扰动心神，心神不宁而引发失眠。劳宫为心包

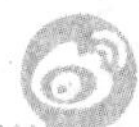

经荥穴，中冲、少冲为心包经和心经井穴，三穴均可清心除烦，以降心火。

失眠属于心神病变，重视精神调摄和讲究睡眠卫生具有实际的预防意义。《内经》云："恬淡虚无，真气从之，精神内守，病安从来。"积极进行心理情志调整，克服过度紧张、兴奋、焦虑、愤怒等不良情绪，尽量以放松的、顺其自然的心态对待睡眠，反而能较好地入睡。

粉丝体验

@大诚中医官方微博： #趣谈穴位#劳宫：劳，劳动；宫，指宫殿，这里指掌心为心神所居的地方。手掌四周位列八卦，穴居中宫。手中四节仗中宫之真空神力，任劳而不倦，勤劳而功成。当手劳动屈指，中指尖所指即为本穴，所以名为劳宫。用以口疮、口臭、鼻出血、中风、中暑等病症。By@程氏针灸_傅哲

@程氏针灸_程凯 掐劳宫，降心火。

@大诚中医官方微博： #趣谈穴位#中冲：中，指方位而言，不偏之谓中，此指中指；冲，直上曰冲，并有冲要、通达之意。穴位在手中指之端，为心包脉所冲出之处，所以名中冲。用以中暑、中风昏迷、小儿惊风、热病、心烦等病症。By@程氏针灸_傅哲

@程氏针灸_程凯 心烦多梦刺血中冲。

@阿梅Amay： 这几天舌尖起小泡泡，疼。知道是心火所致，但不知怎么解。正好，灭火药来了，谢谢程大师！刚才开会，没法刺血，就用笔尖刺激中冲，点按劳宫，现在顶着舌尖试了试，居然没有那么刺疼了。真是好方如良药啊，谢程大师哈！

@程氏针灸_程凯 舌尖辨心火，笔尖似锋针，赞一个！

@Kevin早安： #分享#连续3天失眠，半夜1点睡着，5点就醒。怀疑是艾灸的热窜到心上了，昨天早上洗漱完毕之后三棱针中冲刺血，血直接喷到脸上了，但晚上确实睡了好觉！

@程氏针灸_程凯 内火本甚者，艾灸应谨慎，中冲可刺血，描述忌夸张。

@阿九06： 昨晚看完李娜网球完胜后，怎么都睡不着，还伴随着心悸心烦，吃了一片安定也不行，按摩内关、极泉穴也没用，最后按照程博士在养生堂教授的方法，在中指中冲穴忍痛闭眼地放了点血。结果3分钟后心烦就消失了，太神奇了。大赞程博，大谢程博。

@程氏针灸_程凯 球赛之后，兴奋之余，心火旺盛，难以入睡，中冲刺血以降心火，心烦即去，神志乃安。

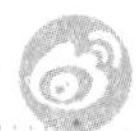

@黄帝内经觉悟： 人有君火相火，心藏君火，肾藏相火。经云：君火以明，相火以位。心主神明，君火犹如房屋的吸顶灯，带来光明；相火犹如做饭时的火源，带给能量。之所以君火能带来光明是因为居高临下；之所以相火能把饭做熟是因为火位下。如果君火不临下而上逆，则心火不降易失眠心悸，如果相火置于锅上则相火妄动上热下寒。

@程氏针灸_程凯 君火不临下而上逆，可刺血手少阴和手厥阴之井穴少冲、中冲，心包为心之外卫，代心受邪替心行令，其井穴中冲与心经井穴少冲均可清泻心火，以减君火上逆之势。相火妄动上热下寒，除上述穴位刺血外，更关键的是要擦热涌泉以引火归元。两者一为心火旺盛，一为阴虚火旺，病机不同，治法有异。

穴药来帮忙——穴位速记口诀

心肾不交，**劳宫涌泉**，交通心肾，原穴背俞。

+关注

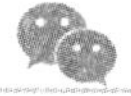

@程氏针灸_程凯 #药穴同源#心肾不交型失眠用黄连阿胶汤，症状为入睡困难，睡不着心烦，心悸不安，眩晕耳鸣，健忘，五心烦热，其中黄连降心火，阿胶滋阴血，使水火相济心肾相交，身体上也有黄连阿胶汤，掌心劳宫重刺激以泄心火，足心涌泉轻擦热以滋肾水，当然也可以用背俞穴心俞和肾俞，只不过心俞用泻，肾俞宜补。

+关注

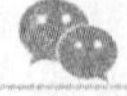

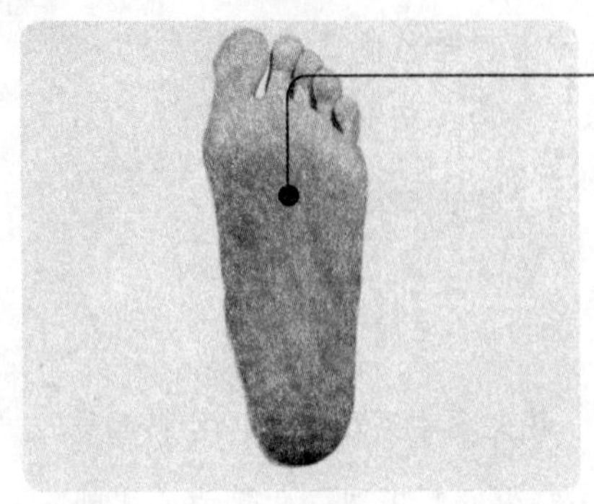

涌泉

快速取穴：在第1跖趾关节内侧，往后用手推有一弓形骨（足弓），在弓形骨后端下缘可触及一凹陷，按压有酸胀感。

主治：胃脘痛、胃脘堵闷、腹痛、泄泻、便血、心痛、胸闷、月经不调、足跟痛。

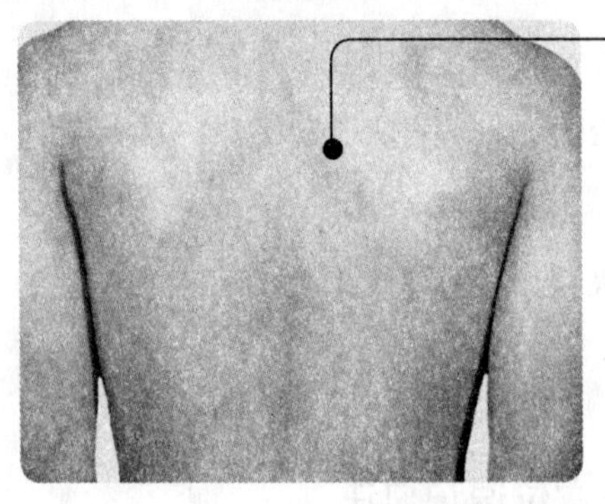

心俞

快速取穴：取坐位，两肩胛骨下角水平线与脊柱相交所在的椎体为第7胸椎，向上数2个椎骨（第5胸椎），引一垂线，再从肩胛骨内侧缘引一垂线，两条垂线之间距离的中点处，按压有酸胀感。

主治：癫痫、心痛、心悸、胸闷、气短、失眠、健忘、咳嗽、吐血、梦遗、盗汗、肋间神经痛、低血压。

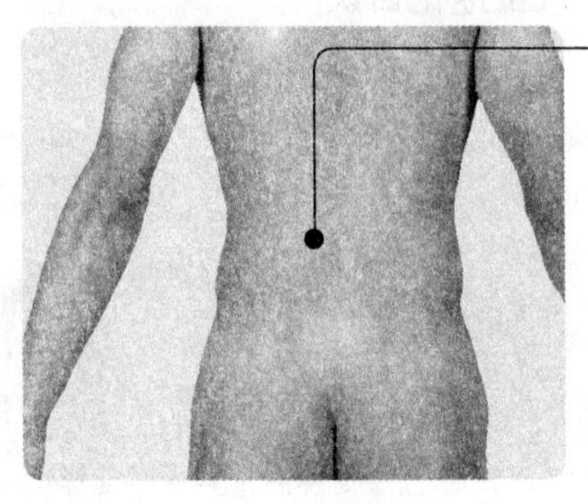

肾俞

快速取穴：坐位，两髂前上棘最高点的水平连线与脊柱相交所在的椎体为第4腰椎，向上数2个椎体（第2腰椎），引一垂线，再从肩胛骨内侧缘引一垂线，两条垂线之间距离的中点处，按压有酸胀感。

主治：急性胃痛、腹泻、乳痈、痛经、膝关节肿痛、下肢不遂。

+关注

@程氏针灸_程凯 晚上了，送上个安神法吧，祝大家今晚有个好梦！ 左手握左脚，将右手手心（劳宫穴）对准左脚脚心（涌泉穴），进行纵向的快速摩擦，使手脚心产生温热的感觉，这么持续摩擦5～6分钟，然后交换摩擦另一只脚。

+关注

@程氏针灸_程凯 #穴位每日谈#昨天在节目中说了失眠的按摩方法，可能还有很多人没记清，在这里再跟大家分享一下。用劳宫擦涌泉，其实就是手心搓脚心。盘腿而坐，先双手指头分开、背屈，使双手手心相对，快速摩擦，至手心温热，再将手心置于脚心涌泉处，上下摩擦3～5分钟，每天可在睡前操作，可助大家有个好梦。

+关注

@程氏针灸_程凯 #五心烦热#刚给学生上课，讲到五心烦热，五心指两手心（心包经劳宫）、两脚心（肾经涌泉）和心窝，你手脚心会烦吗？当然不会！你心窝会热吗？当然，心凉了还成？把五心与烦热相联系，是为了说明烦躁之人多阴血不足而掌心虚热，治疗部位恰恰在手足心的劳宫、涌泉，以心肾相交，这是诊断与治疗相统一的高度概括！

程博士——分症解读

心肾不交型失眠，多因禀赋不足，房劳过度，或久病之人，肾阴耗伤，不能上承于心，水不济火，则心阳独亢。或五志过极，心火内盛，不能下交于肾，故肾阴虚则志伤，心火盛则神动，心肾失交而神志不宁，因而失眠。症见心烦失眠，头晕耳鸣，心悸健忘，口干津少，两颧潮红，五心烦热，腰酸遗精，舌红少苔等症。

与心火亢盛型相比，除心火过旺外，更为关键的是肾水不足。心主火在上，肾主水在下，正常情况下，心火应下温肾阳，肾水应上制心火，心火相济，心肾相交。但肾水亏于下，水不制火，加之五志过极，心火内盛，致心肾不交，水火难济。此时多表现为手足心热，手心热为心火旺，足心热为肾阴亏而虚火旺，手足心热同时伴有心烦，称为五心烦热。手心劳宫为手厥阴心包经荥穴，重刺激以泄心火，足心涌泉为足少阴肾经井穴，擦热可滋阴降火，两穴相配，使心肾相交。

同样的穴性配伍还可用背俞穴和原穴，如心俞配肾俞：心俞在背部，当第5胸椎棘突下，旁开1.5寸；肾俞在背部，当第2腰椎棘突下，旁开1.5寸。又如神门配太溪，神门在腕横纹上，豌豆骨下方凹陷中；太溪在足内踝高点与跟腱之间中点处。

粉丝体验

@俺取啥名呢： 这两天按程博士的方法重刺劳宫穴，擦足心涌泉穴，第一晚效果不明显，昨晚效果特好，一觉睡到4点多，好多年没这样了，没想到这么神奇。非常感谢程博士！

 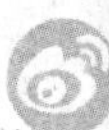

@程氏针灸_程凯　看来你一直有早醒的毛病，晚上人体顺应自然变化，阳气内敛，阴占主导，进入安静的睡眠状态，如果肾阴不足，阴不制阳，使阳气外浮而早醒难再入睡，故重刺劳宫、清泻心火以治标，擦热涌泉、滋补肾阴才治本。病已多年，坚持方能显效。

@王雪宴婕：程博士，我师傅说我心肾不交，所以才会造成梦多、老起夜等诸多现象，请问有没有些穴位可以让我缓解这些症状?

@程氏针灸_程凯　心肾不交型多梦失眠，可涌泉配劳宫、神门配太溪、心俞配肾俞，都可交通心肾，缓解症状。

@大诚中医官方微博：#趣谈穴位#神门：神，神明；门，门户。出入之处为门，本穴为心经之原穴，心藏神，穴在少府之上，以示心气出入之门户，故名神门。用以失眠、健忘、痴呆、癫狂、心痛、心烦等病症。BY@程氏针灸_傅哲

@程氏针灸_程凯　失眠点神门。

@大诚中医官方微博： #趣谈穴位#太溪：太，盛大的意思；溪，溪流。太溪为足少阴肾经的原穴，经气从涌泉出来后，到这里已汇聚成大溪，所以称此名。常用来治疗月经不调、小便频数、耳鸣、耳聋等疾病，可常按摩。By@程氏针灸_傅哲

@程氏针灸_程凯 太溪，肾经原穴，功如六味地黄丸。

穴药来帮忙——穴位速记口诀

肝火扰心，清心疏肝，**肝俞心俞**，刺血拔罐。

+关注 

@程氏针灸_程凯 #药穴同源#肝火扰心型失眠，肝属木，木生火，木柴多自然火就旺，主要表现为情绪不好，口苦易怒，头痛，睡觉不踏实，吃不下饭。女士比男士多，因为女士爱生气，不管是心理还是生理方面，都能造成肝火旺盛，从而扰乱心神。可用温胆汤泄肝胆之火，还可以在心俞、肝俞刺血拔罐，是为身体自备之温胆汤。

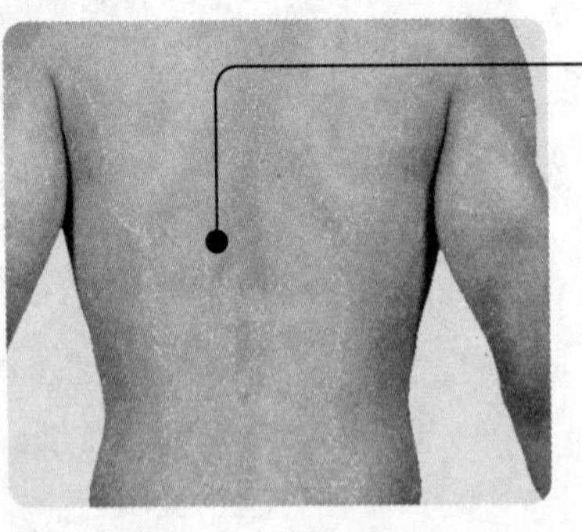

快速取穴：取坐位，两肩胛骨下角水平线与脊柱相交所在的椎体为第7胸椎，向下数2个椎体（第9胸椎），引一垂线，再从肩胛骨内侧缘引一垂线，本穴位于两条垂线之间距离的中点处，按压有酸胀感。

主治：癫狂、痫症、胁痛、黄疸、目视不明、癫狂、脊背痛、目疾。

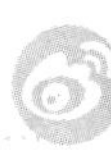

程博士——分症解读

肝火扰心型失眠，多因情志不畅，肝气郁结，久而化火，肝火上炎，扰动心神，神无所倚，导致失眠。症见失眠多梦，头痛目赤，急躁易怒，胸胁胀满，口渴口苦，便秘溲赤，舌红苔黄。

与心火亢盛型相比，肝火上炎为本，带动心火，扰动心神，而失眠多梦；肝火上攻头目，故头痛；肝气郁结，不得疏泄，久而化火，故性情急躁；肝火挟胆气上溢，故见口苦；火郁肝经，故胁肋疼痛。

此时，应疏肝清心，除重掐劳宫，中冲少冲刺血以泄心火外，当配肝俞心俞刺血拔罐，以肝俞为重。肝俞在背部，当第9胸椎棘突下，旁开1.5寸。

穴药来帮忙——穴位速记口诀

心脾两虚，适合艾灸，**心俞脾俞**，养血安神。

+关注

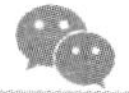

@程氏针灸_程凯 #药穴同源#心脾两虚型失眠多由于年迈体虚，劳心伤神或久病大病之后，引起气虚血亏。表现为多梦易醒、头晕目眩、神疲乏力、面黄色少华、舌淡苔薄。这时候我们可以喝酸枣仁汤，由酸枣仁、茯苓、知母、川芎和甘草熬制而成，具有养血安神和清热除烦等功效。而心俞、脾俞两穴同补是身体自备的酸枣仁汤。

+关注

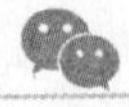

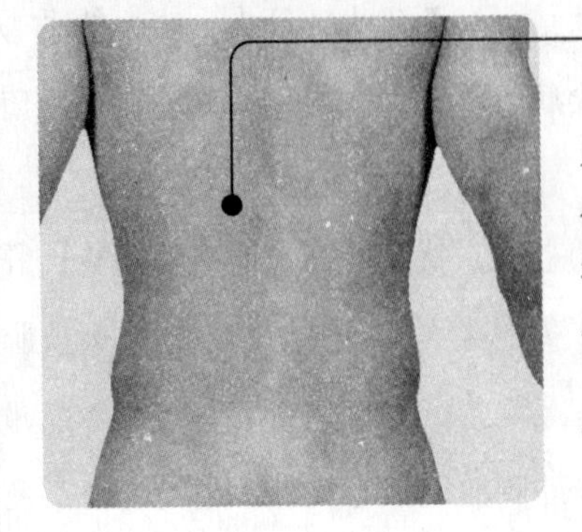

脾俞

快速取穴：坐位，两肩胛骨下角水平线与脊柱相交所在的椎体为第7胸椎，向下数4个椎体（第11胸椎），引一垂线，再从肩胛骨内侧缘引一垂线，两条垂线之间距离的中点处，按压有酸胀感。

主治：腹胀、黄疸、呕吐、泄泻、痢疾、便血、水肿、嗜睡、糖尿病、肾炎、月经不调、背痛。

程博士——分症解读

心脾两虚型失眠，因思虑劳倦，伤及心脾，心伤则阴血暗耗，神不守舍，脾伤则无以生化气血，血虚难复，不能上奉于心，致心神不安，而成失眠。如张景岳所说："劳倦思虑太过者，必致血液耗亡，神魂无主，所以不眠。"症见多梦易醒，心悸健忘，肢倦神疲，面白少华，食少乏味，腹胀便溏，舌淡脉弱。

血主血脉，脾主统血。心脾亏损，则血无所化生，更迭于统摄。血少则神不守舍，故多梦易醒，健忘心悸；血不上荣，故面色少华而舌质色淡；脾失健运，则饮食无味，腹胀便糖；生化之源不足，血少气衰，故四肢倦怠。

此时，应健脾补血，养心安神，当在心俞、脾俞施灸以补之。脾俞在背部，当第11胸椎棘突下，旁开1.5寸。

+关注

@程氏针灸_程凯 晚上了，送上个安神法吧，祝大家今晚有个好梦！ 左手握左脚，将右手手心（劳宫穴）对准左脚脚心（涌泉穴），进行纵向的快速摩擦，使手脚心产生温热的感觉，这么持续摩擦5～6分钟，然后交换摩擦另一只脚。

+关注

@程氏针灸_程凯 #穴位每日谈#昨天在节目中说了失眠的按摩方法，可能还有很多人没记清，在这里再跟大家分享一下。用劳宫擦涌泉，其实就是手心搓脚心。盘腿而坐，先双手指头分开、背屈，使双手手心相对，快速摩擦，至手心温热，再将手心置于脚心涌泉处，上下摩擦3～5分钟，每天可在睡前操作，可助大家有个好梦。

+关注

@程氏针灸_程凯 #五心烦热#刚给学生上课，讲到五心烦热，五心指两手心（心包经劳宫）、两脚心（肾经涌泉）和心窝，你手脚心会烦吗？当然不会！你心窝会热吗？当然，心凉了还成？把五心与烦热相联系，是为了说明烦躁之人多阴血不足而掌心虚热，治疗部位恰恰在手足心的劳宫、涌泉，以心肾相交，这是诊断与治疗相统一的高度概括！

程博士——分症解读

心肾不交型失眠，多因禀赋不足，房劳过度，或久病之人，肾阴耗伤，不能上承于心，水不济火，则心阳独亢。或五志过极，心火内盛，不能下交于肾，故肾阴虚则志伤，心火盛则神动，心肾失交而神志不宁，困而失眠。症见心烦失眠，头晕耳鸣，心悸健忘，口干津少，两颧潮红，五心烦热，腰酸遗精，舌红少苔等症。

与心火亢盛型相比，除心火过旺外，更为关键的是肾水不足。心主火在上，肾主水在下，正常情况下，心火应下温肾阳，肾水应上制心火，心火相济，心肾相交。但肾水亏于下，水不制火，加之五志过极，心火内盛，致心肾不交，水火难济。此时多表现为手足心热，手心热为心火旺，足心热为肾阴亏而虚火旺，手足心热同时伴有心烦，称为五心烦热。手心劳宫为手厥阴心包经荥穴，重刺激以泄心火，足心涌泉为足少阴肾经井穴，擦热可滋阴降火，两穴相配，使心肾相交。

同样的穴性配伍还可用背俞穴和原穴，如心俞配肾俞：心俞在背部，当第5胸椎棘突下，旁开1.5寸；肾俞在背部，当第2腰椎棘突下，旁开1.5寸。又如神门配太溪，神门在腕横纹上，豌豆骨下方凹陷中；太溪在足内踝高点与跟腱之间中点处。

粉丝体验

@俺取啥名呢： 这两天按程博士的方法重刺劳宫穴，擦足心涌泉穴，第一晚效果不明显，昨晚效果特好，一觉睡到4点多，好多年没这样了，没想到这么神奇。非常感谢程博士！

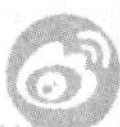

@程氏针灸_程凯 看来你一直有早醒的毛病，晚上人体顺应自然变化，阳气内敛，阴占主导，进入安静的睡眠状态，如果肾阴不足，阴不制阳，使阳气外浮而早醒难再入睡，故重刺劳宫、清泻心火以治标，擦热涌泉、滋补肾阴才治本。病已多年，坚持方能显效。

@王雪宴婕： 程博士，我师傅说我心肾不交，所以才会造成梦多、老起夜等诸多现象，请问有没有些穴位可以让我缓解这些症状？

@程氏针灸_程凯 心肾不交型多梦失眠，可涌泉配劳宫、神门配太溪、心俞配肾俞，都可交通心肾，缓解症状。

@大诚中医官方微博： #趣谈穴位#神门：神，神明；门，门户。出入之处为门，本穴为心经之原穴，心藏神，穴在少府之上，以示心气出入之门户，故名神门。用以失眠、健忘、痴呆、癫狂、心痛、心烦等病症。BY@程氏针灸_傅哲

@程氏针灸_程凯 失眠点神门。

@大诚中医官方微博： #趣谈穴位#太溪：太，盛大的意思；溪，溪流。太溪为足少阴肾经的原穴，经气从涌泉出来后，到这里已汇聚成大溪，所以称此名。常用来治疗月经不调、小便频数、耳鸣、耳聋等疾病，可常按摩。By@程氏针灸_傅哲

@程氏针灸_程凯 太溪，肾经原穴，功如六味地黄丸。

穴药来帮忙——穴位速记口诀

肝火扰心，清心疏肝，**肝俞心俞**，刺血拔罐。

+关注 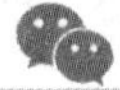

@程氏针灸_程凯 #药穴同源#肝火扰心型失眠，肝属木，木生火，木柴多自然火就旺，主要表现为情绪不好，口苦易怒，头痛，睡觉不踏实，吃不下饭。女士比男士多，因为女士爱生气，不管是心理还是生理方面，都能造成肝火旺盛，从而扰乱心神。可用温胆汤泄肝胆之火，还可以在心俞、肝俞刺血拔罐，是为身体自备之温胆汤。

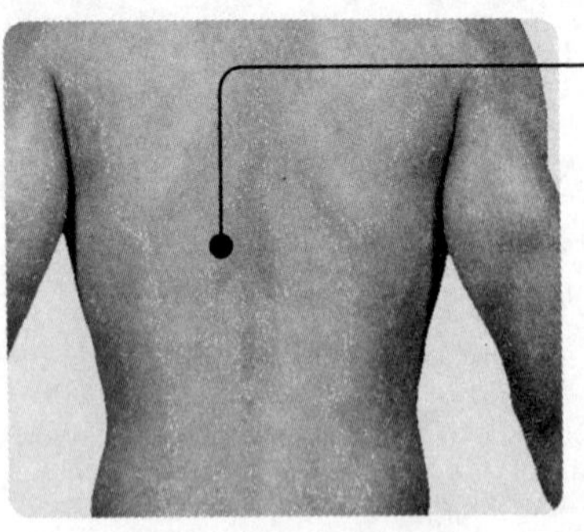

肝俞

快速取穴：取坐位，两肩胛骨下角水平线与脊柱相交所在的椎体为第7胸椎，向下数2个椎体（第9胸椎），引一垂线，再从肩胛骨内侧缘引一垂线，本穴位于两条垂线之间距离的中点处，按压有酸胀感。

主治：癫狂、痫症、胁痛、黄疸、目视不明、癫狂、脊背痛、目疾。

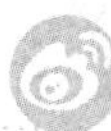

程博士——分症解读

肝火扰心型失眠，多因情志不畅，肝气郁结，久而化火，肝火上炎，扰动心神，神无所倚，导致失眠。症见失眠多梦，头痛目赤，急躁易怒，胸胁胀满，口渴口苦，便秘溲赤，舌红苔黄。

与心火亢盛型相比，肝火上炎为本，带动心火，扰动心神，而失眠多梦；肝火上攻头目，故头痛；肝气郁结，不得疏泄，久而化火，故性情急躁；肝火挟胆气上溢，故见口苦；火郁肝经，故胁肋疼痛。

此时，应疏肝清心，除重掐劳宫，中冲少冲刺血以泄心火外，当配肝俞心俞刺血拔罐，以肝俞为重。肝俞在背部，当第9胸椎棘突下，旁开1.5寸。

穴药来帮忙——穴位速记口诀

心脾两虚，适合艾灸，**心俞脾俞**，养血安神。

+关注

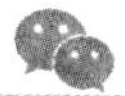

@程氏针灸_程凯 #药穴同源#心脾两虚型失眠多由于年迈体虚，劳心伤神或久病大病之后，引起气虚血亏。表现为多梦易醒、头晕目眩、神疲乏力、面黄色少华、舌淡苔薄。这时候我们可以喝酸枣仁汤，由酸枣仁、茯苓、知母、川芎和甘草熬制而成，具有养血安神和清热除烦等功效。而心俞、脾俞两穴同补是身体自备的酸枣仁汤。

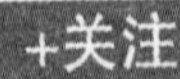

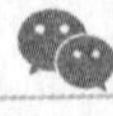

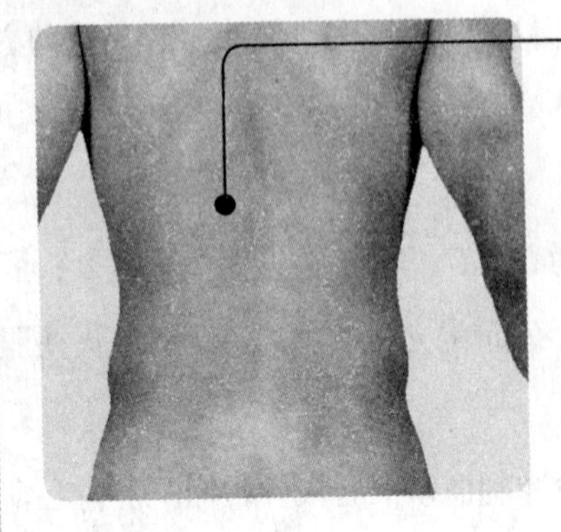

脾俞

快速取穴：坐位，两肩胛骨下角水平线与脊柱相交所在的椎体为第7胸椎，向下数4个椎体（第11胸椎），引一垂线，再从肩胛骨内侧缘引一垂线，两条垂线之间距离的中点处，按压有酸胀感。

主治：腹胀、黄疸、呕吐、泄泻、痢疾、便血、水肿、嗜睡、糖尿病、肾炎、月经不调、背痛。

程博士——分症解读

心脾两虚型失眠，因思虑劳倦，伤及心脾，心伤则阴血暗耗，神不守舍，脾伤则无以生化气血，血虚难复，不能上奉于心，致心神不安，而成失眠。如张景岳所说：“劳倦思虑太过者，必致血液耗亡，神魂无主，所以不眠。”症见多梦易醒，心悸健忘，肢倦神疲，面白少华，食少乏味，腹胀便溏，舌淡脉弱。

血主血脉，脾主统血。心脾亏损，则血无所化生，更迭于统摄。血少则神不守舍，故多梦易醒，健忘心悸；血不上荣，故面色少华而舌质色淡；脾失健运，则饮食无味，腹胀便糖；生化之源不足，血少气衰，故四肢倦怠。

此时，应健脾补血，养心安神，当在心俞、脾俞施灸以补之。脾俞在背部，当第11胸椎棘突下，旁开1.5寸。

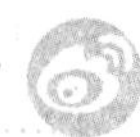

粉丝体验

@金猪芝之： 请教程医生，我失眠，左边心俞按上去很痛，平时有心肌缺血现象，应该怎样补法？顺时针揉？还是应艾灸？

@程氏针灸_程凯 心肌缺血时，左侧心俞多有痛点。血得温而行，遇寒则凝，故应艾灸心俞，以振奋心阳，温通血脉。

穴药来帮忙——穴位速记口诀

胃气不和，则卧不安，**内关公孙**，掐掐**内庭**。

+关注 

@黄帝内经觉悟： 失眠分四类，21点到23点不睡觉是太阴脾气虚，多由吃多了撑的，胃不和则夜不安，因此晚餐应少吃。23点到后半夜1点不睡觉是少阴心肾不交，心主惊，肾主恐，多由遇事吓的，因此不要招事，遇事也不要怕。后半夜1点到后半夜3点不睡觉是厥阴肝郁气滞，多由没事闲的，世上本无事庸人自扰之。后半夜3点到后半夜5点睡不着是少阳胆火上逆，多为心眼小气的。

+关注

@程氏针灸_程凯 #四类失眠穴位治法#吃多撑的，点点内关和公孙，掐掐内庭。遇事吓的，擦擦劳宫和涌泉，点点丘墟。没事闲的，揉揉合谷和太冲，摩摩期门。心眼小的，刺血关冲和胆囊，掐掐侠溪。

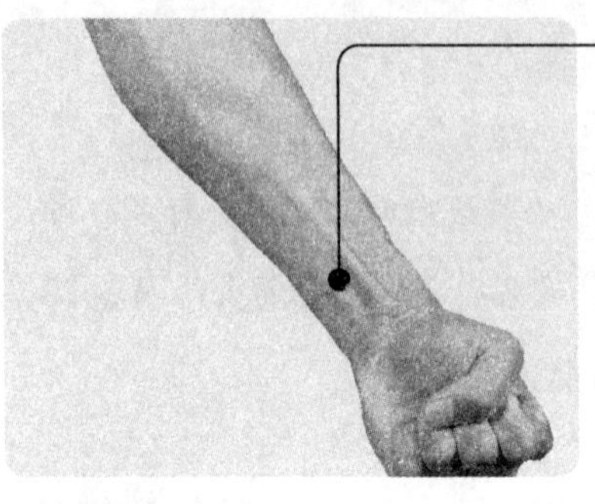

内关

快速取穴：伸肘仰掌，微屈腕，从腕横纹上量约2横指处，在掌长肌腱与桡侧腕屈肌腱之间的凹陷中，按压有酸胀感。

主治：胃脘痛、呕吐、呃逆、胸闷、失眠、郁症、偏头痛、眩晕。

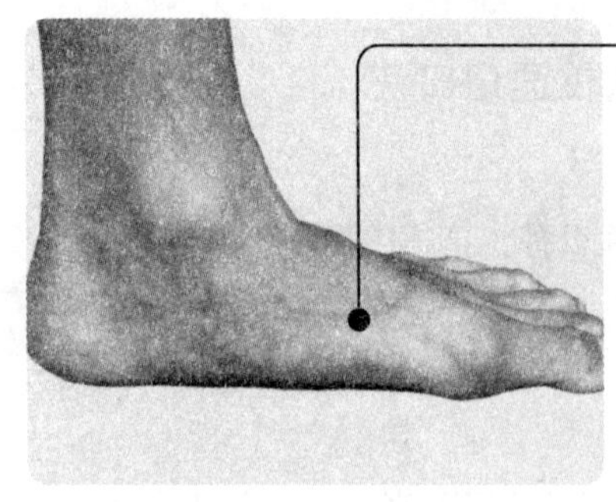

公孙

快速取穴：在第1跖趾关节内侧，往后用手推有一弓形骨（足弓），在弓形骨后端下缘可触及一凹陷处即是本穴，按压有酸胀感。

主治：胃脘痛、胃脘堵闷、腹痛、泄泻、便血、心痛、胸闷、月经不调。

粉丝体验

@_汪星人_： 请问医生，本人一睡觉肠胃蠕动厉害，饥饿感强，导致晚上睡不好，偶尔有肠鸣，如何治疗？

@程氏针灸_陶冶 胃不和卧不安，点内关、足三里。

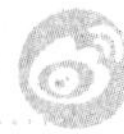

穴药来帮忙——穴位速记口诀

心胆气虚，胆怯惊恐，**神门丘墟**，配合**太冲**。

+关注 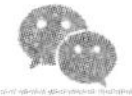

@程氏针灸_程凯 #穴位每日谈#子时（23点至1点），胆经最旺。人在子时前入眠，胆方能完成代谢。“胆有多清，脑有多清。”凡在子时前1～2小时入睡者，晨醒后头脑清晰、气色红润。反之，经常子时前不入睡者，则气色青白，特别是胆汁无法正常新陈代谢而变浓结晶，形成结石一类病症，其中一部分人还会因此而“胆怯”。

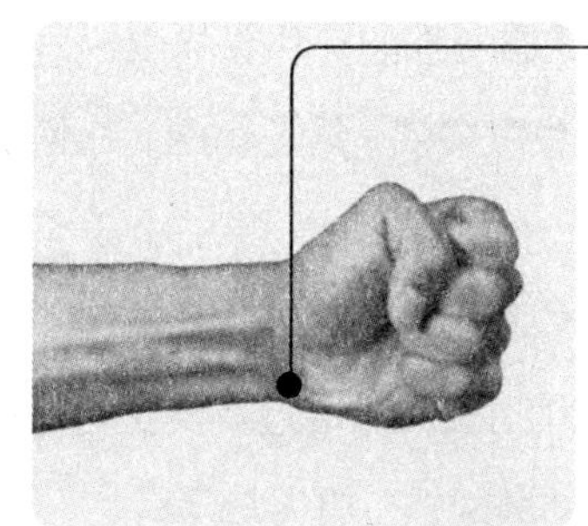

神门

快速取穴：仰掌，在腕骨后缘，尺侧腕屈肌的桡侧，在掌后第1横纹上，按压有酸痛感。

主治：失眠健忘、心痛、惊悸、心烦、胸痛、神经衰弱、癫狂、痫症、痴呆、高血压、产后失血、扁桃体炎。

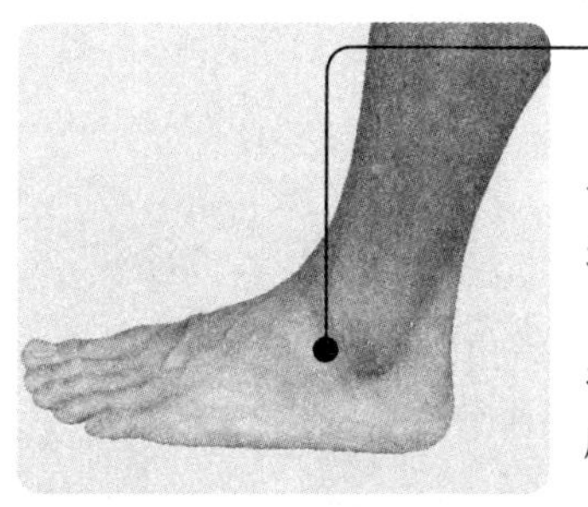

丘墟

快速取穴：侧坐，先取外踝，过外踝前缘作一竖直切线，再过外踝下缘作一水平切线，两条切线的交点处，按压有痛感。

主治：外踝肿痛、下肢痿痹、脑卒中偏瘫、颈项痛、胸胁痛、目赤肿痛、疟疾、疝气、胆囊炎、胆结石。

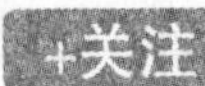

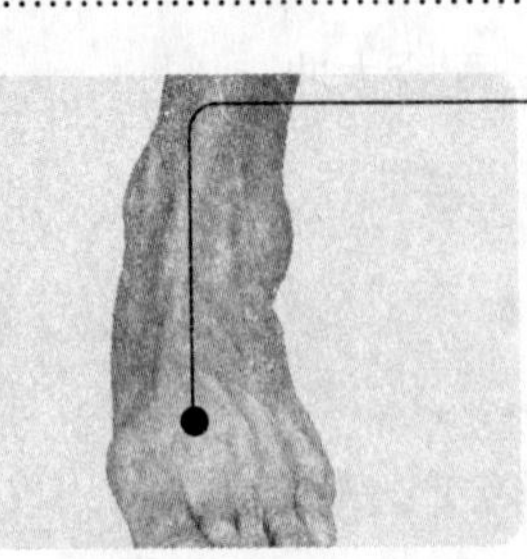

太冲

快速取穴：侧坐伸足或仰卧位，在足背，第1、2跖骨底结合部前方凹陷中，可触及动脉搏动处。

主治：脑血管疾病后遗症、疝气、遗尿、经闭、崩漏、月经不调、癫痫。

程博士——分症解读

心胆气虚型失眠，多由禀赋不足，暴受惊骇，遇险临危，目见异物，耳闻巨响，则终日惕惕渐致心虚胆怯，而发失眠。症见失眠多梦、时易惊醒、心慌不安、胆怯惊恐、多疑善惑、气短倦怠、头晕目眩等。

本证病位在心胆，气血不足，心神失养，以易惊和胆怯为特点，影响睡眠。治宜选心、肝、胆经原穴神门、太冲和丘墟，原穴为脏腑元气经过和流止的特殊穴位，功擅补虚，三穴共用，以养心血，安心神，补肝阴，引胆火归元。

粉丝体验

@黄帝内经觉悟： 睡不着是阳盛不降，睡前少看电脑电视，少运动，少吃东西，找一些看不懂的无聊的书看看，慢慢养成习惯就会好转。半夜醒是阴虚阳不藏，子时一阳生，这时阴盛阳气一点点慢慢出生，夜里一点醒为少阴不藏，肾水不足，心火旺，试试酸枣仁汤；三点醒为厥阴不藏，肝阴不足，胆火旺，试试柴胡桂枝干姜汤。失眠调心神最为重要。

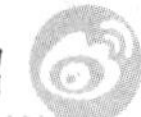

@程氏针灸_陶冶　夜里一点醒，轻轻擦热涌泉，滋肾水以制心火；夜里三点醒，加揉太冲丘墟，太冲肝之原穴，肝肾同源，与涌泉配伍功在滋养肝肾之阴，丘墟胆之原穴，肝胆互为表里，与太冲配伍功在引胆火归元，且丘墟擅长安神治疗多噩梦症。总之，夜梦早醒，多为阴不制阳，滋阴为本，制阳辅之。

穴药来帮忙——穴位速记口诀

各类失眠，轻抚**印堂**，睡前早做，压豆亦可。

+关注 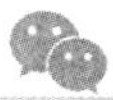

@程氏针灸_程凯　很多人都有失眠的问题，明明累得要死，可是躺到床上就是睡不着，脑子里老是跟放电影似的，这事、那事的，闪个不停。我们可以在睡前按摩按摩印堂。印堂就在我们额头上两条眉毛的中间位置，睡不着的时候，可以用两手的大拇指自下而上地适当用力按摩，十分有助于睡眠。

+关注

@程氏针灸_程凯 #印堂安神#焦虑、烦躁、失眠、多梦，困扰着我们，两眉内侧端之间中点的印堂，古称上丹田，轻抚有安神镇静的作用，有助于放松和睡眠。试试闭上眼睛，一手拇食指并拢，指腹向内放于前额之前，缓慢移向印堂，越来越近，但不要接触皮肤，告诉我有什么感觉?

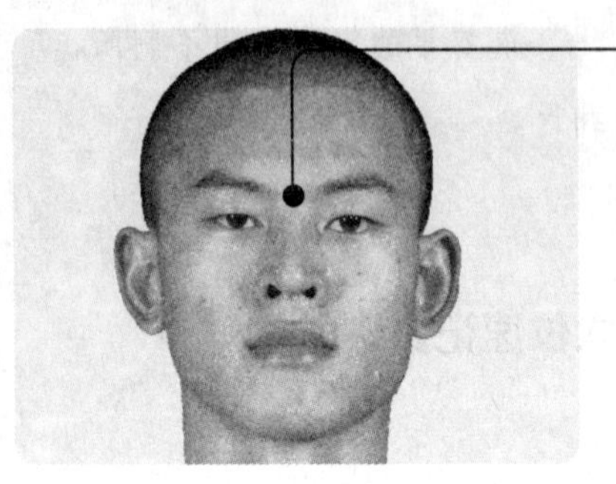

快速取穴：取穴时，可以采用正坐或仰靠，仰卧姿势，该穴位于面部，在两眉连线中点凹陷处，按压有酸胀感。

主治：头痛、眩晕、三叉神经痛、癫痫、失眠、小儿惊风、鼻窦炎、鼻衄、眉棱骨痛、眼目疼痛、面神经麻痹、自主神经功能紊乱。

程博士——分症解读

刺激印堂穴，切忌重刺激，重刺激反而有提神醒神的作用，所以只需要用指腹轻轻抚摸印堂，人就容易安静下来，更易进入睡眠状态。但要提醒大家的是，一般在睡前半小时之前做效果更明显。如果属入睡困难，在床上翻来覆去的，心情难以平静时，也可以这样做。

另外，还有一种方法，就是给印堂穴一种持续的压迫感，正如上面的测试，会引发印堂穴出现一种随着手指移近而逐渐加大的酸胀感、痒感或气感，但手指操作难以持久，所以可以改用一些比较轻的物体置于前额印堂之上（当然是仰卧位），如有患者反馈在睡前用空火柴盒顶在印堂上而很快入睡，又如有患者习惯戴上眼罩入睡等。我曾经讲过，用一枚大小适中、圆润光滑的绿豆或黄豆，顶在印堂，再用脱敏胶布贴紧，给印堂一种轻微却持久的刺激，对改善睡眠也有一定帮助。

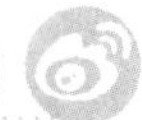

粉丝体验

@胜利_微博： 您真是太神奇了。虽然在家不会刺血针灸，就是按揉告知的几个穴位，加上搜到视频中的一段程大侠揉印堂治疗失眠方法，连续两夜睡眠质量明显大大改善，白天人也精神了。就是现在还是安静时左耳鸣，信心建立中。

@程氏针灸_程凯 加油！再配合擦热涌泉，滋补肾阴，引火归元，睡得好，耳鸣也会减轻。

@小呆子00： 经常失眠怎么办呢?

@程氏针灸_程凯 那你要看是什么类型的失眠哦。中医讲究失眠是要辨证论治的。不过，你可以每天睡前自己轻轻地按摩按摩印堂穴，会有帮助的。

@灵丹妙药8： #体验#自从按照程老师的经络养生操做了一个多月以来，改善如下：1.头部不再蒙；2.一年多的耳鸣大大好转；3.多年的唇紫转红润了；4.失眠消除了。这么多的成效，一定要在此向程老师道声：“谢谢！”目前就是有胃寒的毛病还未消除，还需加油。

@程氏针灸_程凯　坚持会好的。中医学认为，失眠的病位在心。思虑忧愁，操劳太过，抑郁恼怒，肝火上扰等均可导致失眠。对于失眠，自我调理很重要。

@tiffany兰心： 对了，我想和大家分享一下。两周前我这个睡眠一向很好的人居然有一周都处于失眠状态，突然想起程凯老师在江苏台讲失眠的视频，尝试用绿豆放在印堂上按摩，然后睡觉时贴了个透明胶，第二天虽然我的印堂有了小印，但那一晚总算是睡踏实了。

回复@tiffany兰心　不用绿豆也可以的小创新。

@xmoooooooooooooo： 无故亢奋，夜里好似猫头鹰般精神抖擞，连续数日，尝试各种安神方法均效果不佳。想起在程院长@程氏针灸_程凯那里针灸的时候，被扎印堂穴，程院长书中也提到失眠可用绿豆按压印堂，昨晚尝试之后，效果奇佳！一觉睡到迟到，闹钟都没听见……就是脑门儿留了一红点儿。

@程氏针灸_程凯　又见绿豆，再提印堂，失眠安神，一觉天亮！

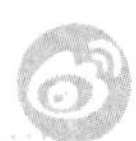

医道菩提

前面提到的印堂贴绿豆安神助眠，其实是有一段故事的。

一次，我在《养生堂》节目中介绍印堂的安眠作用，引用了一个印堂留针助眠的例子，现场一位大妈说自己是入睡不难但易早醒，醒了再难入睡，但自己不会扎针怎么办？我告诉她，可以找一个圆圆的绿豆，用胶布粘在印堂穴处，再去睡觉，由于给印堂穴一个持久的刺激，而有助安眠。

后来，在另外一档节目的录制现场又遇到这位大妈（原来大妈是养生节目职业观众）才得知，她当天晚上回家睡到半夜，醒了睡不着，突然想起白天我说的话，翻身起来找绿豆，刚巧家里没绿豆，结果翻箱倒柜的，人太兴奋，更睡不着了。正郁闷间，突然看到她老伴儿放在桌上的一个空火柴盒儿，想起我说给印堂一个刺激就行，于是拿起来顶在印堂穴上，居然没多久睡着了。

Part 21 情绪是健康的镜子，你笑、它就对你笑

家里外面没有省心的事，怎么都开心不起来，感觉就像是有座山压着透不过气来。

找穴药——合谷、太冲、期门、丰隆、廉泉、三阴交、神门……

郁证是由于长期的情绪不舒畅，而肝气不舒，气机郁滞所致，以心情抑郁，情绪不宁，胸部满闷，胁肋胀痛，或易怒喜哭，或咽中如有异物梗塞等症为主要临床表现的一类病症。

郁证的病因主要为七情所伤，情志不遂，或郁怒伤肝，导致肝气郁结而为病。病位主要在肝，但可涉及心、脾、肾。临床一般分为肝气郁结证、气郁化火证、痰气郁结证、阴血不足证四大类。

穴药来帮忙——穴位速记口诀

肝气郁结，胸闷胁痛，**合谷太冲**，更加**期门**；
气郁化火，目赤耳鸣，口苦口干，刺血**行间**；
痰气郁结，咽中梗阻，吞咯不适，**丰隆廉泉**；
阴血不足，多思善疑，心悸失眠，**三阴神门**；
心火亢盛，失眠多梦，重掐**劳宫**，刺血**中冲**。

+关注 

@程氏针灸_程凯 七情所伤，气机郁滞引起的抑郁，点揉四关，合谷、太冲，胸闷胁痛加点期门；头痛，目赤耳鸣，口苦干，行间刺血；咽中如物梗塞，吞之不出，咯之不下，点揉丰隆、廉泉；阴血不足的郁证，心悸失眠，多思善疑，面色不华，点揉三阴交、神门。

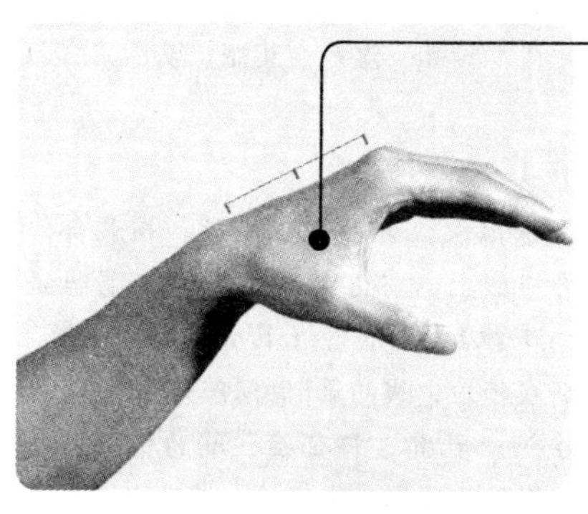

合谷

快速取穴：以一手的拇指指间关节横纹放置在另一手拇指、食指之间的指蹼缘上，在拇指尖下。

主治：外感头痛、头晕、目赤肿痛、鼻渊、鼻衄、牙痛、牙关紧闭、耳聋、面瘫、面肌抽搐、咽肿失音、恶寒、发热、热病无汗、多汗、痛经、经闭、胃痛、腹痛。

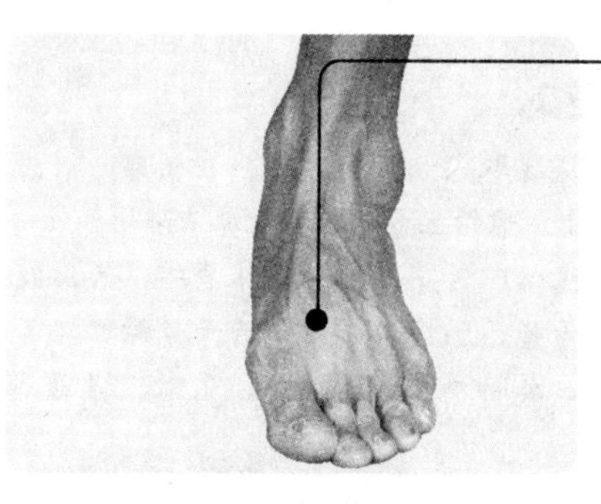

太冲

快速取穴：侧坐伸足或仰卧位，在足背，第1、2跖骨底结合部前方凹陷中，可触及动脉搏动处。

主治：脑血管疾病后遗症、疝气、遗尿、经闭、崩漏、月经不调、癫痫。

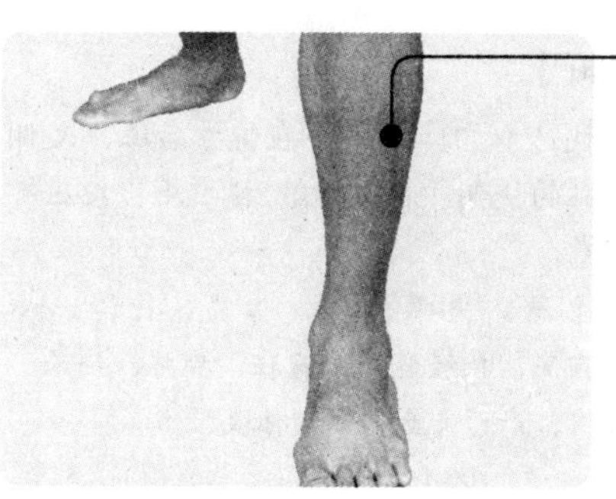

丰隆

快速取穴：坐位屈膝，先确定条口穴位置，从条口穴向后量1横指，按压有沉重感。

主治：咳嗽、痰多、哮喘、头晕、癫狂、癫痫、下肢不遂、腹胀、便秘。

+关注

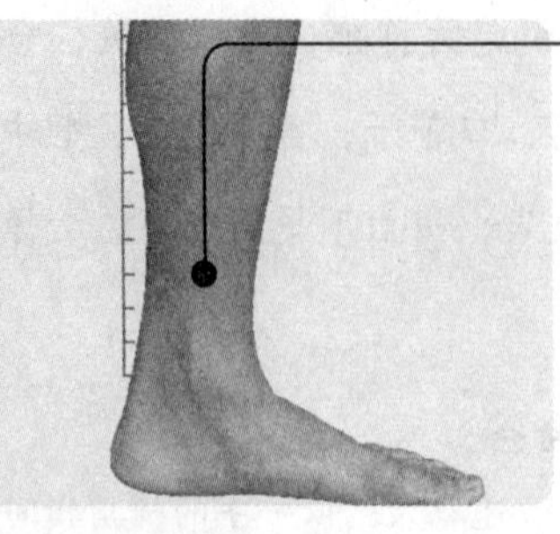

三阴交

快速取穴：侧坐垂足，在内踝尖直上4横指（即3寸）处，胫骨内侧面后缘，按压有酸胀感。

主治：月经不调、崩漏、痛经、赤白带下、遗精、早泄、疝气、小便不利、泄泻、足痿、脚气、湿疹、失眠、头晕。

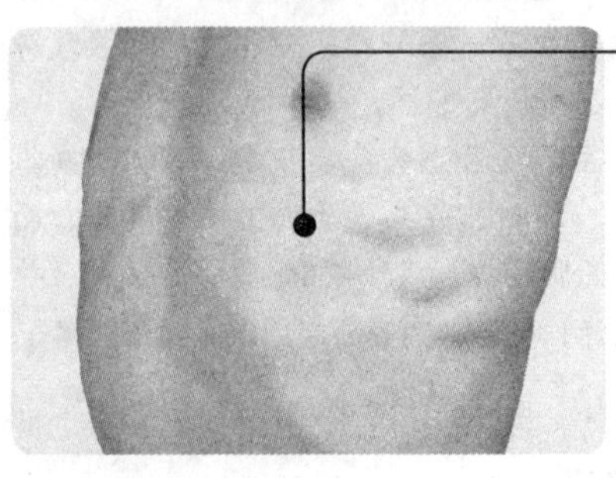

期门

快速取穴：仰卧或正坐位，在胸部，在锁骨中线上，前正中线旁开4寸，男性沿乳头向下推2个肋间隙（第6肋间隙）处，女性则在锁骨中线的第6肋间隙处。

主治：乳痈、抑郁症、胸胁胀痛、胸膜炎、胃痛、腹胀、胆囊炎、高血压。

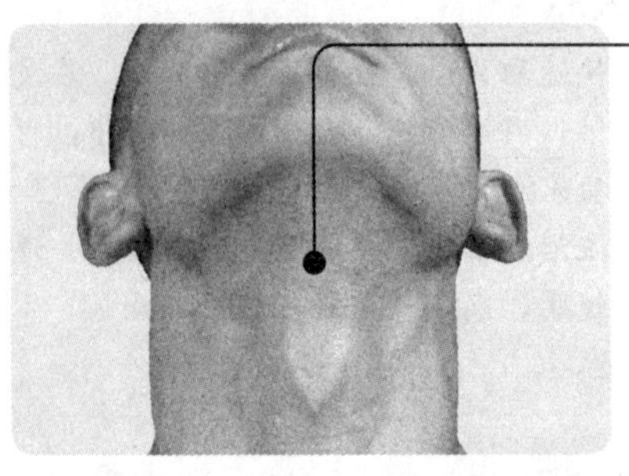

廉泉

快速取穴：正坐仰靠，在颈部，前正中线上，喉结上方，舌骨上缘凹陷处。

主治：舌下肿痛、舌根急缩、舌纵涎出、舌强、脑卒中失语、舌干口燥、口舌生疮、暴喑、喉痹、聋哑、咳嗽、哮喘、消渴。

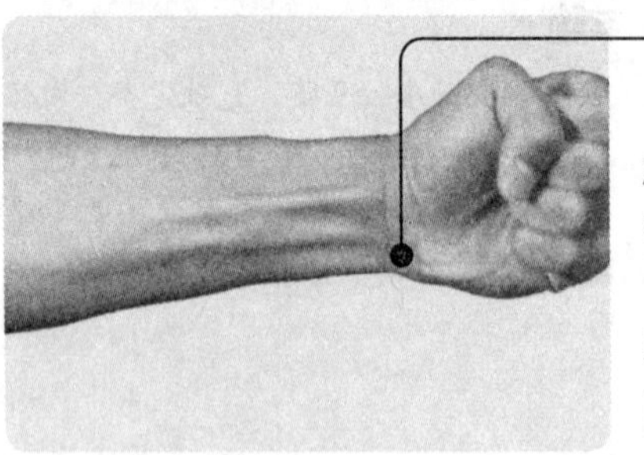

神门

快速取穴：仰掌，在腕骨后缘，尺侧腕屈肌的桡侧，在掌后第1横纹上，按压有酸痛感。

主治：失眠健忘、心痛、惊悸、心烦、胸痛、神经衰弱、癫狂、痫症、痴呆、高血压、产后失血、扁桃体炎。

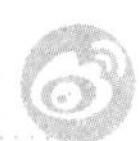

+关注

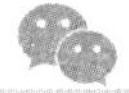

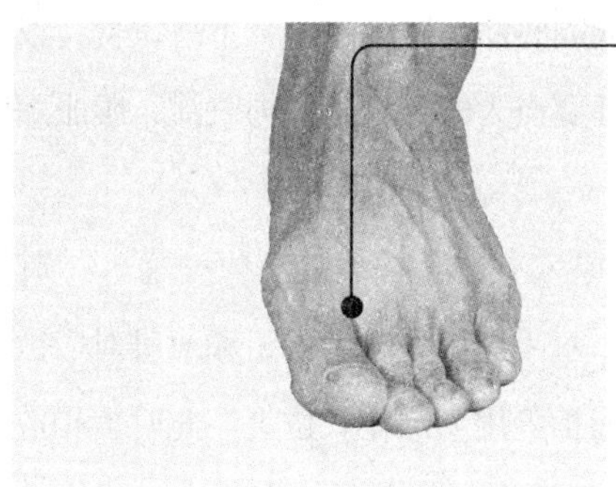

行间

快速取穴：侧坐伸足或仰卧位，在足背，第1、2趾之间连接的缝纹头，按压有凹陷处，即为本穴。

主治：癫痫、目赤肿痛、青盲、失眠、痛经、崩漏、月经不调、带下、小便不利、尿痛、疝气、便秘。

+关注

@程氏针灸_程凯　#穴位每日谈#现代快节奏的生活，压力如影随形，办公室、公交车、地铁都可以听见叹气的声音，“郁闷”成了很多人的口头禅。压力之下，健康时刻可能崩溃。压力会导致肝气郁结，进而产生疾病。可每天不拘时候按压合谷穴，晚上泡脚时点揉太冲穴，点揉2~3分钟，以局部有酸胀感为佳，可疏疏肝气，帮助缓解情绪

+关注

@程氏针灸_程凯　冬季少了绿叶绿草的点缀，自然界一片肃杀，使人的心情也变得低落起来，冬日抑郁随之而生。这时除了自我调节情绪外，还可让穴位来帮忙：期门（乳头直下，第6肋间隙，身体前正中线旁开约5横指的位置）、太冲足背第1、2跖骨结合部前方凹陷中，点按这两个穴位可疏肝理气，帮助调节情绪。每穴点按1～2分钟，每天不拘次数。

程博士——分症解读

肝气郁结证，主要症状为精神抑郁，胸闷胁痛，腹胀嗳气，不思饮食，或腹痛呕吐，大便失常，舌苔薄腻，脉弦。其证要点为气滞，胁痛为气滞，腹胀腹痛亦为气滞，脉动如按琴弦，当疏肝解郁。

合谷、太冲，分别为大肠经和肝经的原穴，一上一下、一气一血、一脏一腑、一阴一阳，功擅调理气机，疏肝解郁。双手虎口处的合谷，和双脚对应位置处的太冲，合称为开四关。治疗时，用拇指指尖用力点在穴位上，此时食指放在手或足内侧的对应位置上，相对用力，以加强点按力道，使穴区出现明显的酸胀感，甚至向四周放散。每穴点按半分钟，然后改为揉法1分钟，揉时力道稍减轻，但也要保持一定向下点压的力量。四穴交替操作至情绪缓和为止，点揉太冲穴不方便时，仅点揉合谷穴亦可缓解症状。

气郁化火证，主要症状为头痛，口干而苦，急躁易怒，胸闷胁胀，吞酸嘈杂，大便秘结，目赤耳鸣，舌质红苔黄，脉弦数。其证要点为在气滞诸症的基础上，增加了目赤耳鸣便秘等热性症状，因肝经上交督脉于巅顶，故头痛亦为肝火上炎之症，疏肝之外，更应清泻肝火。

行间，在足大趾和第2趾趾缝纹端，为肝经荥穴，荥主身热，此穴擅清肝火，重刺激为泻，故可掐之或刺血。

痰气郁结证，主要症状为咽中哽阻，就好像有东西在嗓子眼里堵着一样，但实际上并没有有形的物体阻挡，咯之不出，咽之不下，舌苔薄腻，脉弦滑。其证要点为喉中气阻之症，为肝气郁结，肝木克伐脾土，导致脾胃的水湿运化能力减弱，水湿停聚成痰，痰气郁结，阻于咽部，故又称此证为“梅核气”，当疏肝解郁，理气化痰。

廉泉，在颏下结喉上方舌骨上缘凹陷中，为阴维与任脉之会穴，主治舌下肿痛，舌根急缩，口干舌燥及咽喉相关疾病等。丰隆，在小腿中部，胫骨外缘旁开2横中指宽处，为胃经络穴，既祛有形之痰，亦可化无形之痰，为祛痰要穴。两穴相配行气开郁，化痰散结。

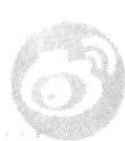

阴血不足证，见无故悲伤，喜怒无常，多疑善惊，心悸烦躁，睡眠不安等；或有突发胸闷，呃逆，暴喑，抽搐等症；严重者可昏迷，僵仆，苔薄白，脉弦细。其证多因情志过极，损伤心神，心神失守，营阴暗耗所致，其要点为精神恍惚，心神不宁，多疑易惊，悲忧善哭等，又称为脏躁，当养血疏肝，宁心安神。

神门，在手腕内侧横纹上，豌豆骨外下凹陷中，为手少阴心经原穴，功擅宁心安神。三阴交，在胫骨后缘，内踝尖上3寸处，为肝脾肾3条阴经交会穴，功擅大补阴血。两穴相配补血安神。

粉丝体验

@无坚不摧乐园： #提问#程博士您好！我想问问对于抑郁症怎么治疗可以有比较好的效果?

@程氏针灸_程凯 抑郁症治疗是个系统性的问题，建议就医。平时可多点揉合谷、太冲，称为开四关，有助缓解抑郁情绪。

@贪吃徐： 春天来了，有哪个穴位可以治疗口干、口苦?

@程氏针灸_程凯 春天属木，与肝相应，肝火旺盛易引起口干口苦，可试试肝俞（第9胸椎棘突下旁开1.5寸）刮痧，点按太冲（足背第1跖骨间隙后方凹陷处）。也就是说春季主要是护肝，中医认为肝主疏泄，调节情志，因此防止肝火旺盛，须戒暴怒，忌抑郁，保持心情舒畅。

@魂神魄志回复@程氏针灸_程凯： 谢谢程医师，正如您所说，我是有些情志不舒，在家我妈有抑郁症，经常和她生气，在单位虽然表面看起来很好，但内心一直不满。您的方法我坚持做，再向您回馈。

@程氏针灸_程凯 回复@魂神魄志：好啊。

医道菩提

一天，朋友带了一位五十上下的女性前来就诊，介绍说是某企业的高管，主诉是失眠。一看年龄，再听其描述症状时的语速，心中已有七八分的判断，当属更年期综合征的范畴，焦虑情绪还挺重。

朋友很重视这个人，所以特意赶在我门诊结束之前带来，第一次的治疗很顺利，没有花太长的时间。

一周后，她一个人来复诊。我正在诊室内诊治前面的患者，就听到她在外面大喊大叫，原来是她比约好的时间来早了，加上诊室的床位空闲出来还需要半个小时，她想马上诊治，于是和门口维持秩序的护士吵了起来。

我跟前面一个患者说明了一下情况，征得人家同意提前让她进来就诊，这件事算平息了过去。

再一周后，她再次来复诊，正巧那天人多，最开始几位患者病情又比较复杂，治疗时间较长，大家等候的时间也就无形中都拉长了，但奇怪的是外面一直很安静。我抽空出来看了一眼，居然发现她正坐在等候椅上，看一本厚厚的书。

看来治疗焦虑，初见成效。

附录 极简手指操

【做法】先用拇指碰食指头一下，再用拇指碰无名指头两次，小指3次，中指4次，小指3次，中指2次，示指1次。然后循环16次。

【功效】此操对失眠、高血压、健忘有很好的效果。

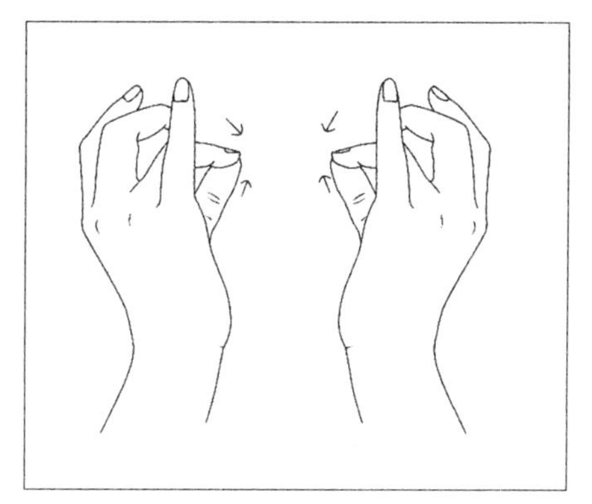

韩信点兵手指操

【做法】左手自然伸平，右手拇指顺手掌方向放在左手中指上，其他手指与拇指轻轻按压左手中指。用同样的方法换到右手上。

【功效】具有提神、清除疲劳、减轻精神负担等功能。

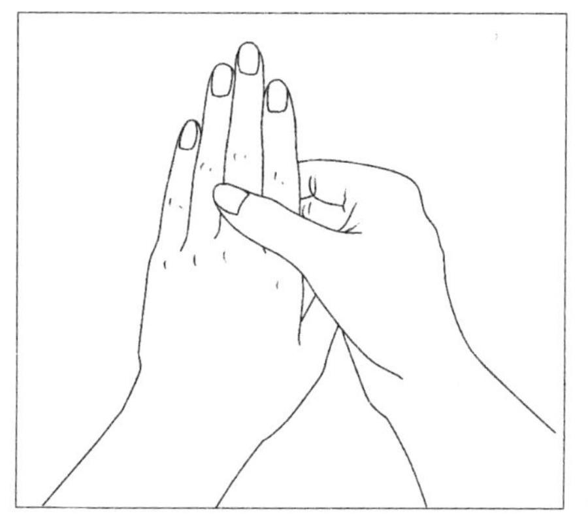

按压中指

【做法】左手伸平，右手拇指放在左手中指一侧，右手其他手指轻轻攥住左手中指，过一会儿同样方法换到右手中指上。

【功效】积蓄力量，帮助呼吸通畅，提高视力与听力，使人摆脱萎靡不振和动作迟缓的状态。

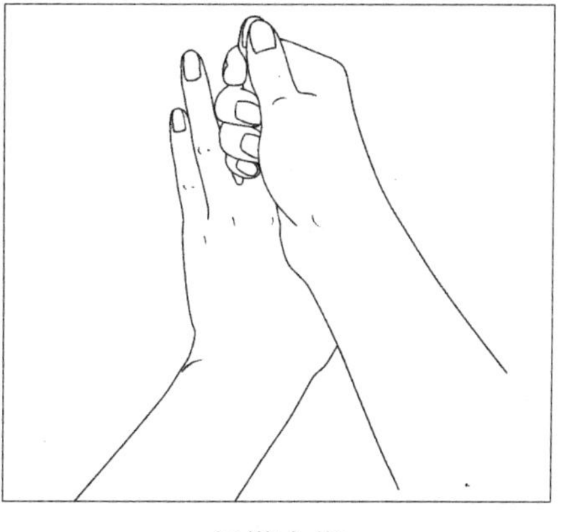

轻攥中指

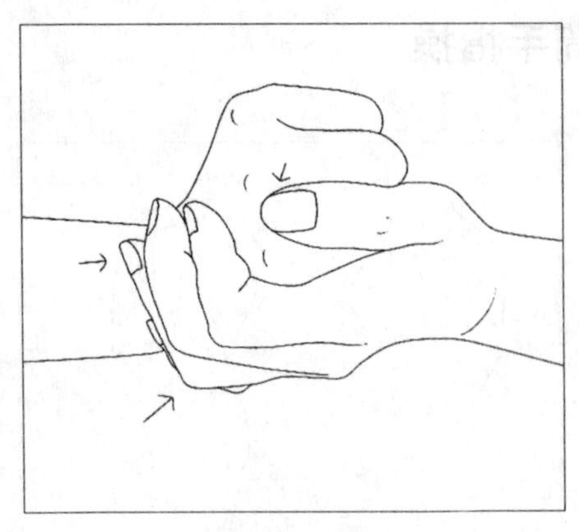

轻挤无名指

【做法】左手拇指沿手掌方向放在右手无名指和小指上，其他手指放在左手背上，一起轻轻挤压，之后换到左手无名指。

【功效】安神，减轻疲劳，缓解精神压力和紧张情绪，增强心肺功能。

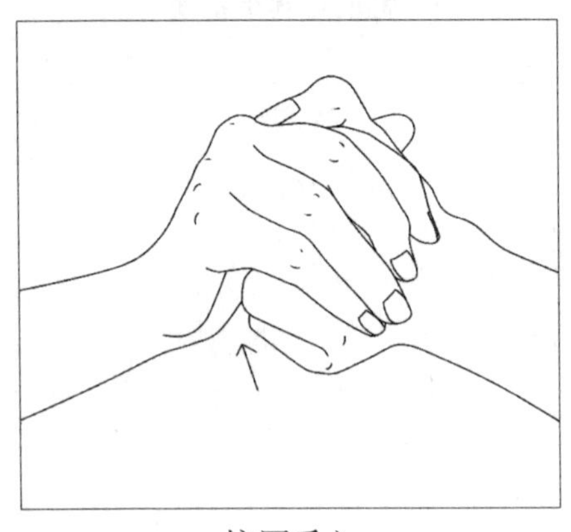

挤压手心

【做法】左手拇指放在右手示指和中指上，左手其他手指从手心方向挤压，过一会儿用同样方法换到另一只手上。

【功效】消除疲劳，减轻精神压力，帮助人摆脱仇恨、恐惧、愤怒等负面情绪，逐步恢复自信。

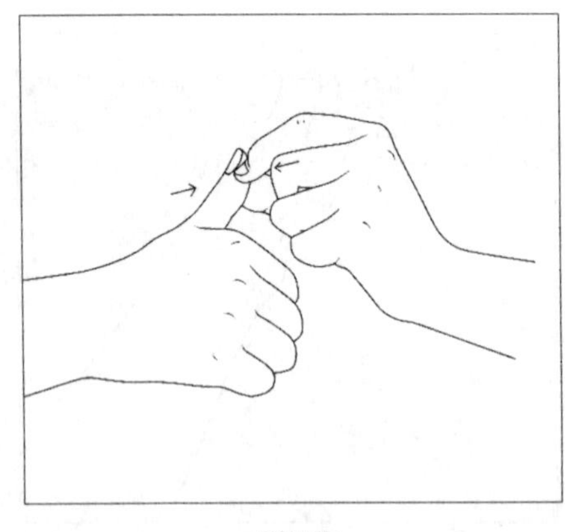

顶拇指

【做法】左手拇指、食指按于右手拇指，左手中指指甲盖顶住右手拇指，轻轻按压，随后换到右手上。

【功效】积蓄力量，激活身体各部组织，消除疲劳，使人不再贪恋甜食，有助于减肥，改善面色。

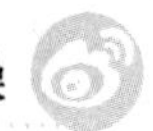

【做法】左手无名指指甲顶住左手拇指指肚，其他手指用力向上挺，过一会儿同样方法换到右手上。

【功效】调整呼吸节奏，提高听力，进一步改善面色和保护皮肤，增强自信心，摆脱忧伤情绪。此方法在跑步、行走、散步、登山和做操时使用十分有益。

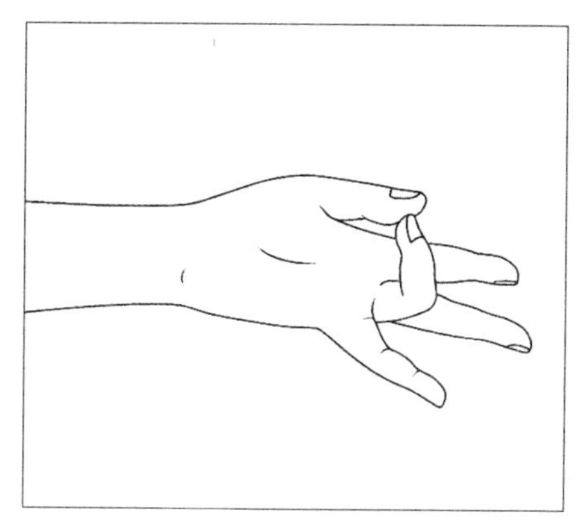
上挺手指

【做法】两手中指腹合拢，其他手指交叉放在指根处，轻轻按压。

【功效】有助于消化，消除体内油脂，帮助呼吸，减轻疲劳，缓解头痛、背痛和足痛。

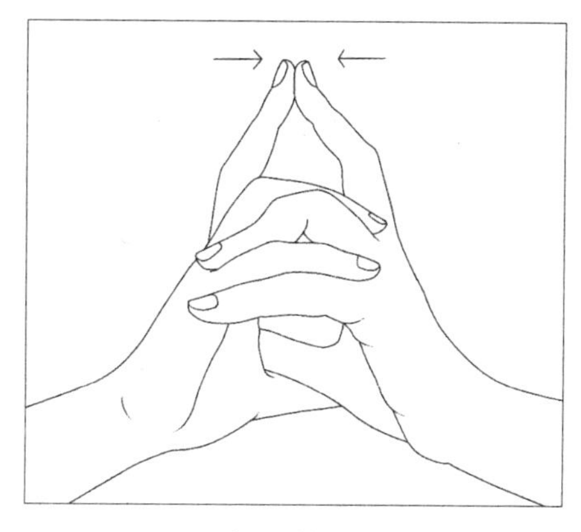
按压指肚

【做法】左手和右手的中指指甲并拢，其他手指用力向上伸。

【功效】有助于呼吸，减轻脊椎压力，稳定情绪。

以上手指操没有时间限制，经常做能收到明显效果。

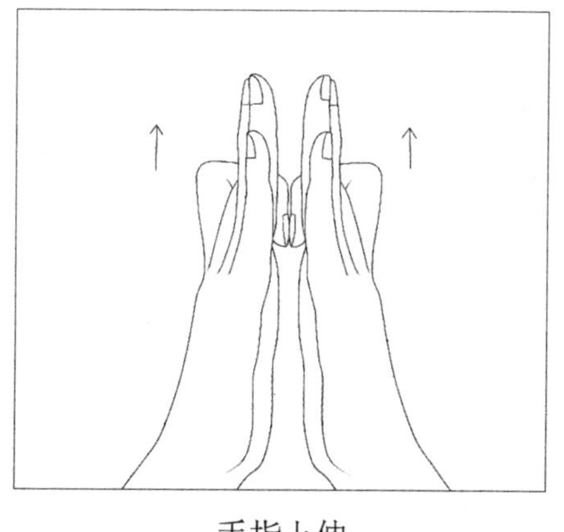
手指上伸